看图用药

主　编

田　燕　邓　卅

副主编

高　萌　蒋　妮

编著者

于　霓　于桂花　王丽虹　白雅君
孙一君　刘丽红　宋春亮　张　颖
张　舫　贺晓东　徐　琳　徐小惠
陶红梅　黄　淞　谢汶娟　潘美华

主　审

曲长平

金盾出版社

内 容 提 要

本书以图解的形式，简要介绍了处方药和非处方药，药物说明书的阅读和理解，药物剂型、劣药、假药、效药、药物不良反应等用药基础知识。重点介绍了常见的内科、外科、男科、妇科、儿科、五官科、皮肤科疾病的临床症状，药物使用、药膳、食疗等防治疾病的方法及注意事项。其内容科学实用，图文并茂，深入浅出，适合大众阅读。

图书在版编目(CIP)数据

看图用药/田燕，邓卅主编．—北京 ：金盾出版社，2014．4
ISBN 978-7-5082-8920-5

Ⅰ．①看…　Ⅱ．①田…②邓…　Ⅲ．①用药法—图解　Ⅳ．①R452-64

中国版本图书馆 CIP 数据核字(2013)第 244079 号

金盾出版社出版、总发行
北京太平路 5 号(地铁万寿路站往南)
邮政编码：100036　电话：68214039　83219215
传真：68276683　网址：www.jdcbs.cn
封面印刷：北京盛世双龙印刷有限公司
正文印刷：双峰印刷装订有限公司
装订：双峰印刷装订有限公司
各地新华书店经销

开本：705×1000 1/16　印张：18.5　字数：260 千字
2014 年 4 月第 1 版第 1 次印刷
印数：1～6 000 册　定价：49.00 元

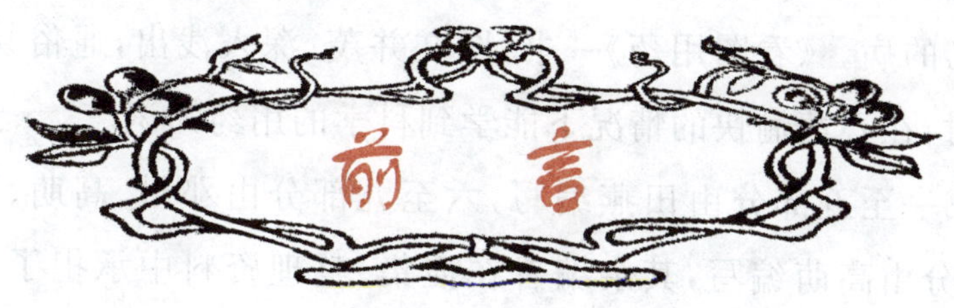

前言

随着人们对生命价值观的不断增强，对医疗保健及安全也有了更高的要求。人们在关心治疗效果的同时，更加关注其安全性。而用药安全问题则是安全的重中之重，也日益成为严峻的社会问题。药物作为一种特殊商品，应该得到消费者的谨慎对待。人吃五谷杂粮就会生病，生病就得用药，然而你对药品了解多少呢？只有明明白白地懂得药物，才能安安全全地科学用药。

目前，医院昂贵的诊费，检查等待时间的漫长，医院个别医师滥用药物开大处方，均给患者造成不必要的经济负担和时间上的耗费。其实大多数人可利用自己所掌握的医药知识，通过自我治疗和应用非处方药也可获得满意疗效。“大病去医院，小病去药房”的观念正在悄然确立。

可是，随后便出现了“久病成医”的现象。有的人参照经验，随意盲目地用药；有的人用了几天药无效就立刻换药；还有的人为了快点使病好转，多种药物混合用；甚至是用药没规律，想起来就用，这些做法都是不正确的，也是百姓治病时“求方便，求速效”的一种错误心态的反映。

为了帮助百姓正确、合理地使用药品，提高安全用药水平，将最实用、最有指导性、最前沿的知识，用形象示意图的形式把治疗疾病和用药知识展现给读者，使读者一看懂，在示意图的帮助下能安全地治好自己的病。《看图用药》一书，图文并茂、深入浅出，通俗易懂，使您阅读时，在心情愉快的情况下能学到科学的用药知识。

本书一至五部分由田燕编写，六至九部分由邓卅、高萌、蒋妮编写，十部分由高萌编写，其余编者在搜集、整理资料中承担了一定的工作，在此深表感谢。由于编者的水平有限，不足之处请广大读者批评指正。

编　者

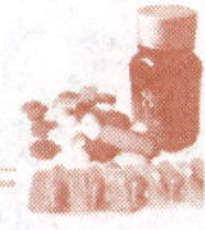

CONTENTS 目录

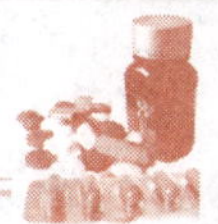

一、用药基础知识

药物是特殊商品，使用得当能够防止疾病；使用不当，则会危害健康。近年来，药物品种相继增多，给百姓日常购药带来了很多方便。但是，如果不是在医师指导下，而是随意选购使用药物，就有可能给用药者带来很多麻烦，不仅治不好病，还会损害健康。所以，在购药时一定要慎重。

（一）区别处方药和非处方药

1. 处方药　处方药就是必须凭执业医师或执业助理医师的处方才可调配、购买，并在医生指导下使用的药品，处方药可以在国务院卫生行政部门和药品监督管理部门共同指定的医学、药学专业刊物上介绍，但不得在大众传播媒介发布广告宣传。处方药大多属于以下几种情况。

（1）上市的新药，对其活性或不良反应还要进一步观察。

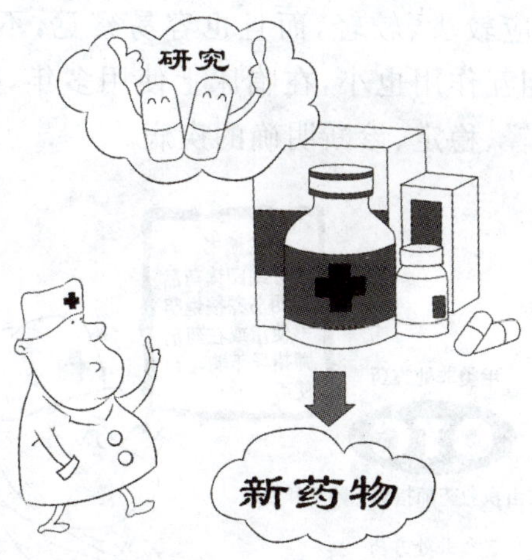

（2）可产生依赖性的某些药物，如吗啡类镇痛药及某些催眠安定药物等。

（3）药物本身毒性较大，如抗癌药物等。

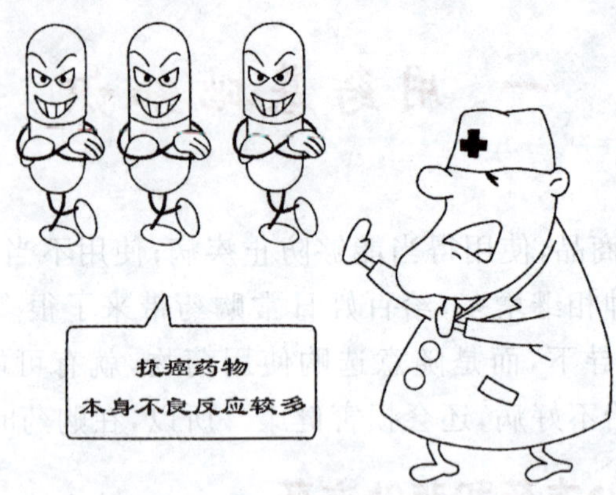

(4)用于治疗某些疾病所需的特殊药品，如心脑血管疾病的药物，须经医师确诊后开出处方并在医师指导下使用。

2. 非处方药 非处方药是相对处方药的一个名称，非处方药的包装上印有国家制定的非处方药专有标志OTC(over the counter)，目前OTC已成为全球通用的非处方药的简称。顾名思义，非处方药就是不需凭执业医师或执业助理医师的处方，消费者可以自行判断购买和使用的药品。这类药不良反应较少、较轻，而且也容易察觉，不会引起耐药性、成瘾性，与其他药物相互作用也小，在临床上使用多年，疗效肯定。非处方药主要用于病情较轻、稳定、诊断明确的疾病。

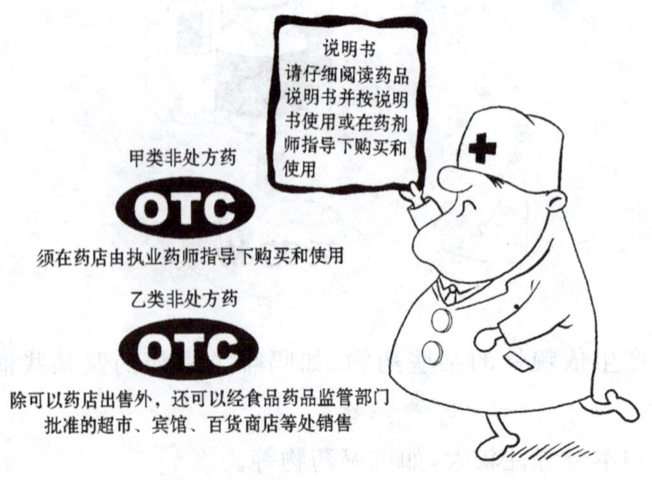

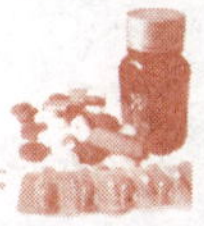

处方药和非处方药不是药品本质的属性，而是管理上的界定。无论是处方药还是非处方药，都是经过国家药品监督部门批准的，其安全性和有效性是有保障的。

(二)重视药物说明书上的细节

药品说明书是医生和患者用药的依据，它记载了大量已经发现的不良反应信息。目前，我国许多药品说明书都存在着一种通病，即提供的适应证偏多，而对不良反应的内容说明较少或过于简单，往往只写主要的、常见的不良反应，而对在少数、个别人身上发生的不良反应并未一一列出，这样很容易误导患者。

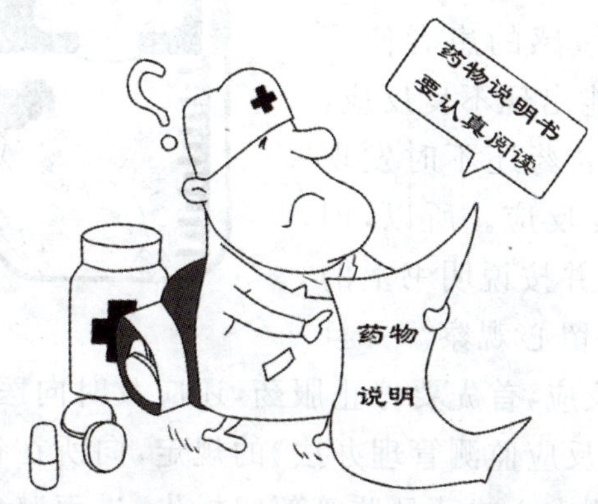

对于患者来说，在用药前应首先认真阅读药品说明书，尤其要看清有关本药品的成分、主治、适应证、禁忌证、用法、用量、不良反应、药物相关作用等方面的介绍。

1. 禁用　是指某些患者绝对禁止使用，否则会危及生命。

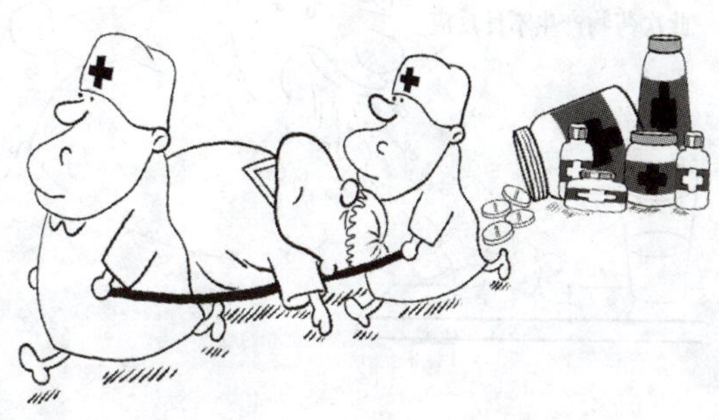

2. 慎用　是表示要小心谨慎地使用，如使用不当，会产生不良反应。某些特殊人群必须在医生指导下使用药品。

3. 用法、用量　通常药品说明书会明示药品的使用方法，如肌内注射、静脉注射、口服等，患者一定要按规定使用，不要随意更改。一次用药的剂量一般指 18～60 岁成年人的平均安全有效剂量，低于这个剂量可能达不到疗效，超过这个剂量又可能引起不良反应。

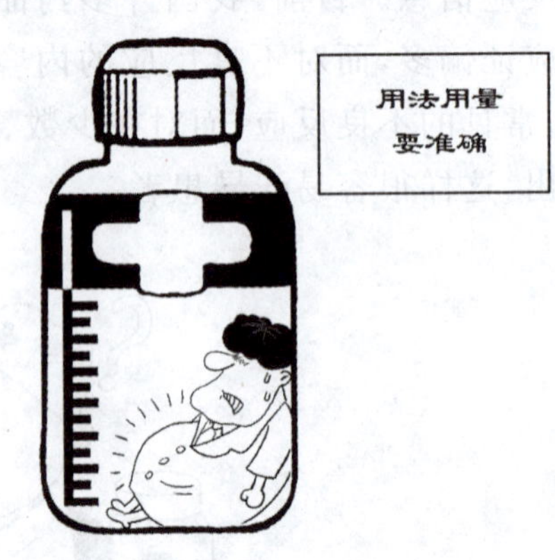

有的人为了能让自己的病快些好起来，擅自增加用药剂量。如果在合理范围内适当增加药品剂量，可能会提高疗效，但不是绝对的。有些对药物敏感的患者使用安全剂量时也可能出现不良反应，一些上市多年的老药还不时发现新的、严重的不良反应。所以，即使阅读过说明书，并按说明书上的规定服药，也需要留心观察。一旦发现可疑的不良反应，首先要停止服药，还应及时向医药专业人员咨询，并依据《药品不良反应监测管理办法》的规定，向所在省、自治区、直辖市药品不良反应监测中心或药品监管部门报告，进而避免更多的患者因为此类药物产生不良反应。

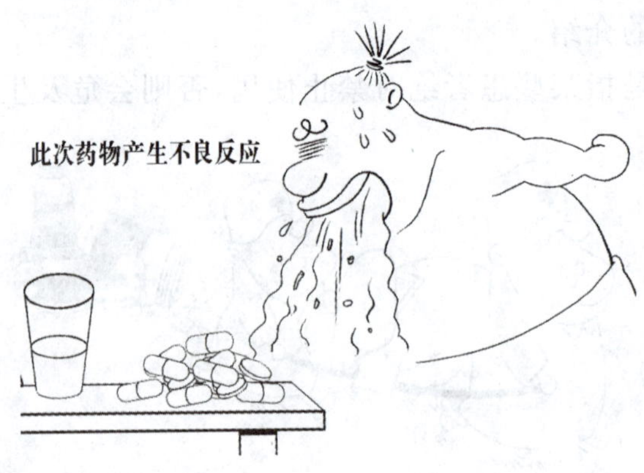

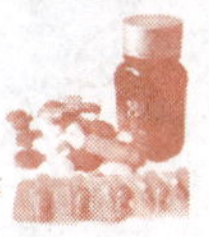

（三）区分好药、劣药和假药

就药物而言，任何一种药物都具有两重性，即治疗作用和不良反应，因此有适应证和禁忌证。或者说，每一种药物都同时存在着好与坏两个方面。药物的好坏应该从药物作用、效果、适应证，以及是否有不良反应等方面去理解。凡是疗效确切，不良反应小、质量稳定、价格便宜、使用方便，能够“药到病除”的药就是好药。如硝酸甘油，每片不过几分钱，但它是公认的急性心肌梗死患者的救命良药。再如阿司匹林，在解热镇痛、消炎、抗风湿等方面疗效显著，虽然便宜，但长盛不衰。像青霉素，虽然是第一个被发现的抗生素，已经应用了半个多世纪，但至今还没有一种药物能够完全替代它，它仍然是临床医生治疗细菌感染类疾病的首选药。所以患者用药时，千万不要认为药物的“名气”越大越好，产品越新越好，价格越贵越好，用药越多越好，进口药比国产药好。其实，好药既不在于新，也不在于价高或是进口，只要安全高效、价格低廉、服用方便的就是好药。

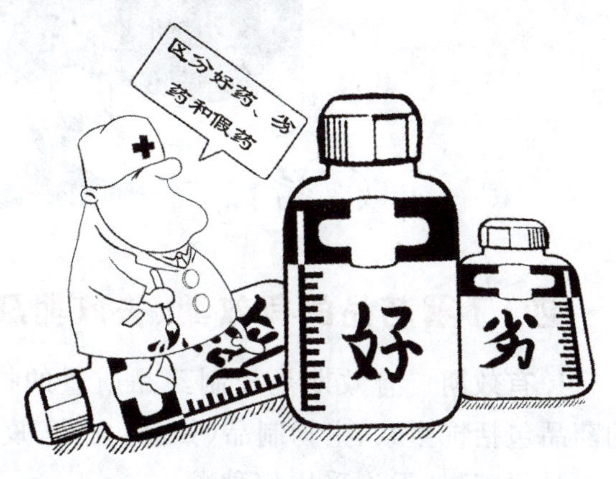

有下列情形之一的药品为劣药：①药品成分的含量与国家药品标准（《中国药典》2010 年版）规定不符合的。②超过有效期的药品。③其他不符合药品标准规定的药品。

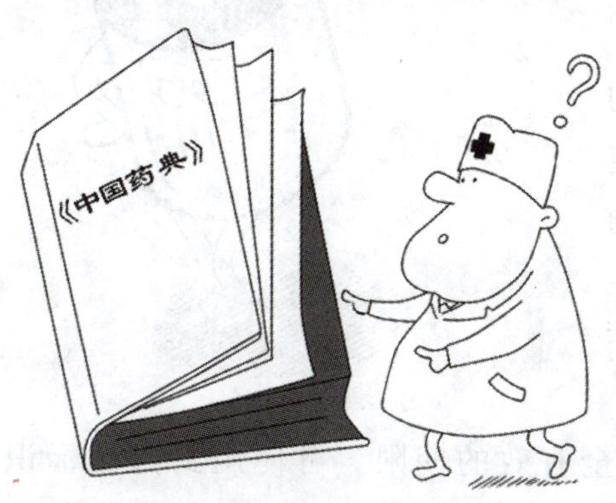

有下列情形之一的药品按假药处置：①国务院

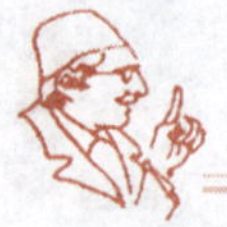

卫生行政部门规定禁止使用的。②未取得药品批准文号而生产的。③变质不能用的药。④被污染不能用的药。

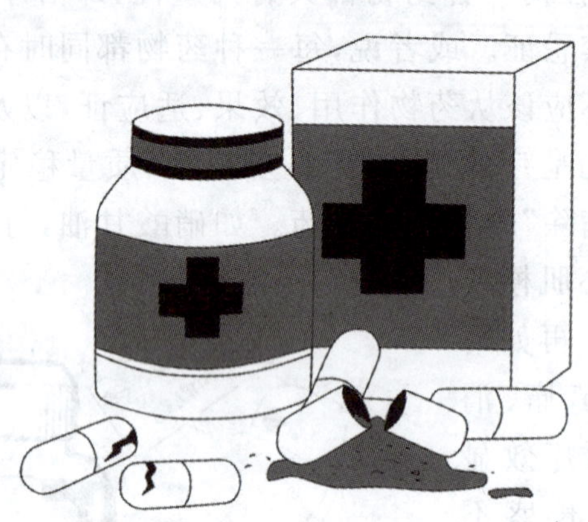

(四)了解药品的有效期、失效期及批号

1. 有效期 有效期是控制药品质量的指标之一。因为有相当数量的药品包括抗生素、生物制品(如酶、血清、疫苗、抗毒素、胰岛素)的稳定性不是很理想,无论采用何种贮藏方法,若放置时间过久,都会产生变化,降低疗效,增加其毒性或刺激性。因此,对不稳定的药品须规定有效期,以免失效或诱发不良反应。

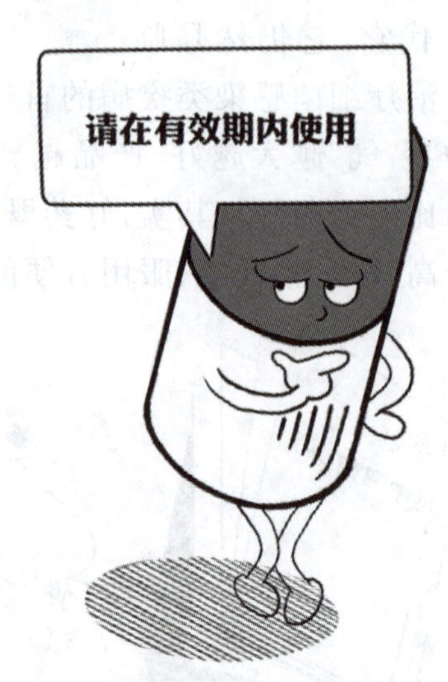

根据国家对药品有效期的规定:"有效期是指药品在一定的贮存条件下,能够保持质量的期限。"药品有效期的计算按生产批号下一个月第一日算起,在药品标签内须列出有效期限。

有效期是指可保证药品安全有效的期限。可使用到药品标识物上所标明月份的最后1天,如标示有效期为2012年12月,是指使用到12

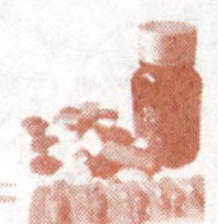

月 31 日止。

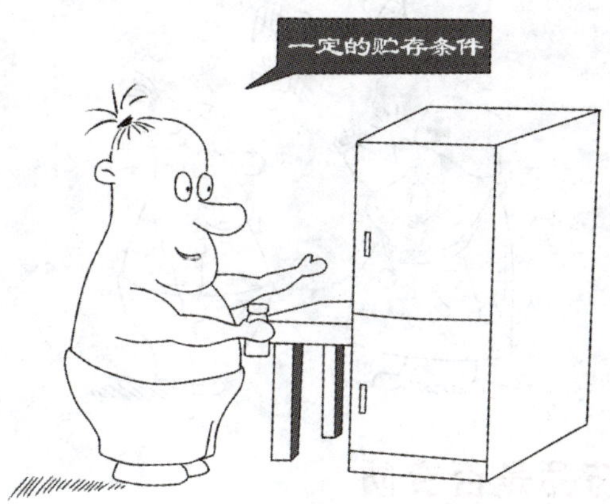

2. 失效期　失效期是指药品从生产出来之日起，到规定的有效期的时间，可使用到药品标识物上所标明月份的前 1 个月的最后 1 天为止。如失效期为 2004 年 12 月，则可用到 2004 年 11 月 30 日。

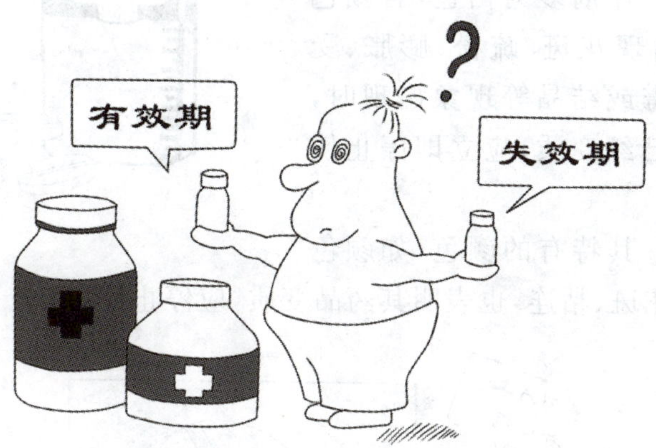

3. 批号　批号是药品每批生产出来的时间。一般采用六位数来表示，如“120316”，前两位数表示年，中间两位数表示月，末尾两位数表示日，即 2012 年 3 月 16 日生产的。如果印有“120316－2”即表示 2012 年 3 月 16 日生产的第二批。

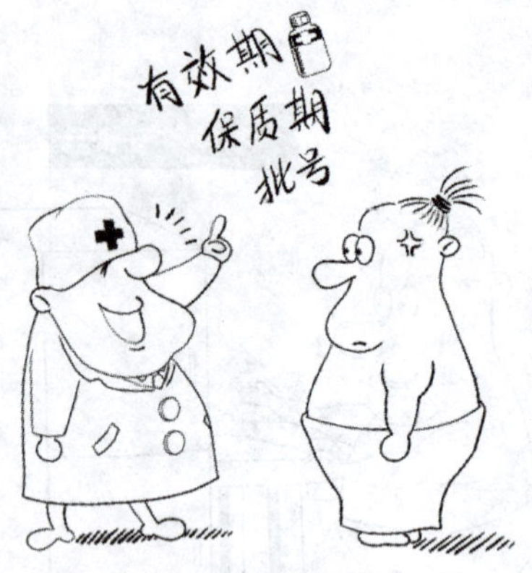

(五)识别药品是否变质

药品变质直接影响药效,甚至可引起毒性反应。因此,对于存放的药品一定要从外观上辨别是否变质。

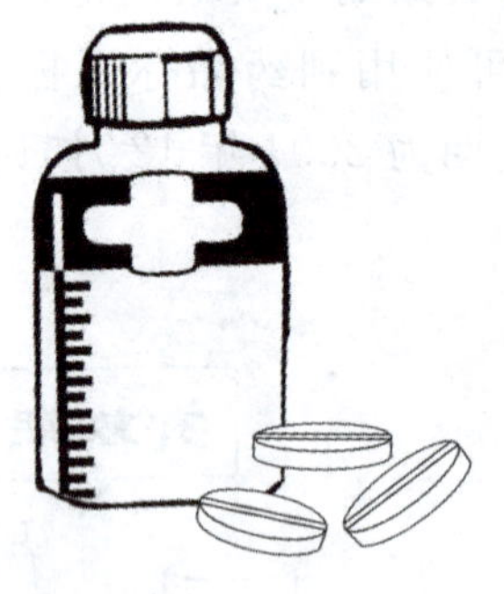

1. 片剂　片剂多为白色,若颜色变深,表面出现花斑、疏松、膨胀、受潮、粘连、发霉或结晶等现象出现时,说明该药品已经变质,应立即停止使用。

糖衣片有其特有的颜色,如颜色异常或出现花斑、粘连,也表明其药品变质,应停止使用。

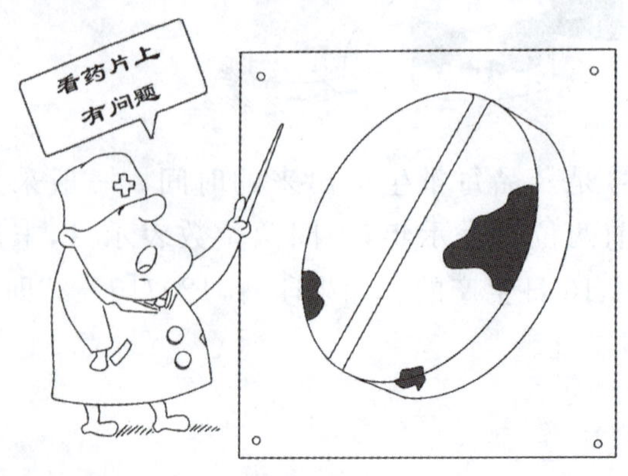

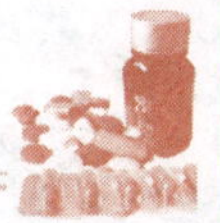

2. 注射剂 注射剂的质地都是澄清的，如发现内有白点、沉淀物、混浊、纤维、絮状物、杂质等均不能使用。另外，有些注射剂如维生素C等原为无色药液，久存后颜色会变成深黄或棕色及其他颜色时，虽然药液澄清，但仍视为变质，不可继续使用。

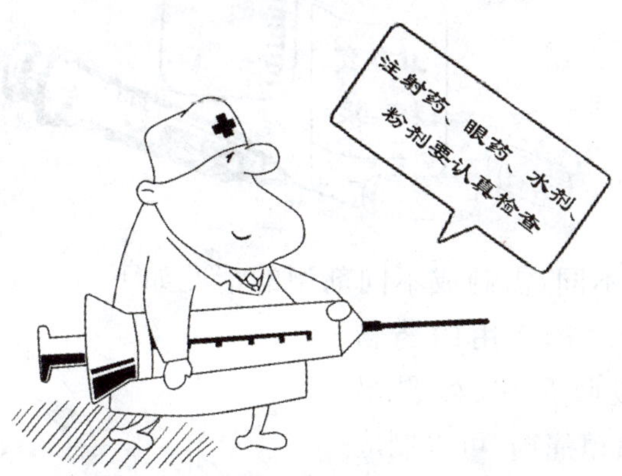

3. 其他剂型 眼药水类，如有结晶析出，或有霉点、絮状物出现，混浊及变色均不可使用；粉针剂，当粉末受潮后结成块或粘瓶壁时，不可再使用；酊剂，出现发霉、沉淀或异味时不可使用。丸剂，如出现发霉、水丸松解或潮解、蜜丸变硬、变干、虫咬，或出现异味等均不能使用。

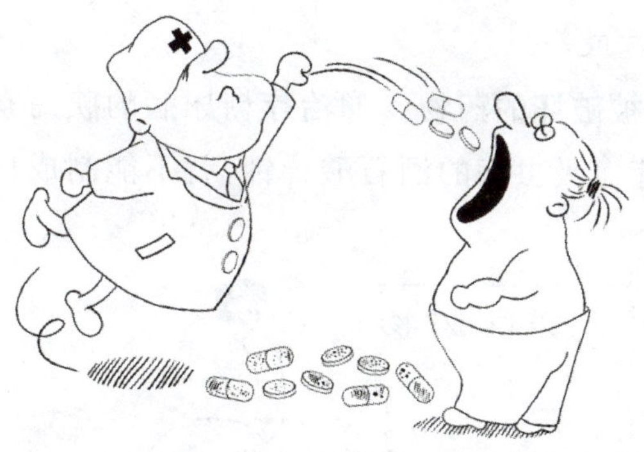

（六）理解药物制成不同剂型的必要性

我们在使用药品时经常发现，同一药品有不同的剂型，比如同是阿莫西林，就有胶囊、冲剂、糖浆、针剂等，并且患者要根据医嘱使用不同剂型的药物。这通常是根据药物性质、患者病症等的不同，制成相应的剂型。

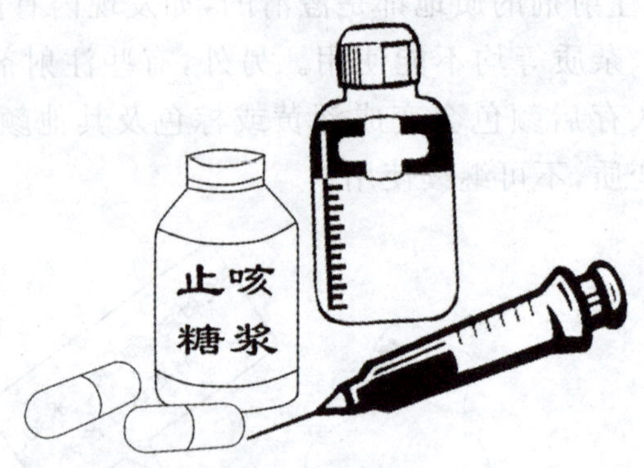

药物性质不同，需制成不同剂型的情况如下。

1. 需迅速发挥作用的药物

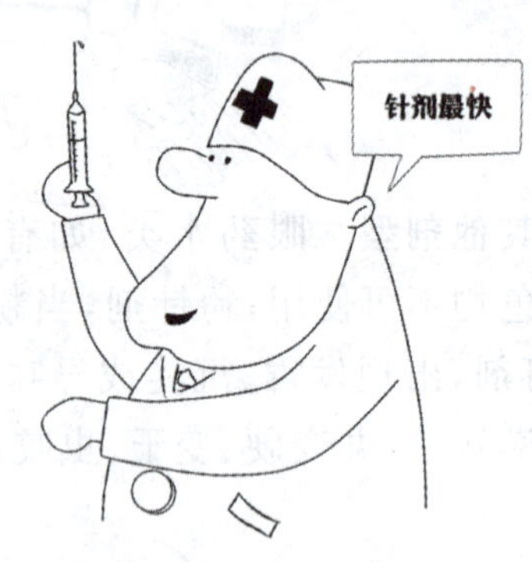

制成针剂吸收最快、效果最好，如某些解热镇痛药，可以制成粉剂，也可制成水剂或针剂，其疗效以针剂最快，水剂次之，粉剂最慢。又如治疗胃溃疡的氢氧化铝，可以制成凝胶剂，也可以制成粉剂或药片，但疗效以凝胶剂最好，粉剂次之，药片最差。

2. 在胃中易被破坏的药物 如治疗糖尿病的胰岛素；对胃部有刺激性的药物，如治疗血吸虫病的酒石酸锑钾，就不能制成口服制剂，而要制成针剂使用。

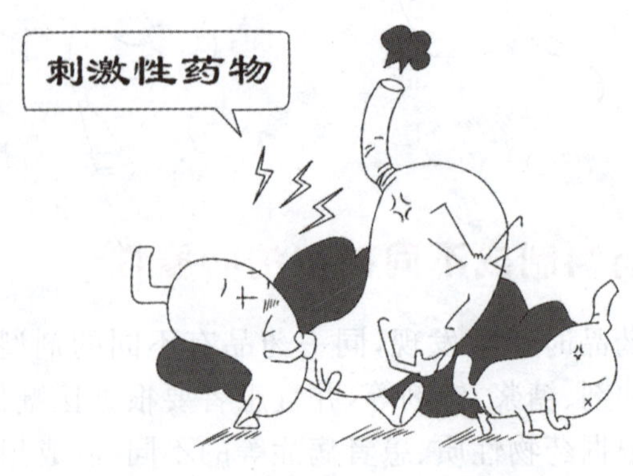

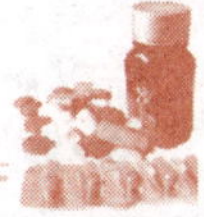

3. 药物剂型不同，所产生的疗效也不同 如硫酸镁制成药水，热敷可以消肿，口服可以导泻；而制成针剂便成了抗惊厥药，用于治疗尿毒症、破伤风与高血压性脑病等。

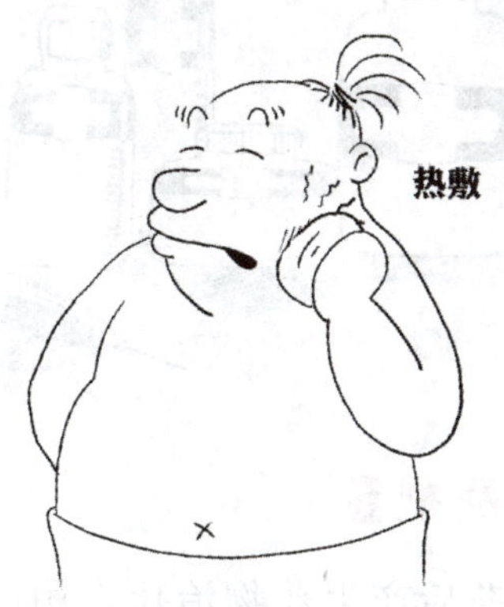

4. 保证药物的稳定性 某些药物由于性质不够稳定，如遇空气、光线和水分易分解、变质，易导致降效或失效，因此需要制成片剂、丸剂，甚至需要包衣。如小檗碱（黄连素）片因为太苦，红霉素、胰酶、呋喃妥因等遇胃酸易被破坏，所以都需要包衣。有些药片还要用食用色素制成彩色包衣，其目的是便于识别，防止误服。

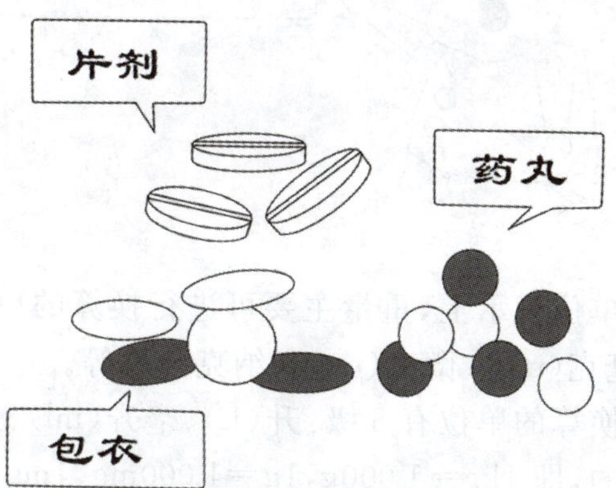

患者病症不同，需选择不同剂型的情况包括：急症用药时，需见效迅速，宜采用水剂、汤剂、冲剂、气雾剂及针剂等；治疗慢性疾病时，希望药效缓和而持久，需要用片剂、丸剂及缓释、控释剂等；患皮肤病则需要用

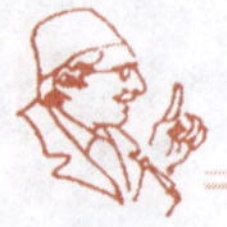

药膏等。

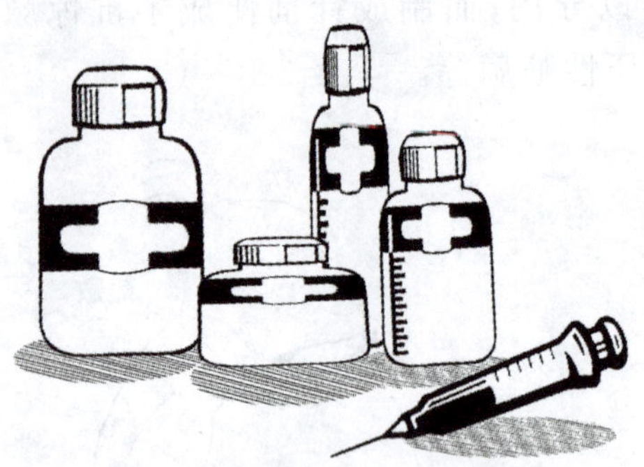

(七)婴幼儿药品剂量

剂量是指一次给药后产生药物治疗作用的数量,基本以国际制(SI)的单位表示。

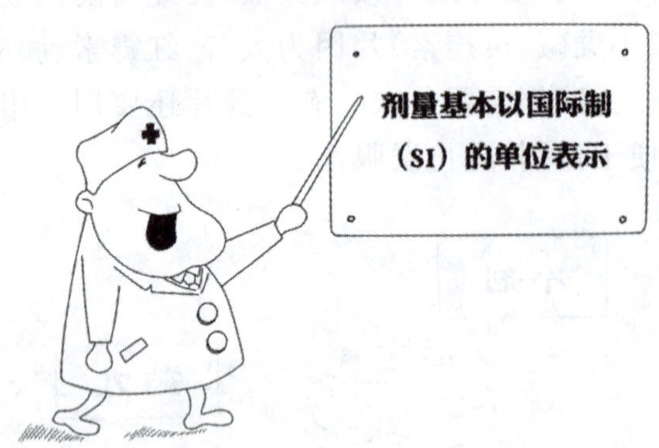

在药物剂量单位表示上,重量主要可进行换算的单位有5级。有千克(kg)、克(g)、毫克(mg)、微克(μg)和纳克(ng)等。

容量可进行换算的单位有3级:升(L)、毫升(ml)、微升(μl),其间的换算关系是恒定的,即1kg=1 000g,1g=1 000mg,1mg=1 000μg,1μg=1 000ng;1L=1 000ml,1ml=1 000μl。

为了科学和精确地计算药品剂量,许多药品按千克体重(kg)来计算。对于婴幼儿用药更需精确计算药品剂量,以免用药过多导致婴幼儿病情严重等问题。婴幼儿用药剂量的计算方法常用的有3种。

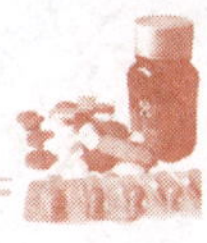

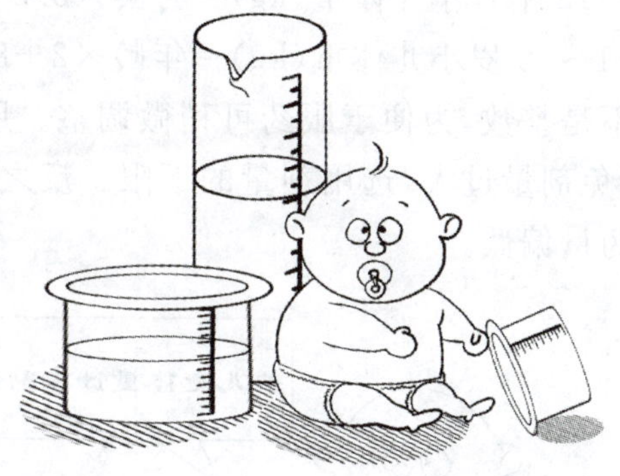

1. 按年龄计算剂量

婴儿药物剂量＝(月龄×成人量)÷150

小儿药物剂量＝(年龄×成人量)÷(年龄＋12)

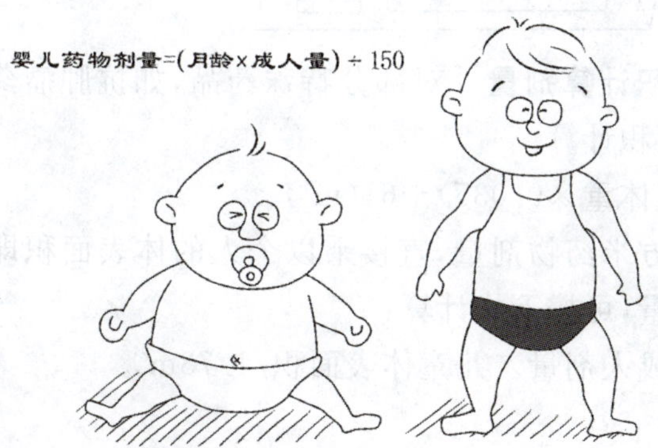

2. 按儿童体重计算剂量　若已知儿童的每千克体重剂量，直接乘以体重即可得1日或1次剂量。如口服氨苄西林，剂量标明为每日每千克体重20～80mg，分4次服用。如儿童体重为15kg，即为：(20～80)×15＝300～1 200mg，分成4次，即为一次75～300mg。

如不知儿童每千克体重剂量，可按下式计算：

小儿剂量＝成人剂量/60×小儿体重(kg)

如不清楚儿童的体重是多少，可按下列计算公式得出：

1～6个月小儿体重(kg)＝月龄×0.6＋3

7～12个月小儿体重(kg)＝月龄×0.5＋3

1～10岁小儿体重(kg)＝年龄×2＋8

如所得结果不是整数，为便于服药可稍微调整。用体重计算年长儿童的剂量时，应避免剂量过大，选用剂量的下限。反之，对婴幼儿可选择剂量的上限以防药量偏低。

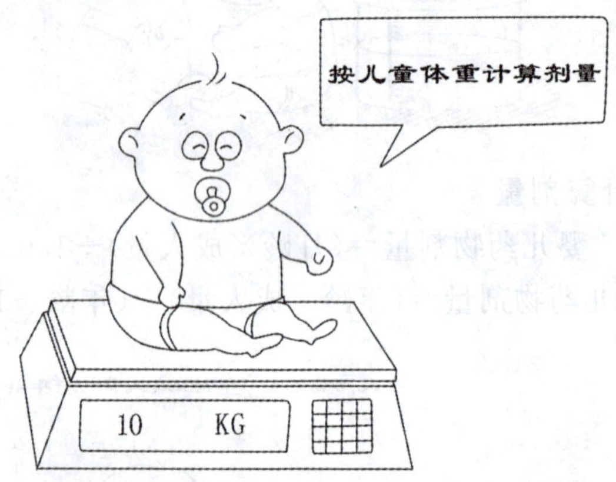

3. 按体表面积计算剂量 对部分特殊药品，如抗肿瘤药、抗生素、激素等，应以体表面积计算。

体表面积＝(体重×0.035)＋61(m^2)

若已知每平方米药物剂量，直接乘以个人的体表面积即可。若不知每平方米药物剂量，可按下式计算：

儿童剂量＝成人剂量×儿童体表面积/1.73m^2。

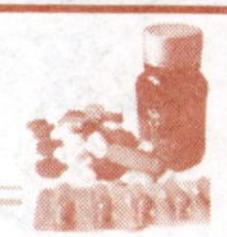

二、如何正确用药

口服是药品最常见的使用方法，具有使用方便、起效平稳和相对安全的特点。常见的口服药剂型有片剂、胶囊、颗粒剂、散剂和溶液剂等，根据药物本身特点和疾病治疗需求又设计了各种缓、控释口服制剂和咀嚼片、含化片、漂浮片等定点释放或发挥局部作用的口服制剂。

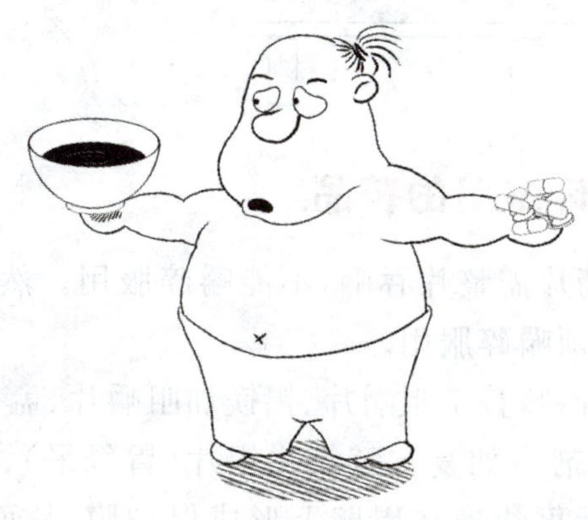

(一)根据剂型选择用药方式

1. 口服固体制剂

包括片剂、胶囊、丸剂、部分颗粒剂等。服用后在体内经过崩解、释放、吸收、分布、代谢和排泄的动力学过程，起效较慢，作用平稳，使用方便。

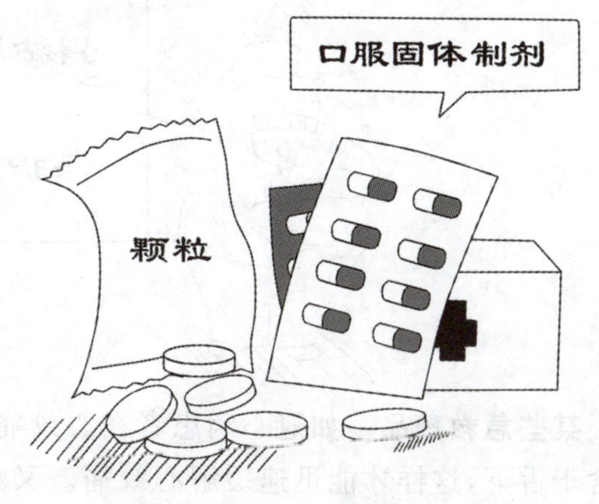

2. 口服液体制剂　包括口服溶液剂和合剂。止咳糖浆类口服液体制剂若用水冲服则可降低糖浆黏稠度，不能在呼吸道形成保护膜，影响疗效，因此用时不得以水送服。

7:00 口服液
8:00 药片
9:00 颗粒剂
颗粒

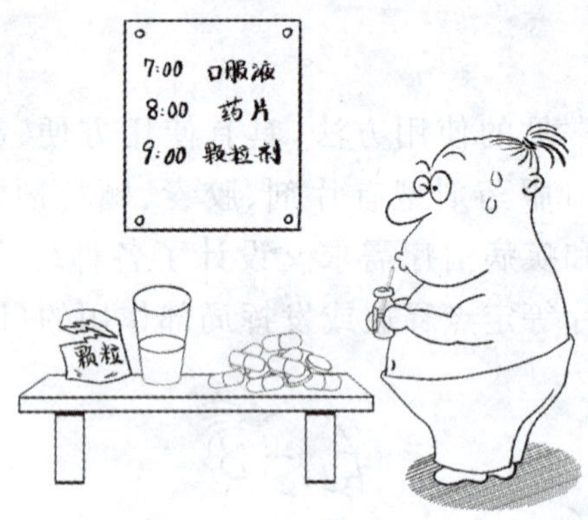

（二）需要嚼碎服用的药品

一般情况下，药片需整片吞咽，不能嚼碎服用。然而，有些药片根据其对疾病的作用必须嚼碎服用。

1. 咀嚼片　如西咪替丁咀嚼片、铝镁加咀嚼片、孟鲁司特咀嚼片等。

2. 胃黏膜保护剂　如复方氢氧化铝片（胃舒平）、氢氧化铝片、枸橼酸铋钾片等，嚼碎后可快速在胃壁上形成保护膜，从而减轻胃内容物对胃壁溃疡的刺激。

胃黏膜
保护剂

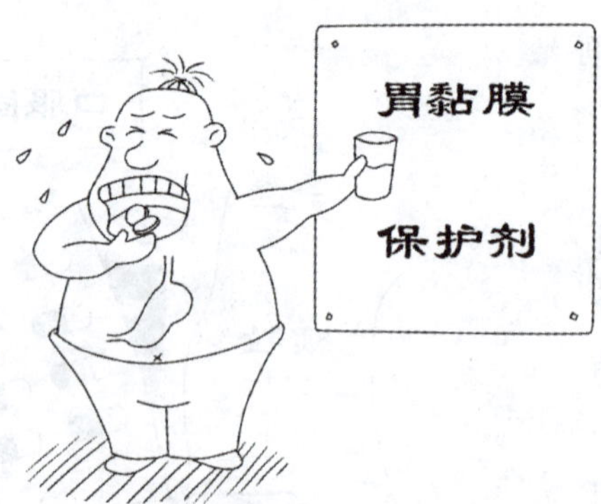

3. 某些急救药品　如冠心病患者在心绞痛发作时，要将硝酸甘油片嚼碎含于舌下，这样才能迅速缓解心绞痛。又如高血压者在血压突然增

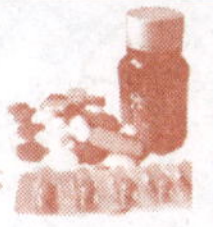

高时，立即取一片硝苯地平（心痛定）嚼碎在舌下含化，能够起到速效降压的作用，从而避免血压过高可能带来的危险。

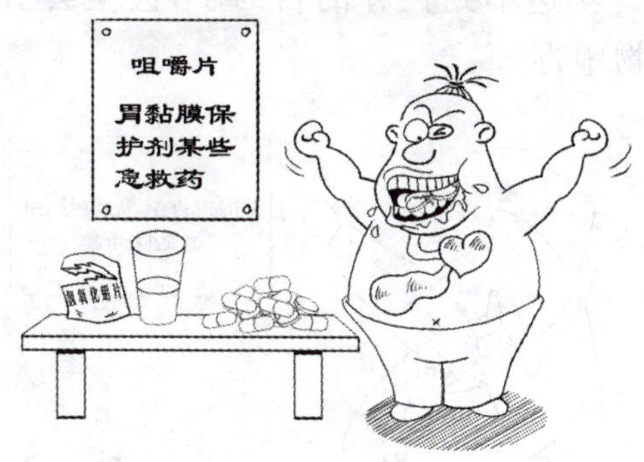

（三）不能研碎服用的药品

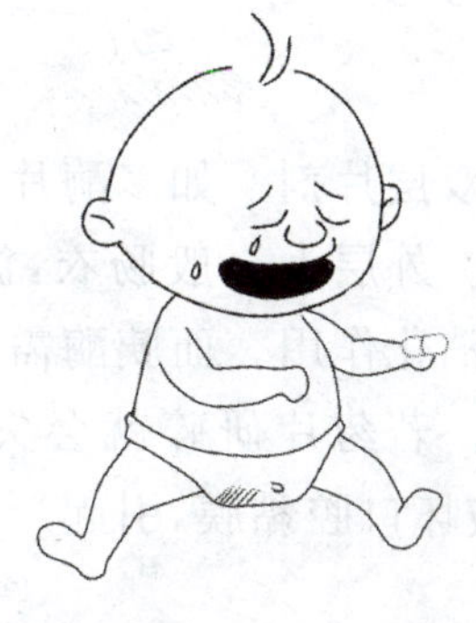

由于小儿和老年人的吞咽能力较差，大的药片可能会卡在咽喉部，因此许多患者会把药品研碎后再服用。有些剂型的片剂研碎后服用不仅降低药效，甚至会发生不良反应，下面介绍几种不能研碎服用的药品。

1. 缓释片剂　缓释片是用特殊的高密度材料做成骨架，药物包藏于骨架中缓慢释放，若研碎则会破坏骨架结构，影响药效。

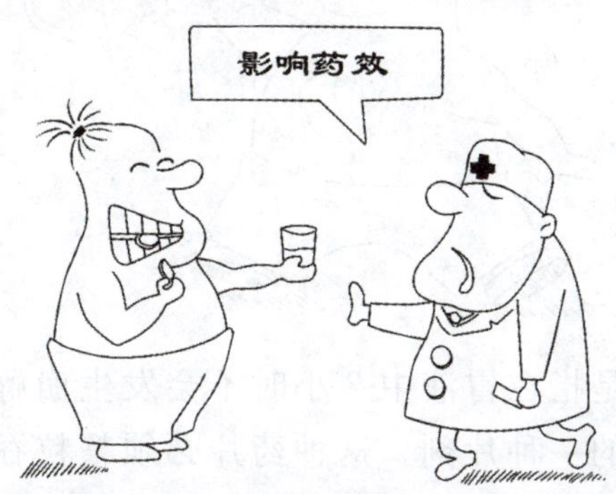

2. 控释片剂　控释片是对药物释放要求相对较高的制剂，所以多见

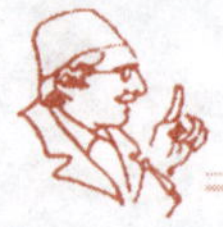

于心血管制剂。它是在单位时间内有着比较恒定的释放剂量，以维持血药浓度恒定，效力更持久。药片被研碎后控释膜或控释骨架被破坏，药物会迅速释放出来，就达不到控释的目的了，甚至会引起体内药物浓度骤然上升，造成药物中毒。

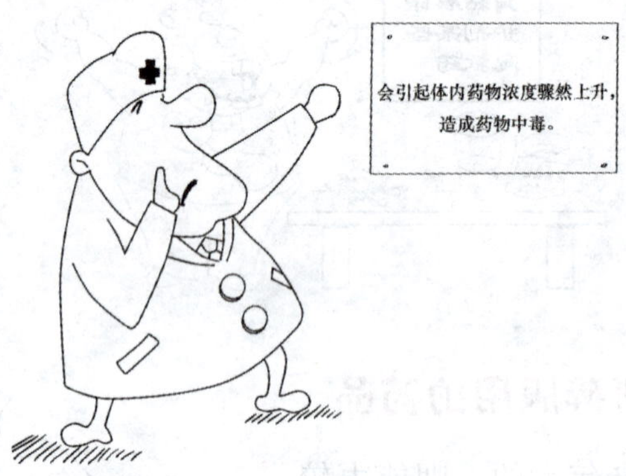

3. 双层片剂 如多酶片是含3种消化酶（淀粉酶、胃蛋白酶、胰酶）的双层片。外层为一般肠衣，淀粉酶和胃蛋白酶在药片的外层，可在胃内发挥助消化作用。而胰酶需在碱性肠道中发挥作用，因而被包裹在药片的内层。若药片研碎就会失去保护作用，尤其是胰酶粉剂残留在口腔中，可破坏口腔黏膜，引起严重的口腔溃疡。

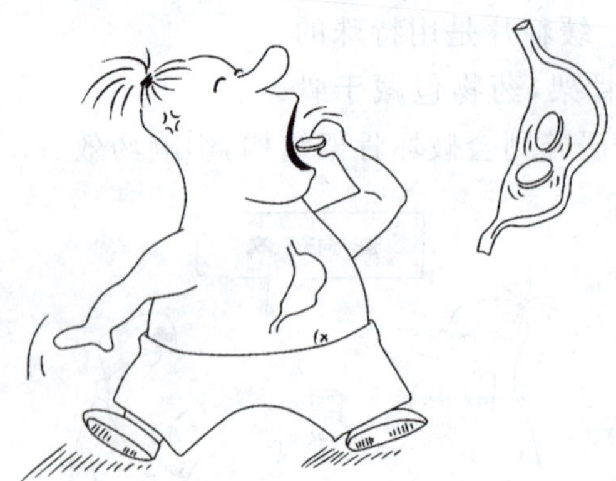

4. 肠溶片剂 是指在胃液中2小时不会发生崩解或溶解，而在肠液中能够崩解和吸收的一种片剂。这种药片必须整粒吞咽，若研碎后服用不仅会降低药物疗效，还会引起不良反应。

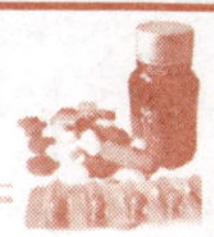

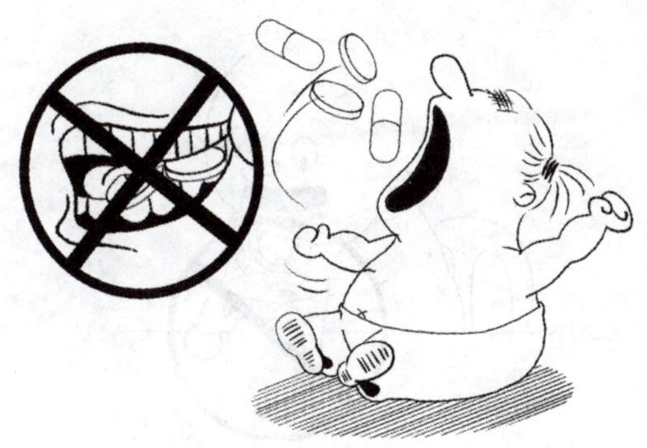

(四)泡腾片的正确服用

泡腾片指药物与辅料(包含有机酸与碳酸氢盐)制成的,溶于水中产生大量二氧化碳而呈泡腾状的片剂。其溶解后口感酸甜清凉,易于服用,多用于可溶性药物的片剂,如维生素C泡腾片、泡腾钙片等。

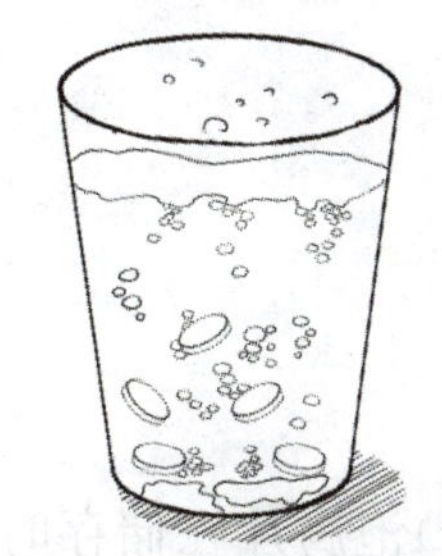

服用泡腾片的注意事项:

(1)泡腾片一般宜用100~150ml凉开水或温水浸泡,可迅速崩解和释放药物,待完全溶解或气泡消失后再饮用。如果用80℃以上的水冲服维生素C泡腾片,则会使它遭到严重破坏。

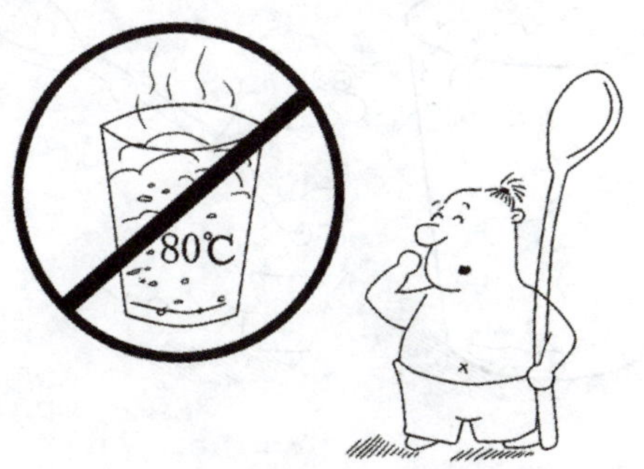

(2)不应让幼儿自行服用,严禁直接服用或口含。

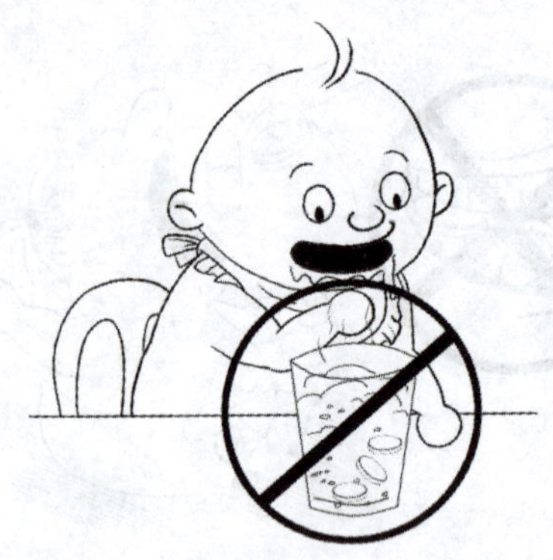

(3)药液中如有不溶物、沉淀、絮状物时不宜服用。

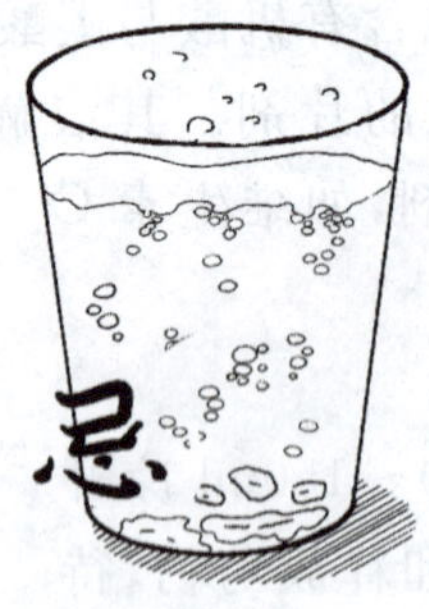

(4)泡腾片在储存时应密封、避免受热、受潮。

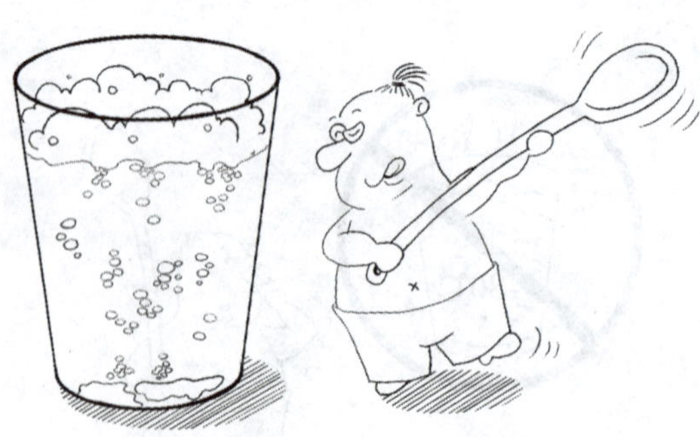

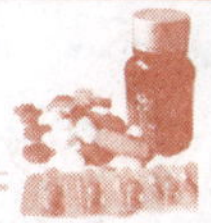

(五)能否同时服用中西药

一般来说,中西药是可以同时服用的,而且往往会收到较好的治疗效果。所谓同服,有时是一起服,有时是隔开服,如中药的习惯服用方法是早、晚各1次,西药是一日3次或4次,所以,发生冲突的机会较少。有些中成药,如感冒清、速效伤风胶囊和一些滋补药等,是中、西药合成的,效果都很好。

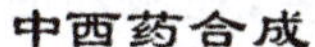

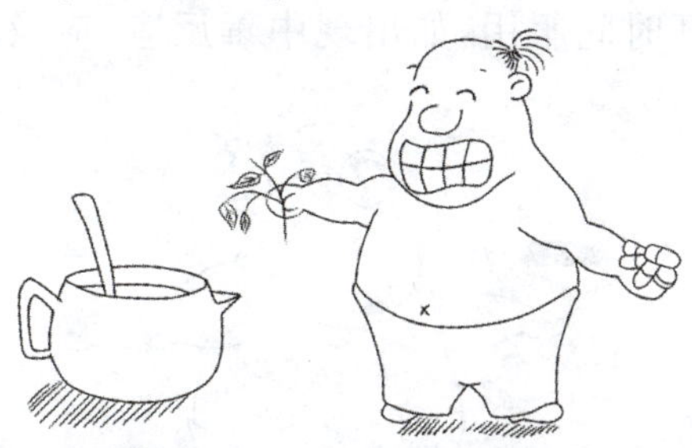

但是,有些中药和西药是不能同时服用的,如西药中的四环素,主要用于炎症,它易与钙、镁、铁等无机物结合,形成难以吸收的络合物,从而降低药效。

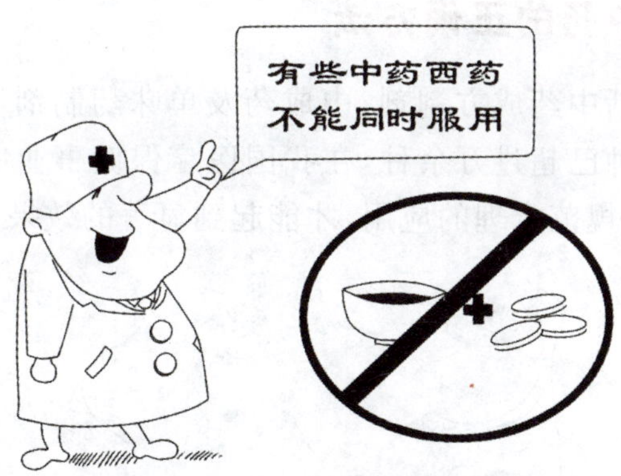

中药洋金花和西药阿托品同时服用,易出现中毒症状,因为洋金花里也含有阿托品的成分。在服用维生素 B_1 时,不宜同时服用石榴皮、地榆、五倍子等,因为这些中药中含有大量的鞣质,而鞣质可使维生素 B_1 失去作用。

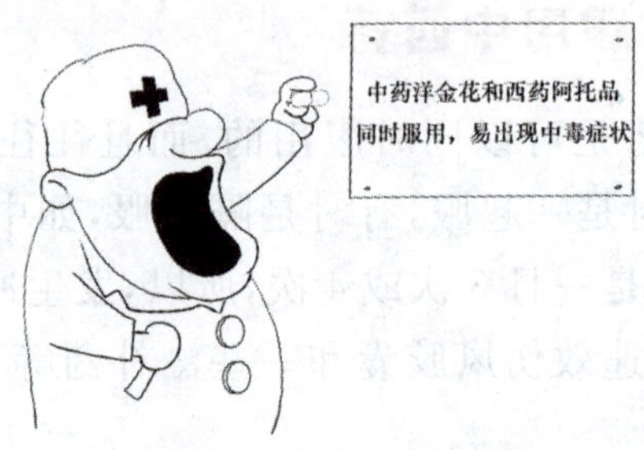

因此，为了避免以上所述的情况发生，在服药时，即便没有禁忌的情况，中、西药也宜错开时间服用，如出现中毒反应，应及时停药。

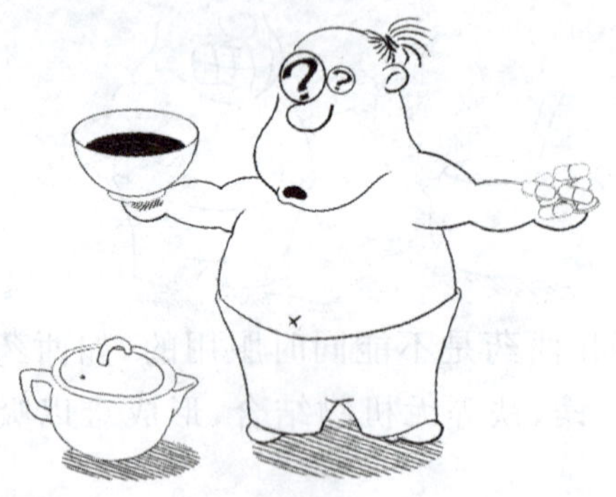

（六）服用中药的正确方法

中药制剂包括中药成方制剂、中成药及单味药制剂等。当代的成方制剂与中成药品种已超过万余种，在我国医疗保健事业中起到十分重要的作用，同时也要规范合理的应用，才能起到显著的效果。

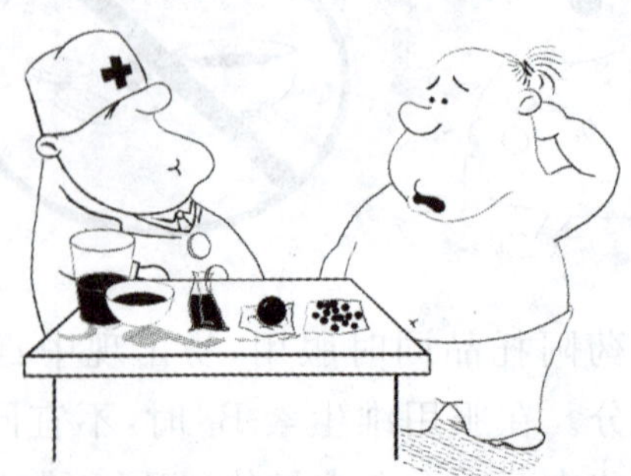

1. 大蜜丸 大蜜丸以蜂蜜为黏稠剂，具有味甜、滋润、作用和缓等特

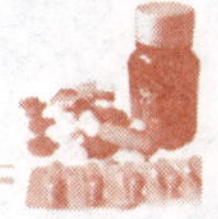

点，适用于慢性病及需滋补者服用。正确服用大蜜丸的方法：

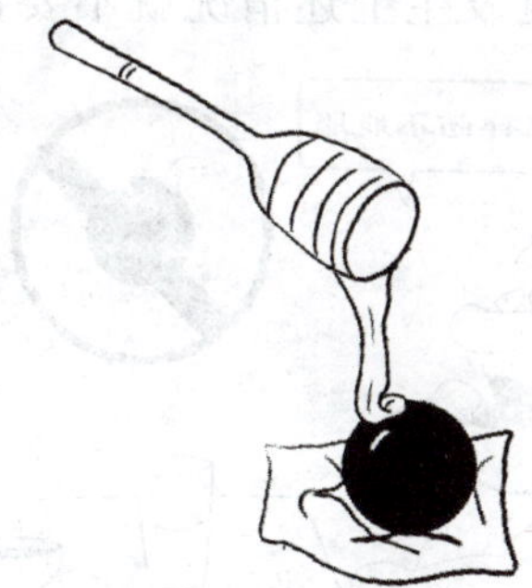

(1)服用前剥去外壳（蜡壳、塑料壳、纸壳），取出蜜丸放于洁净的白纸上。

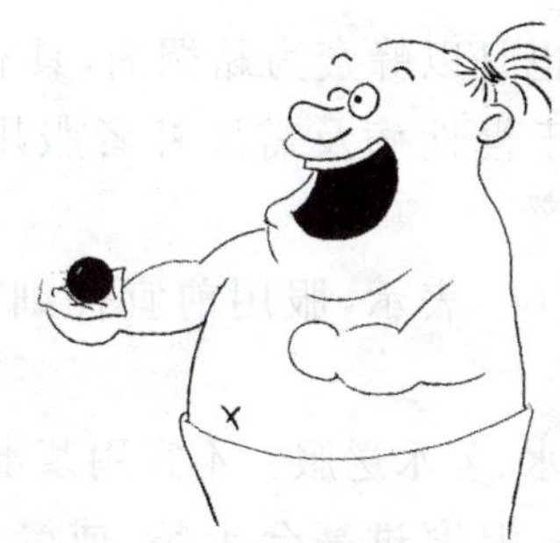

(2)洗净双手，用小刀切块成黄豆大小，用手搓圆。

(3)以温开水或芦根水、姜水送服，或将蜜丸直接放入口内咀嚼，用温开水送服。

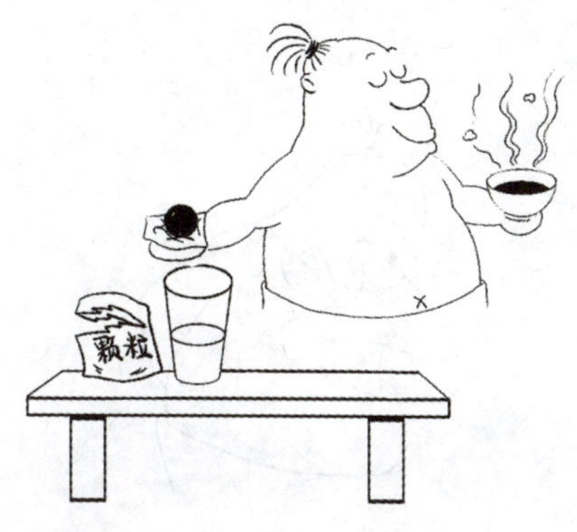

(4)大蜜丸在贮藏中,温度过高或过分干燥会引起皱皮甚至干裂;或受潮发霉或虫蛀鼠咬,一旦发生上述情况就不要再服。

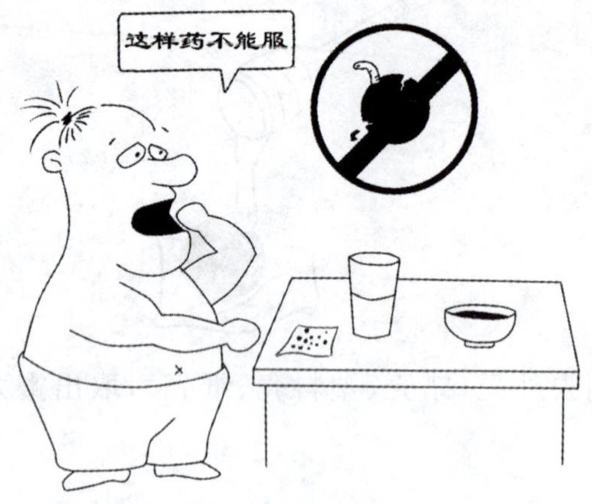

2. 小蜜丸　小蜜丸也是以蜂蜜为黏稠剂,具有味甜、滋润、作用和缓等特点,服用方便,适用于慢性病及需滋补者服用。正确服用小蜜丸的方法:

(1)服用剂量常以克(g)表示,服用前宜仔细算好服用量,不可散失或出错。

(2)以温开水或芦根水、姜水送服。不宜用茶水、咖啡或奶制品送服。

(3)小蜜丸在贮藏中,温度过高会干裂,或受潮发霉成团,一旦发生上述情况就不要再服。

3. 滴丸　滴丸剂制备简单,生产周期短,药物受热时间短,含量较准确。多用于病情急重者,如冠心病、心绞痛、咳嗽等。服用中药滴丸剂时应注意:

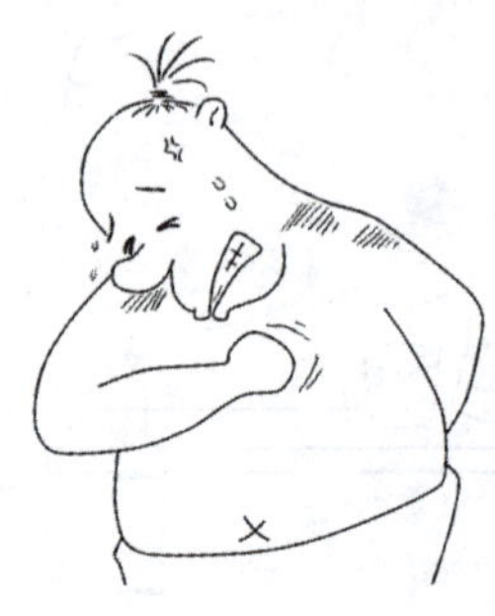

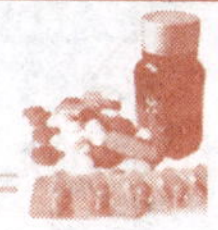

(1)仔细看好药物的服用方法,把握好服用剂量,不能过大。

(2)服用滴丸时,宜以少量温开水服用,或直接含于舌下。

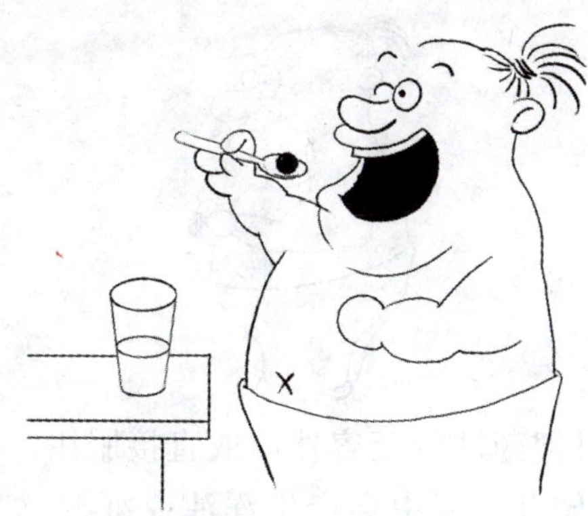

(3)服用后要稍微休息片刻。

(4)滴丸剂在贮藏时不宜受热。

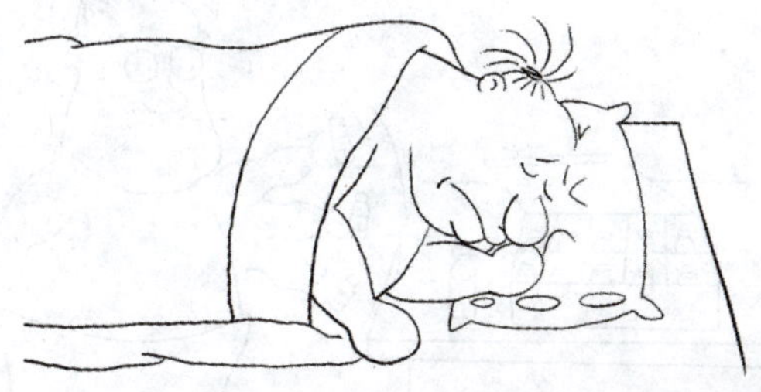

4. 口服液 口服液多为10支1盒的包装。正确服用口服液的方法:

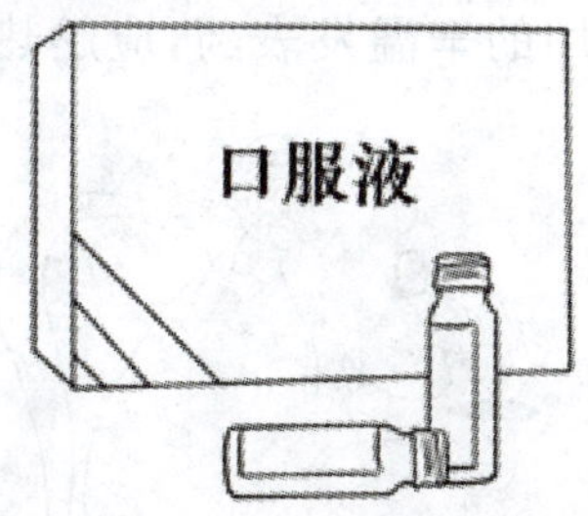

(1)小心撕开口服液瓶盖口处的金属小条(撕时如金属条断裂,可用小钳子撕下)。

(2)启开瓶盖后,注意瓶口是否有破口(防止细碎玻璃屑入口)。

(3)或将吸管透过瓶盖插入瓶子底,用吸管吸取药液,但用力不宜过猛,以免呛肺。

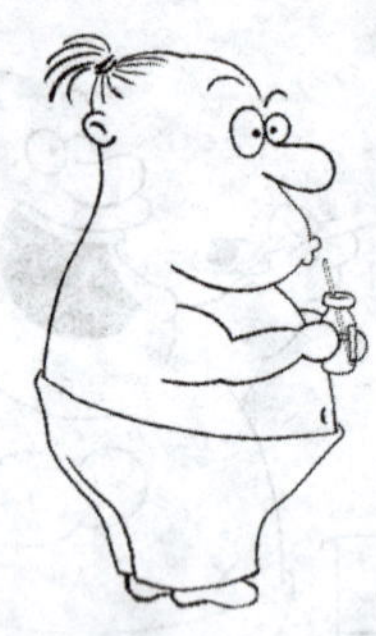

(4)如无吸管,可把药液倒至容器内或直接服用。

(5)有些药品在储存过程中会产生浑浊或沉淀,如是正常现象(非絮状物、黑色沉淀),服前应摇匀。

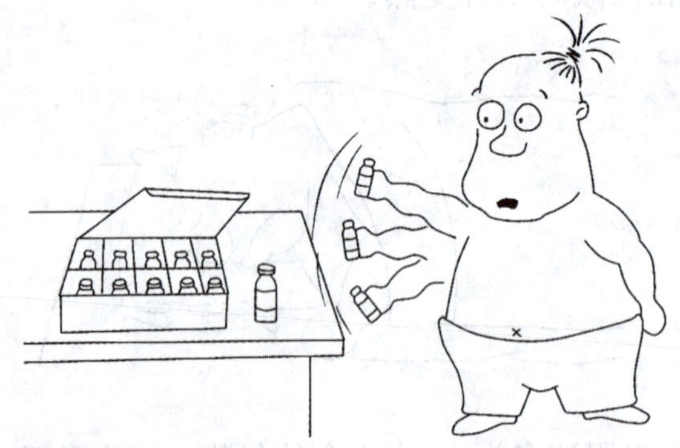

5. 中药的特殊服用方法

(1)风寒外感表证所用的辛温发表药,应趁热服下。

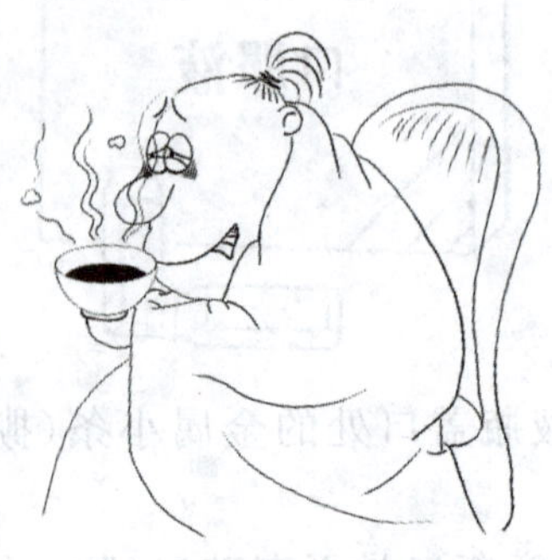

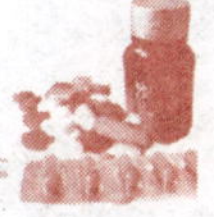

（2）高热、口渴、喜冷饮的热性病所用的清热药，宜稍冷后再服。

（3）病情特殊宜采取不同的处理方法，如热性病反而表现为手足发凉的为真热假寒证，须寒药热服；寒证而见燥热的为真寒假热证，须热药冷服。

（4）药物中毒，以冷服解救的药为宜。

（5）中成药常用白开水送服，但为了提高疗效，还可采用以下服用方法。

①白酒或黄酒送服。治疗气血虚弱、机体虚寒、气滞血瘀、风湿痹痛、中风（脑血管意外）、四肢活动不便等病的中成药，以酒送服疗效更好。

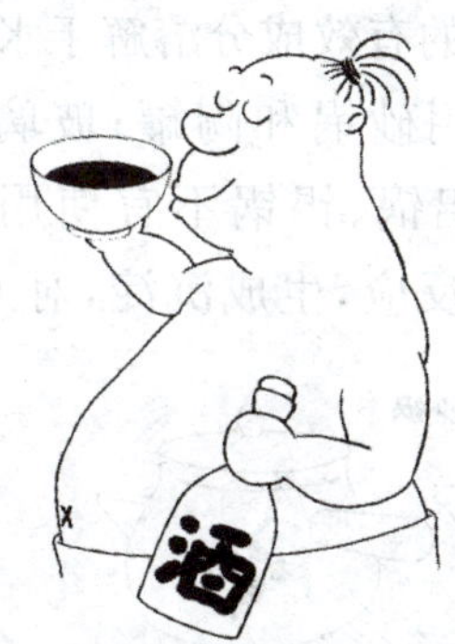

②生姜汤送服。治疗风寒表证、肺寒、脾胃虚寒、呃逆等证，可用姜汤送服。

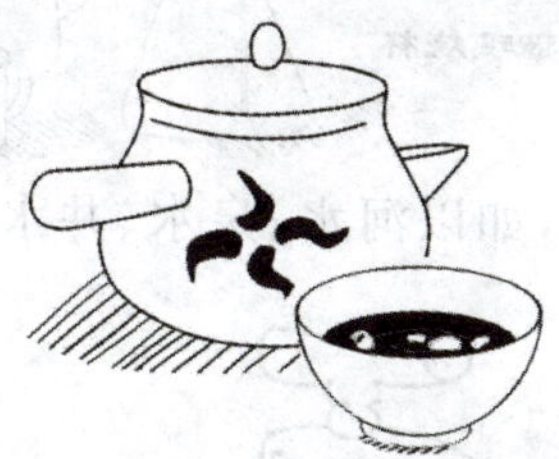

③淡盐水送服。治疗肾虚的中药，用淡盐水送服。中医学认为咸入肾，淡盐水有助于药更好地发挥对肾病的疗效。

④米汤送服。补气、健脾、养胃、利胆、止渴、利便的中成药，都可用米汤送服。

⑤稀粥送服。贝壳等矿物质类的药难以消化，选用稀粥送服以减少对胃肠的刺激。

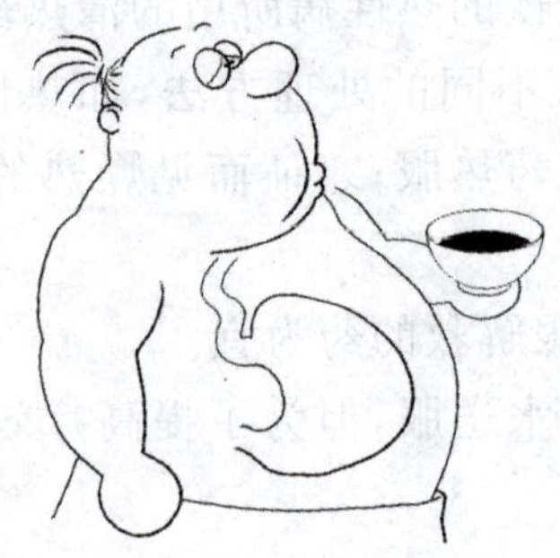

(七)煎中药的正确方法

煎中药是为了使药材里的有效成分溶解于水中，便于饮用和治疗疾病。

1. 煎药容器 最好使用砂锅和陶罐；玻璃烧杯、搪瓷杯（瓷面完好，不露铁）次之；铁锅、铜锅、铝锅、锡锅不宜使用。因为中药里含有鞣酸、有机酸成分，与金属可发生反应，生成沉淀，对人体不利。

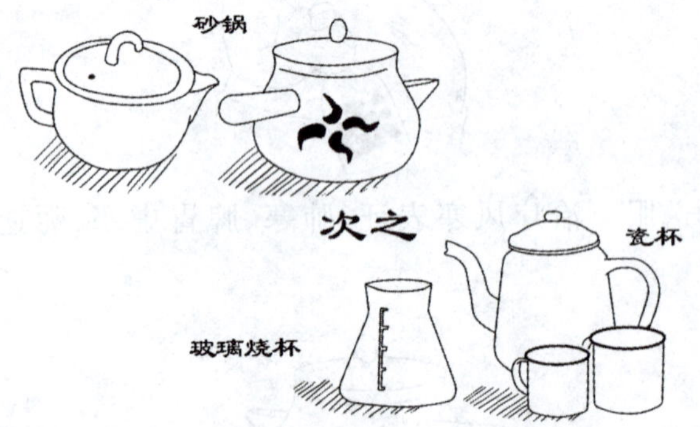

2. 水质 自来水最好，如以河水、泉水、井水，应沉淀 1 小时后再用。

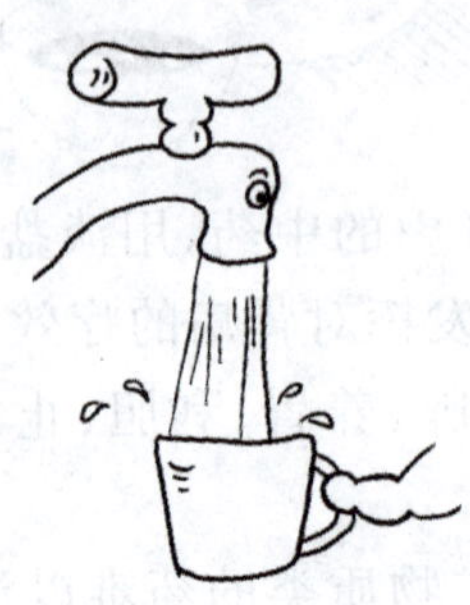

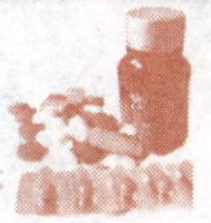

3. 加水量 水量要适宜，一次加足，水多则使药液淡而量大，尤其对水肿者可加重病情；水少煎煮易干焦，有效成分提取不完全。

首次煎煮的加水量，以药材重量计，首剂每10g药加水100ml，次剂每10g药加水60ml。同时要视药性而定，解表药首次加水400～600ml，次剂280～300ml；一般药分别加水500～700ml、300ml、350ml；滋补药分别加水700～900ml、400～450ml。

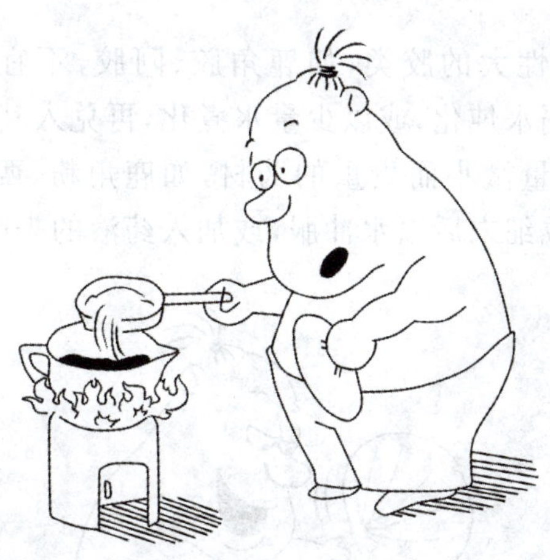

4. 煎煮次数 通常1剂药可煎煮2次，混合后平均为2份，煎后药液的适宜容量成人为100～150ml；儿童为50～75ml。

5. 煎煮火候 煎煮一般药先用大火，煮沸后改用小火；对解表药，始终用大火，以取其芳香之气。

6. 煎煮时间 解表药首次煎煮15～20分钟、次煎10～15分钟；一般药首煎20～25分钟、次煎15～20分钟；滋补药首煎30～35分钟、次煎20～25分钟。

煎中药的各个环节，必须规范操作，否则不但药材的成分不能充分利用，还可能使药性发生改变，对人造成伤害。

7. 特别药物的煎法 煎中药时对一般的药可混合煎煮，但对个别的中药材则需要特殊的操作。

(1)先煎：对贝壳、矿石药，最好以大火煮沸，继续煎煮15～20分钟，然后放入其他药材同煎。

(2)后下：含有挥发油、芳香油的药材，在其他一般药已煎煮 10～15 分钟后放入，同时煎煮 5～15 分钟即可停火。

(3)包煎：对黏性大、有细毛的种子药材，如车前子、山药、葶苈子，可以纱布包好再与其他药材共煎，目的是减少其黏糊锅底，同时防止其毛刺刺激咽喉。

(4)另煎：对某些贵重药材如人参、鹿茸宜单煮，煎煮好后与其他药液混合服用。

(5)烊化：对黏性大的胶类，如鹿角胶、阿胶，不宜与其他一般药共煎，另放入容器内隔水炖化，或以少量水煮化，再兑入其他药物同服。

(6)冲服：对剂量微小而贵重的药材，如鹿角粉、西洋参粉、珍珠粉、三七粉等，宜研磨成细末后以水冲服，或加入药液的表面冲服。

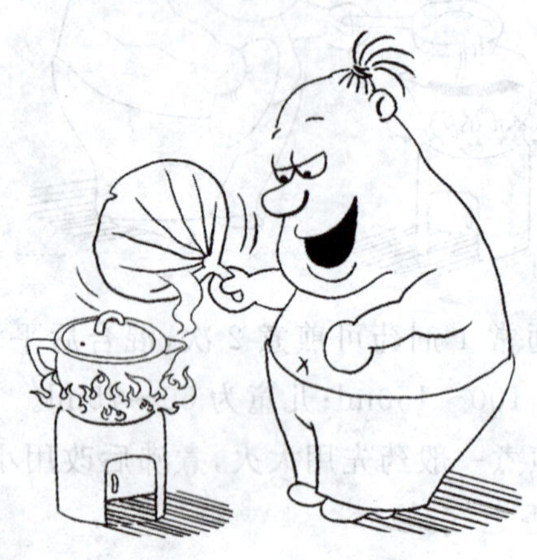

(八)掌握服药的时间

1. 空腹服 清晨空腹时，胃和小肠已基本没有食物，胃排空快。此时服用药物迅速到达小肠，吸收充分，作用迅速有效。如抗结核药利福平胶囊，空腹服药，没有食物影响药物吸收，血药浓度可达高峰，并很快吸收分布到全身。其他如容积性泻药硫酸镁也宜空腹服用，以保持高药物浓度，充分发挥药物的疗效，达到导泻的作用。凡因胃内食物影响吸收的药物，均应空腹服用，如驱虫药、盐类泻药等。

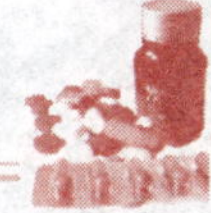

2. 睡前服 睡前服药是指睡前15～30分钟服药。神经衰弱的失眠患者服用的镇静催眠药，如地西泮(安定)、阿普唑仑等，睡前服可加快和保证睡眠。

到时间了该
服安眠药了

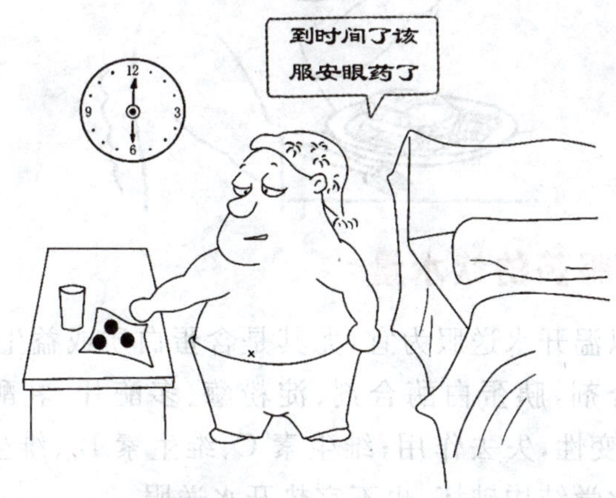

3. 顿服 顿服指病情需要一次性服药。某些病如肾病综合征、顽固的支气管哮喘，需长期服用糖皮质激素来控制病情时，采用顿服法。

顿服还是分服，
要看清楚

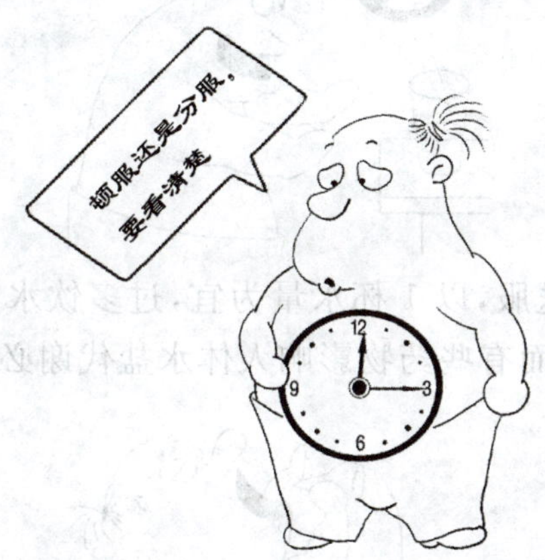

4. 协同作用服药 头孢氨苄胶囊，饭后服药影响吸收可使疗效降低，血药浓度下降；维生素 B_2 饭后服可使药物缓慢进入小肠，有利于增加吸收；阿司匹林、保泰松、吲哚美辛、苯妥英钠等空腹服用，将会加重不良反应；抗酸剂氢氧化铝、氧化镁与西咪替丁同服，可使西咪替丁的吸收减少，血药浓度降低。

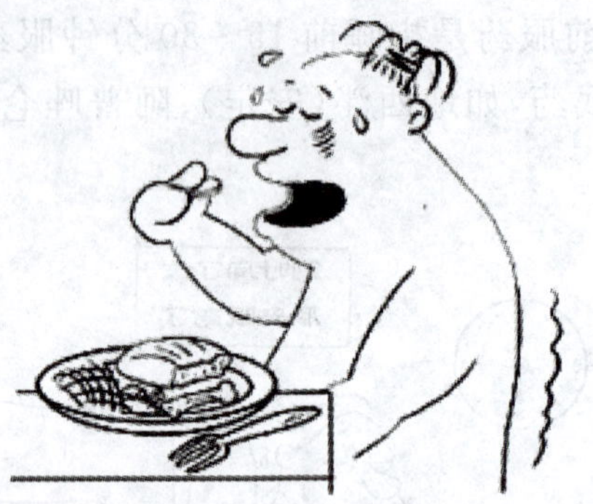

(九)控制服药的饮水量

口服药品以温开水送服为宜，尤其是含蛋白质或益生细菌成分的药品。如胃蛋白合剂，胰蛋白酶合剂、淀粉酶、多酶片、乳酶生、干酵母片等，受热后凝固变性，失去作用；维生素 C、维生素 B_1、维生素 B_2 等药品受热后易造成化学结构破坏，也不宜热开水送服。

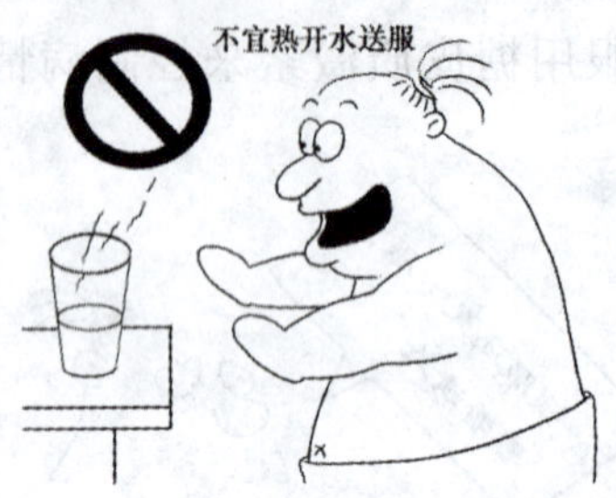

口服药品以水送服，以 1 杯水量为宜，过多饮水没有必要，在某些情况下可能影响药效；而有些药物影响人体水盐代谢必须增加饮水量。

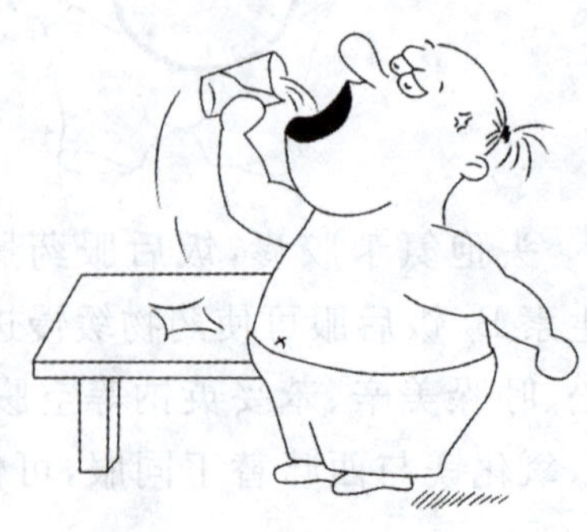

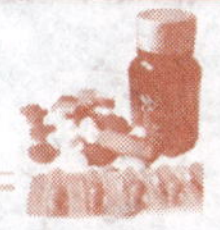

如胃黏膜保护药复方氢氧化铝片服用时大量饮水会冲淡药物在胃内的浓度，不易形成保护膜；需要在胃部吸收的药品，大量饮水加速胃排空，减少药物的吸收；平喘药如氨茶碱等具有利尿作用，利胆药如曲匹布通（舒胆通）等可促进胆汁分泌并造成腹泻；双膦酸盐类药物如阿仑膦酸钠（福善美）等可导致电解质紊乱和水分丢失。上述药品服用后应多喝水，以补充机体的水分丢失。HIV 蛋白酶抑制药、抗痛风药（如丙磺舒等）和磺胺嘧啶等主要经肾脏排泄并易形成结石的药品应大量饮水（2 000ml/日以上），避免尿路结石形成，必要时口服碳酸氢钠碱化尿液。

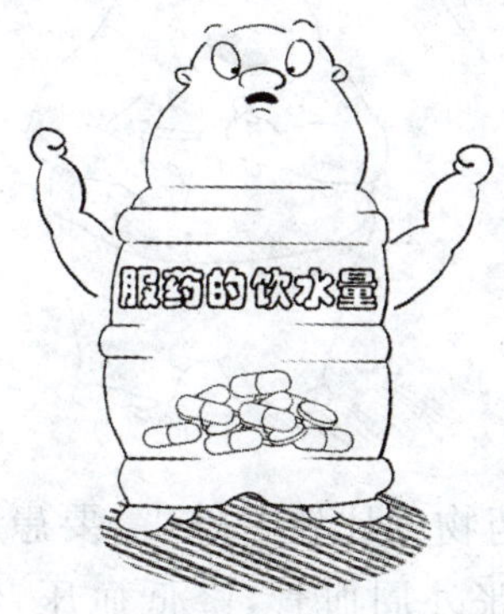

（十）注意服药时的姿势

患者服药大多比较注意时间和剂量，很少注重服药姿势，殊不知服药姿势也会影响药效的发挥。用药姿势不当，不仅药效得不到很好的发挥，还有可能对身体造成伤害。

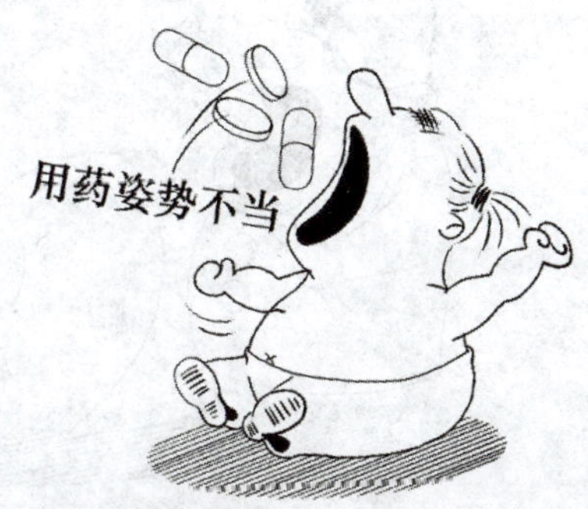

1. 站立姿势 服用大多数药物时，最好采用直立体位或端坐姿势，

尤其是大药片和胶囊制剂，这样的姿势可使药物顺利经过食管进入胃。卧病在床的患者，如果仰卧吞服片剂、胶囊剂，则易使药物黏附在食管上，药物直接刺激食管黏膜可引发炎症和溃疡，药物不能进入胃肠道也会影响疗效。因此，如果病情允许，患者最好在服药后稍做轻微活动，以避免药物滞留食管。

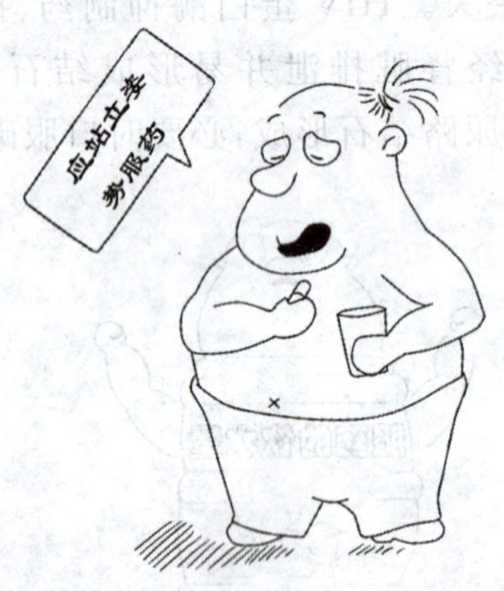

2. 卧位姿势 有些药物则比较特殊，需要患者刻意采取卧位姿势服用。例如，硝酸甘油能扩张外周血管，降低血压，含服硝酸甘油应采用半卧位，而且这种姿势能使回心血量减少，利于心绞痛较快缓解。服用睡眠诱导期短的催眠药，患者应在服用后立即躺卧，以免发生意外。服用胃黏膜保护药治疗胃体后侧壁溃疡时，患者应采取左侧卧位。因为此类药物的治病机制是药物与胃黏液中的黏蛋白结合形成保护膜，覆盖溃疡面，以促进溃疡面

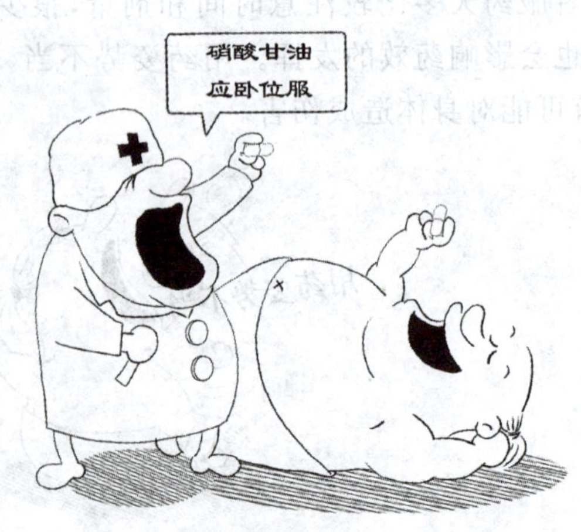

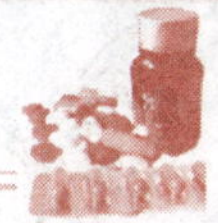

的愈合。因此，应根据溃疡的部位不同采用不同的卧位姿势。

（十一）解决漏服药物现象

对于糖尿病患者来说，即便是偶尔一次漏服药物，也可能引起血糖显著波动或短期内居高不下，若经常忘记按时服药，后果则更加严重。几乎所有患者都有偶尔忘记按时服药的情况。老年人记忆力减退，漏服药物的情况更是时有发生。

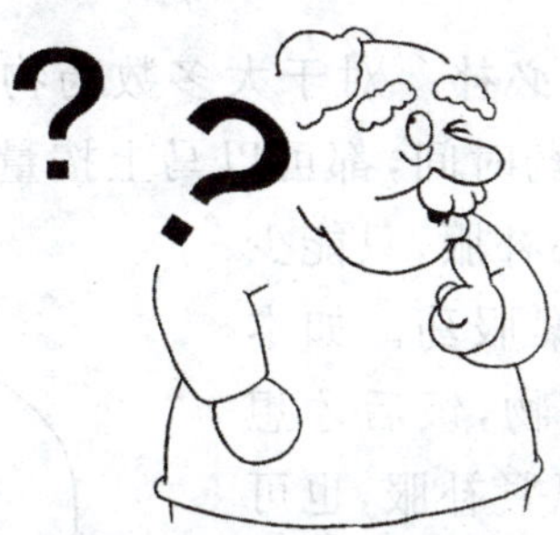

药物的服用时间和服用次数是根据所服药物在人体内的药动学和药效学特点决定的，不同药物在人体内的代谢过程是不同的，因此每种药物都有其特定的服用时间和服用次数。给药间隔一般取决于药物的半衰期，间隔时间过长达不到有效血药浓度，间隔时间过短则易造成血药浓度过高，引起药物蓄积中毒。

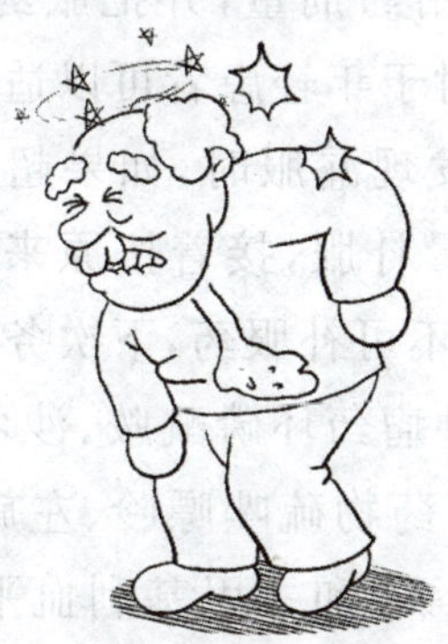

漏服1次药物，对有些药物可能影响不大，但对另外一些药物可能会导致疗效丧失、疾病复发或病情反跳加重。那么，发现漏服药物后，该怎么办呢？

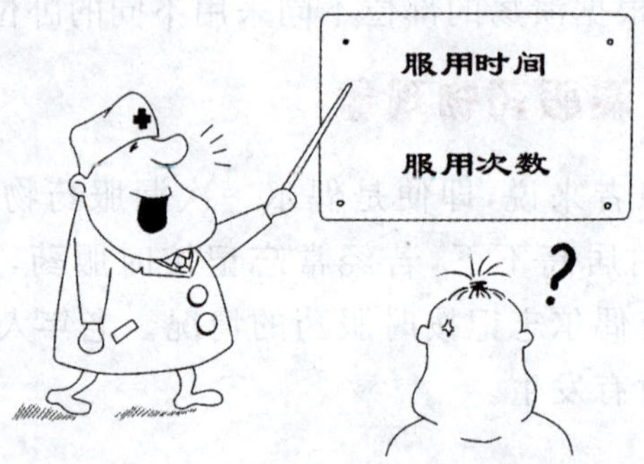

1. 多数药物漏服不必补 对于大多数药物而言，发生漏服药物后，如果不是接近下一次服药时间，都可以马上按量补服药物。如果已接近下一次服药时间，就不必补服，只能少服1次，接着按原来方案服药。如本应餐前口服的磺脲类药物，饭后才想起药还没吃，此时可以抓紧补服，也可临时改服快速起效的降糖药——羟甲基淀粉钠（诺和龙），以减轻漏服药物对疾病的影响。但若是餐后很长时间才想起来没有吃药，这时正确的做法是，在服药前先查血糖，如果血糖较高，可以临时增加原来的用药剂量，并把服药后进餐的时间适当后延。若餐后血糖仍然比较高，对于年轻患者可以适当增加运动量。

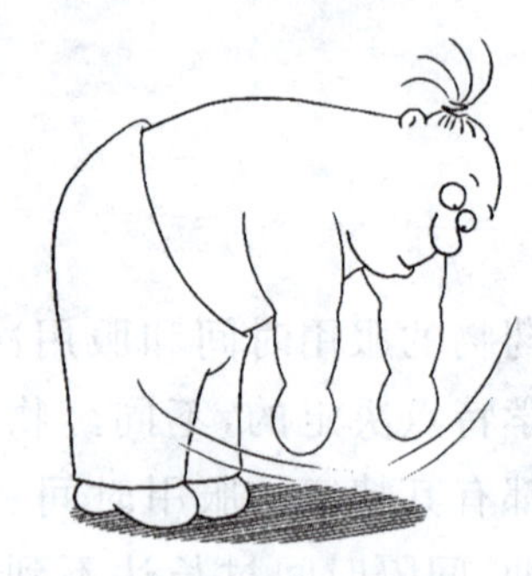

有些药物如地高辛，发现漏服时，如果超过规定时间且在给药间隔时间的一半以内，可以按量补服，接着按原来方案规定时间服药。如果已经超过半数以上时间则不可补服药，下次务必按时服药即可。

另外一些药物，如抗肿瘤药环磷酰胺、沙可来新（左旋溶肉瘤素）、巯嘌呤、甲氨蝶呤，免疫调节药物硫唑嘌呤、左旋咪唑、他莫昔芬和β-干扰素，降压药物利舍平（利血平）和去甲基利血平等，这些药物漏服一次对治疗不会造成太大影响，漏服药物后不必补服，可按原来规定时间服药继续治疗。

总之，如果忘记服药的时间与正常服药时间接近，最好是及时补服，

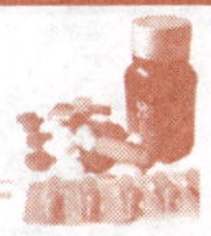

以减少漏服药物带来的不良影响。但若耽误时间太久，千万不要草率行事，要遵医嘱。

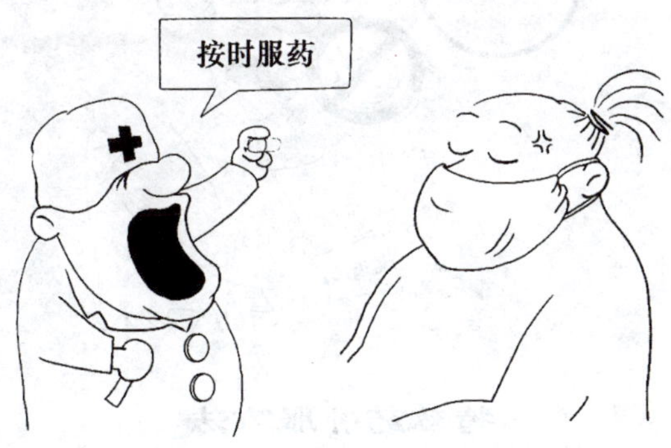

2. 特殊药物补服方法

(1)糖皮质激素类药物：如氢化可的松、泼尼松、倍他米松、地塞米松、甲泼尼松龙等，根据治疗需要，临床常采用不同的给药方案。如果按隔日1次服药，在服药当日发现漏服应立即补服，在次日发现漏服也应立即补服，并及时调整方案，服药时间顺延。如果按每日1次服药，在发现漏服后应立即补服，次日发现则不必补服，只能少服1次，不可加倍服药。如果按每日2～3次服药，在发现漏服时应立即按量补服，若在下次服药时才发现漏服，此次应服加倍剂量，此后仍按原来规定时间服药。

(2)抗精神病药物：如醋奋乃静、氯丙嗪、氯氮平等，如果按每日1次服药，发现漏服后应立即补服，除非已到下次服药时间，则不必补服，也不可加倍服药。若每日多次服药，在超过规定1小时以内可按量补服，1小时以上就不可补服，接着按原来规定时间服药。

(3)抗生素类药物：要尽量做到定时定量服药，发现漏服药物时应立即补服，如果已接近下一次服药时间，则不必补服，只能少服1次，然后按原来规定的时间服药。

(4)抗甲状腺药物：甲巯咪唑和丙硫氧嘧啶，以及用于治疗女性不孕症的氯米芬等，在发现漏服药物后，应立即补服，如果已到下一次服药时间，此时为保证疗效需要加倍服药。此类情况比较特殊，患者需注意。

(5)治疗老年人帕金森病的药物：如左旋多巴、比哌立登(安克痉)、卡比多巴等，漏服后应立即补服，但如果发现漏服药物时已距离下次服

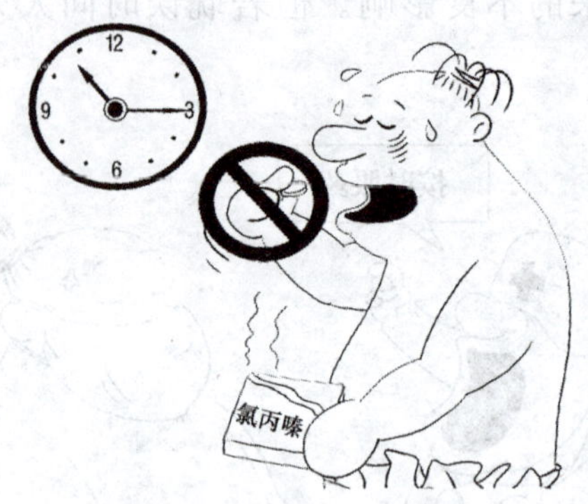

特效药补服方法

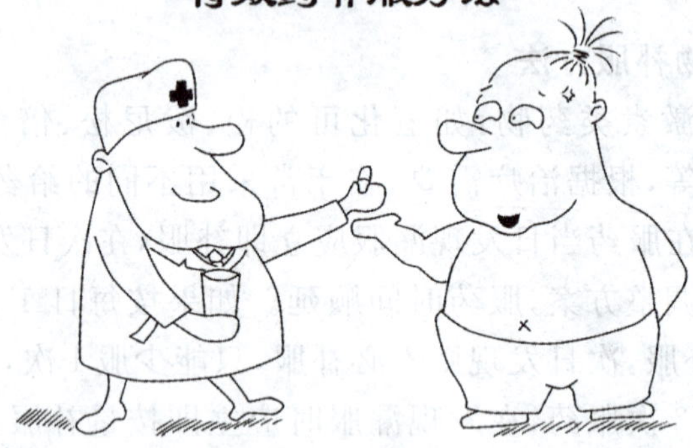

药不足 2 小时,可不必补服,只能少服 1 次。

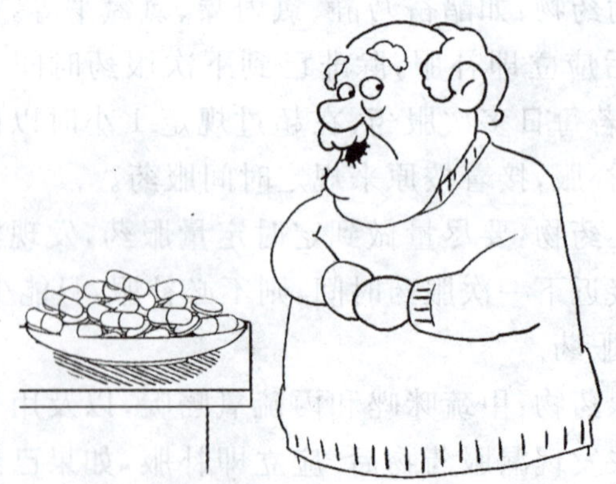

(6)口服避孕药物:在发现漏服后应马上停止服药,并使用其他避孕措施,直到月经期开始,或能排除妊娠情况后可以再次使用。

3. 不能随意补服药物　无论什么药物,发现漏服后,切不可在下一

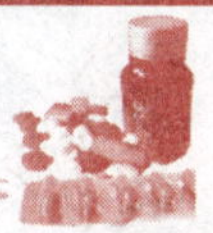

次服药时加倍剂量服药，以免造成严重后果。特别是那些安全剂量范围窄、毒性作用强的药物，如地高辛、苯妥英钠、氨茶碱等，这些药物如果加倍剂量服用，可导致严重中毒。此外，还有些药物，加倍服用后药效也会成倍增加，药效过强会引发严重后果，如降压药物和降糖药物，会导致危险的低血压或低血糖。

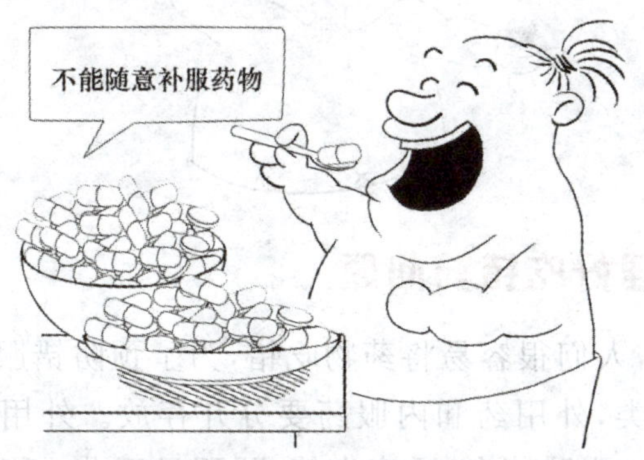

4. 记忆力不好宜选长效制剂　老年人记忆力减退，难免会发生漏服药物的情况。为了减少漏服药物对疾病治疗的影响，经常忘记服药的患者宜选用长效制剂。如糖尿病患者，轻度到中度血糖升高的患者，可以选用长效的口服降糖药，如每天只需口服 1 次的长效格列吡嗪（瑞易宁）、格列奇特（达美康）缓释片或者是格列本脲。目前，长效的二甲双胍片剂也已上市，可供患者选用，每天只服 1 次药，既方便又安全，尤其适合记忆力不好的老年患者。

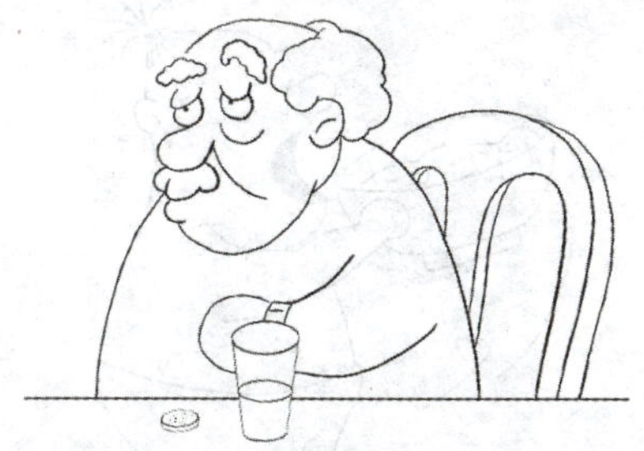

如果单纯用胰岛素治疗糖尿病，每天注射至少 2 次以上，而且胰岛素注射液和口服降糖药在药物治疗上是不能相互替代的。按时定量用药对疾病的治疗十分重要。

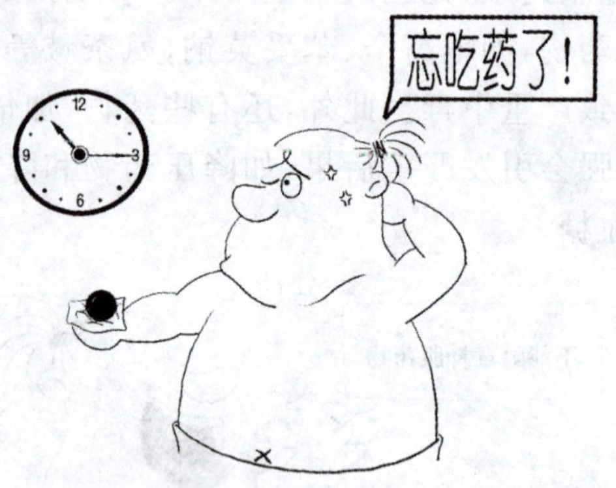

(十二)处理好吃错药问题

日常生活中,人们很容易将药物吃错,为了预防错服药物,家中存有的药品应分门别类,外用药和内服药要分开存放。外用药有许多水剂,如眼药水、脚气水、皮肤药水、牙痛水等,要醒目区分,千万不能将脚气水当眼药水使用。内服药没有瓶签的要清楚的写上药名、用法、用量,以免吃错。

1. 误服碘酒 可多喝些稠面糊和米粥。大量淀粉物质进入胃后,一方面能保护胃黏膜,另一方面能与碘结合,生成一种蓝色的化合物,然后催吐,把胃里的东西吐出来,那么误服的碘酒也会随之吐出来了,并及时送医院由医师处理。

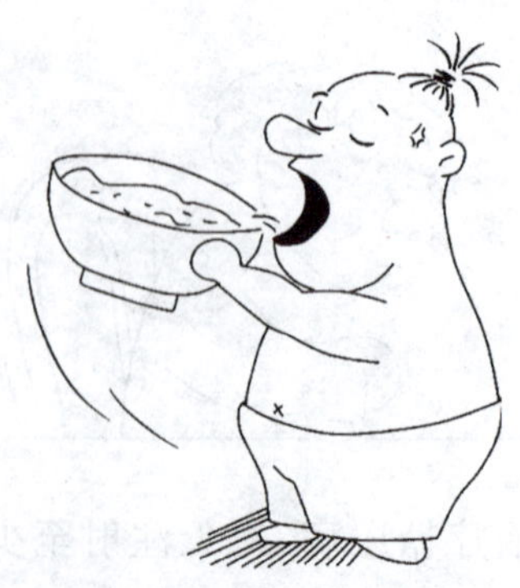

2. 误服了腐蚀性强的来苏儿、苯酚石碳酸 应立刻让患者喝生鸡蛋清、牛奶、豆浆、稠米汤等,这些食物能起到保护食管和胃黏膜的作用,并

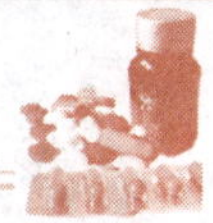

要及时送往医院由医师处理。患者家属要记住去医院时应将误服药物、瓶子或药袋等带去，以供医生治疗时参考。

3. 误服敌敌畏　首先去医院进行洗胃，用肥皂水或2%～5%的碳酸氢钠（小苏打）水等弱碱性溶液冲洗，因为酸性溶液往往会增强敌敌畏的毒性。

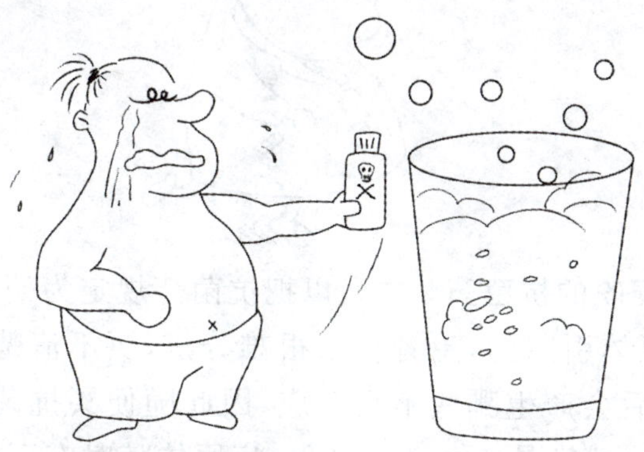

4. 金属和生物碱性毒物　可用茶水洗胃，茶中的鞣酸有沉淀毒物的作用，能解毒，并及时送医院由医师处理。

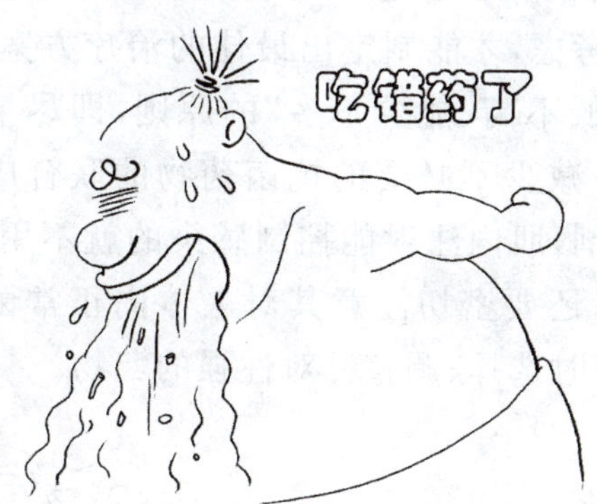

（十三）重视对症下药

有的人很怕去医院，所以有了病就自己到药店买药吃。结果花了不少钱，病却没见好。如果患者患有咳嗽，长时间服用多种抗菌药都不见好转，一定要到医院进行实验室检查，查明病因。若是由衣原体引起的上呼吸道感染，那么服用抗菌药对衣原体、肺炎支原体等病原体根本没有作用。所以，当出现病症时，一定要及早就诊并且对症下药。

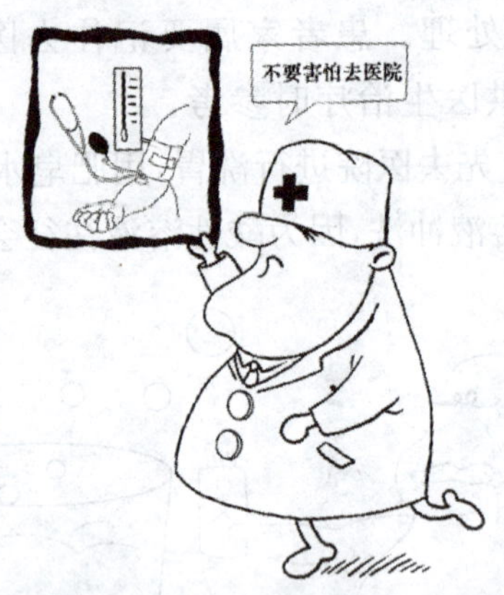

1. 不能随便吃的抗菌药 之所以把抗菌药规定为处方药，是因为感染是由不同病原体引起的，患者自己很难分辨，更不清楚哪些抗菌药物对它敏感，服药后会产生哪些不良反应，因此随便买抗菌药来吃是有很大风险的。另外，感染是一个动态过程，病原体随时有可能发生变化，处方也要根据病情的变化而不断变更。使用抗菌药物需要根据患者感染的病原体种类、患者的机体状态及药物的抗菌作用、抗菌谱、选择性、对机体的影响等综合考虑，才能制定出最佳的治疗方案。抗菌药的使用应遵循“能窄不广、能低不高、能少不多”的原则，即尽量使用抗菌谱窄、老一代的抗菌类药物；减少不必要的抗菌药物的联合应用；口服制剂能控制感染的就不用针剂，肌内注射能控制感染的就不用静脉滴注。在使用抗菌药物的过程中，还要密切注意其对人体内正常菌群的影响，根据病原体的药敏试验，随时选择、调整针对性强的药物。

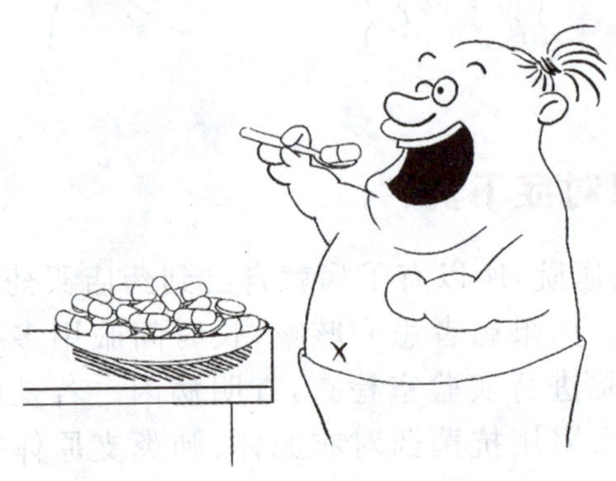

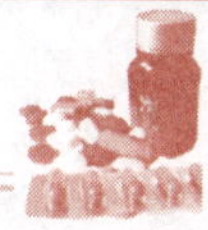

2. 抗菌药不能合并使用　有的病人为了使疾病早日痊愈，认为把几种抗菌药一块吃，就能起到很好的消炎作用。殊不知，各类抗菌药的抗菌谱都不同，用药不当轻则疗效不理想，重则增加药物不良反应。

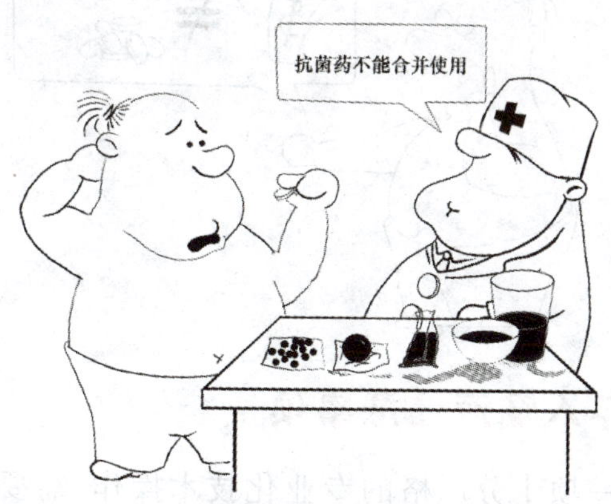

适合抗菌药物联合使用的疾病多为一种抗菌药不能控制的严重感染（如败血症、细菌性心内膜炎、化脓性脑膜炎等）、混合感染、难治性感染、二重感染，以及需要长期使用抗菌药物又要防止耐药菌株发生的疾病。为了减少药物不良反应的发生，联合用药时应适当减少各种药物的剂量。

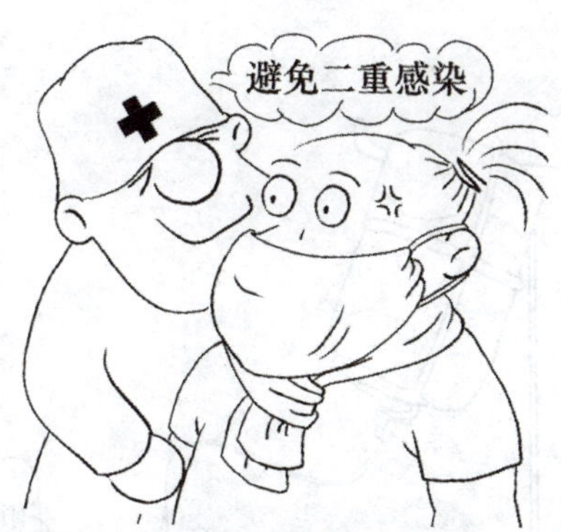

3. 药价不等于药效　有些患者到医院张口点名要药，要求医生给开"好药""贵药"，这种吃药看广告、吃药赶时髦、不遵医嘱服药的现象目前相当普遍。其实，药物的疗效取决于是否用药对症、合理，而不是药价。在临床治疗中，好医生用药不一定开大处方，往往是几味价格低廉的普通药就可以为患者治好病。

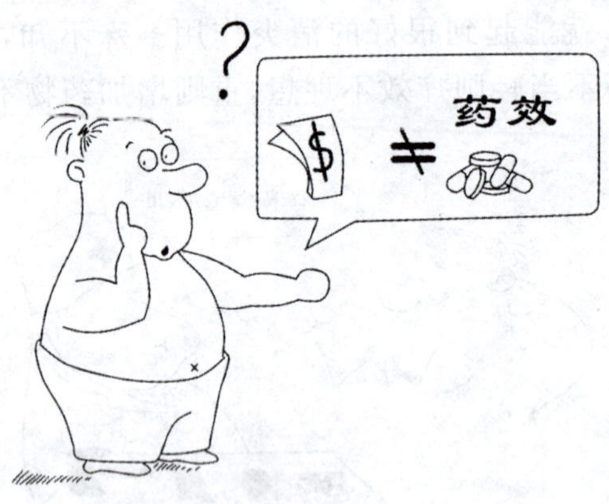

(十四)老年人输液注意事项

静脉输液是一项十分严格的专业化技术操作，需要具有专业知识和技能的护士来完成。输液速度要由医护人员根据患者的年龄、病情、药物的种类等多方面情况来确定。外行和对输液知识仅是一知半解的人都不能自行随意调节输液速度。如患有冠心病的患者，在输液的药物里会有硝酸甘油，这种药要以每分钟10滴的速度输液，如果自行调快滴速，患者就有可能出现血压骤降，进而产生虚脱症状。可见，输液速度是很重要的。

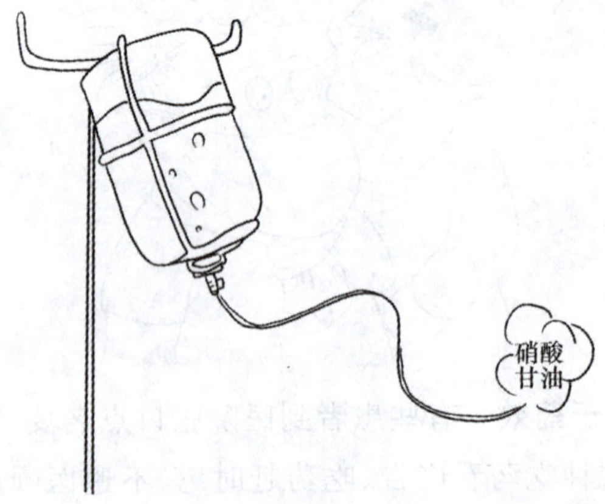

一般情况下，成年人的输液速度常在40～60滴/分钟，小儿、老年人速度宜慢。若患有心脏或肺部疾病，输液速度宜慢，一般为30～40滴/分

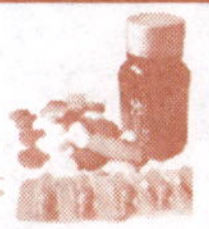

钟。滴速过快会加重心脏负荷，引起心力衰竭或肺水肿。患者脱水严重或失血过多引起休克，则需要快速补液，以补充血容量。

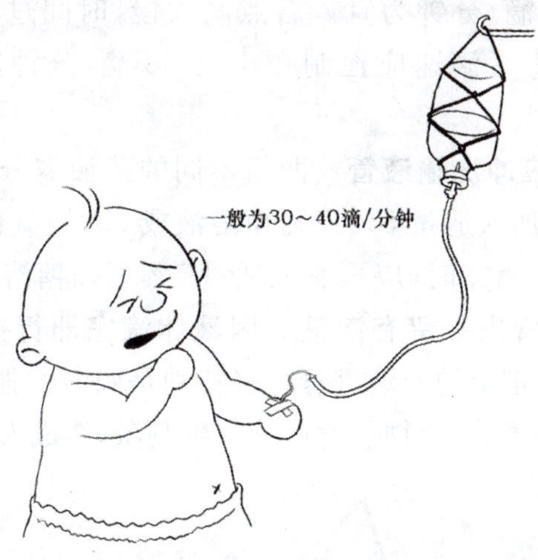

对于老年人在选择输液治疗方法时，应注意以下问题：

1. 老年人血管弹性差 表现为硬、脆、滑，这样就增加了静脉穿刺的难度。体质瘦弱的老年人皮肤松弛，针头不易固定；慢性病和体质差的老年人血管脆性通透性强，容易漏针，使药物渗入皮下组织。而老年人对疼痛、肿胀又不敏感，如发现不及时，严重者可导致局部皮肤、组织坏死。另外，年老体弱者，最好选择卧床输液，以减少因输液时间过长引起的体力消耗。

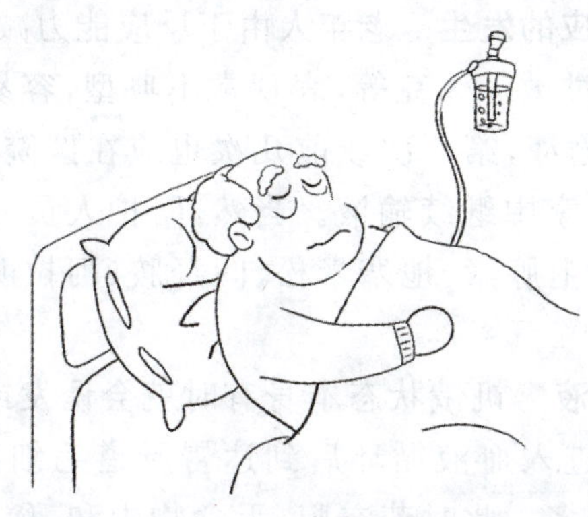

2. 输液速度宜慢不宜快 由于老年人心肌细胞萎缩，使心脏生理功能减退，如过量输液，会致心肌缺血，甚至引起心力衰竭。老年人输液时应以 20～40 滴/分钟为宜。若点滴太慢，时间过长，会影响药效的发挥。心力衰竭患者滴速应控制在 15～30 滴/分钟，以免增加心脏负担而出现意外。

3. 分组给药应冲洗输液管 两组不同的药液需分开滴入时，当滴完第一组药液后，应加入适量5%葡萄糖溶液或0.9%氯化钠注射液以冲洗输液管。在药液将滴完时，应再滴入适量5%葡萄糖溶液或0.9%氯化钠注射液，以保证血管内不留有溶液。因液体滴完即行拔针、加压，穿刺部位血管就会留有一定量的药液，该药液（特别是刺激性强的药物）由于加压而形成血液片刻不流动，药物会对血管产生刺激，造成人为的血管破坏。

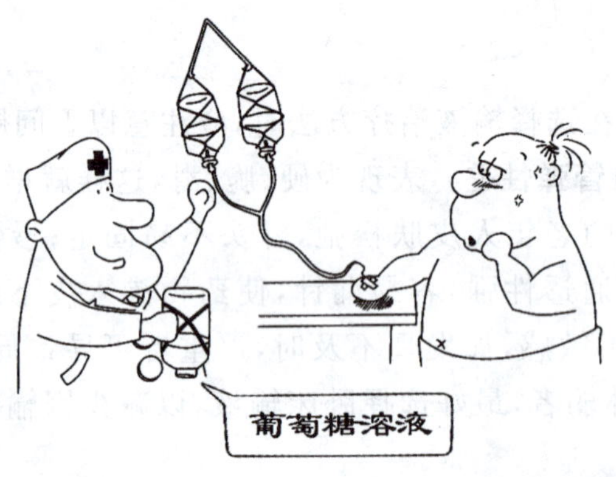

4. 防范过敏反应的发生 老年人由于反应能力减退，一旦出现输液过敏反应，如寒战、过敏性休克等，表现常不典型，容易错过早期抢救的时机。如果在家里输液，第一次或前几次也应在医院里输，待观察确无过敏反应后，才可在家中继续输液。当然，陪护人员一定要有较强的责任心，并时刻备好肾上腺素、地塞米松、间羟胺（阿拉明）等急救药品，以随时做抢救之用。

5. 不宜空腹输液 饥饿状态本身有时就会诱发或加重药物的不良反应。空腹时药物进入血液循环后到达胃肠道毛细血管，刺激胃肠黏膜，引起胃液分泌过多。此时若空腹，无食物中和、稀释胃液，就会引起反酸、恶心、呕吐等胃肠道反应。

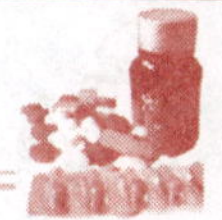

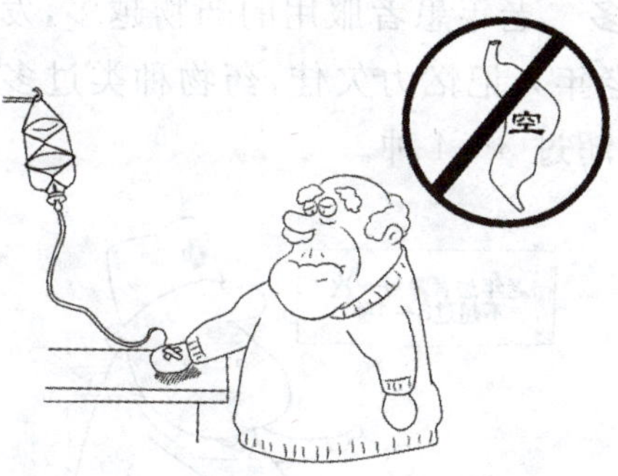

如病情确需输液，一定要在医生的指导下用，在正规医院的门诊和住院部接受输液治疗。

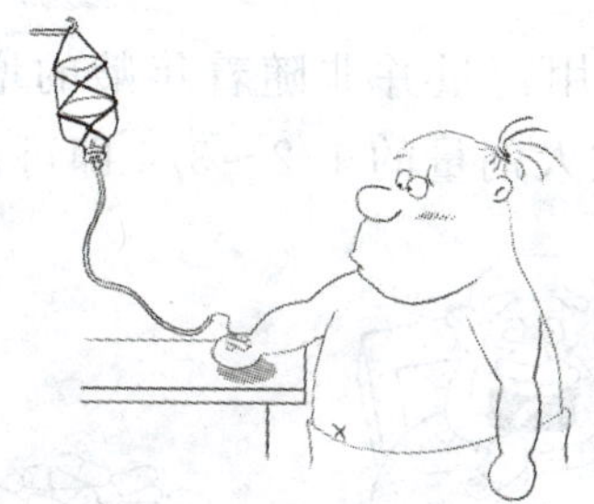

（十五）老年人用药注意事项

目前，我国已慢慢进入老龄社会。老年人的防病治病是生活中最普通、最重要的事，同时也是最容易被我们忽视的事。由于老年人体内各脏器生理储备能力减弱，对药物的应激反应也变得脆弱，加上老年人肝肾功能减退，排泄变慢，故容易发生中毒或不良反应。

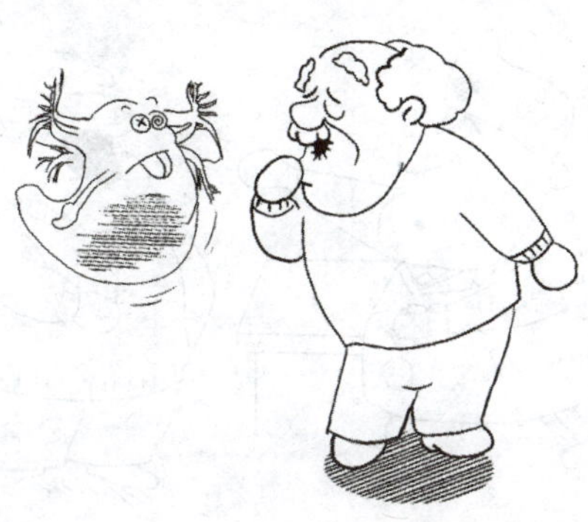

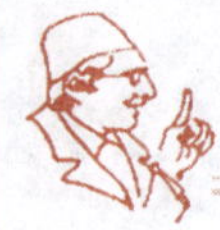

1. 防止种类过多　老年患者服用的药物越多，发生药物不良反应的机会也越多。由于老年人记忆力欠佳，药物种类过多，易造成多服、误服或忘服，最好一次不超过 3～4 种。

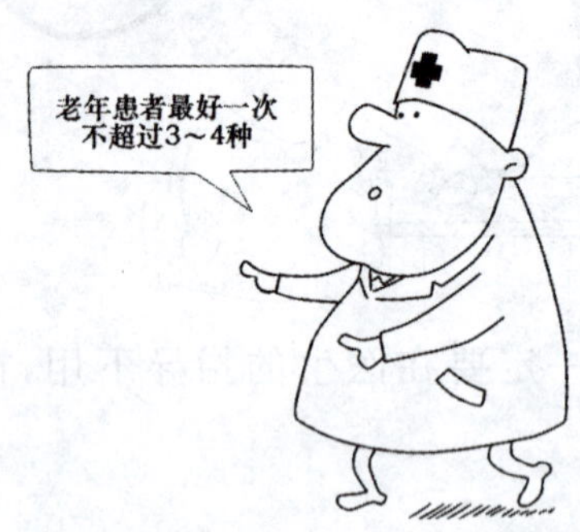

2. 防止用药过量　用药量并非随着年龄的增长而增加。老年人用药应相对减少，一般用成人剂量的 1/2～3/4 即可。

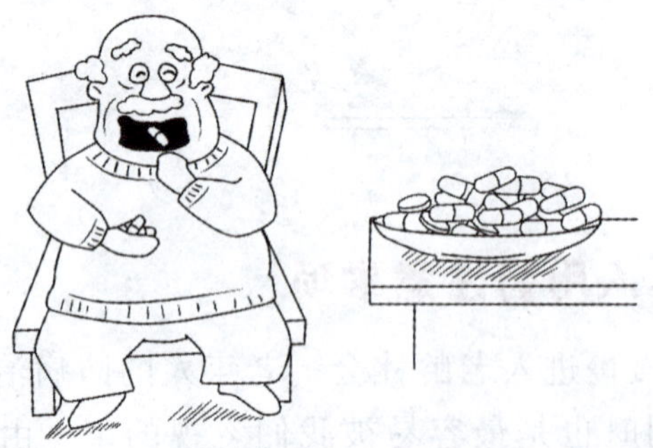

3. 防止滥用药物　患慢性病的老年人应尽量少用药，更不要没弄清病因就随意滥用药，以免发生不良反应或延误治疗。

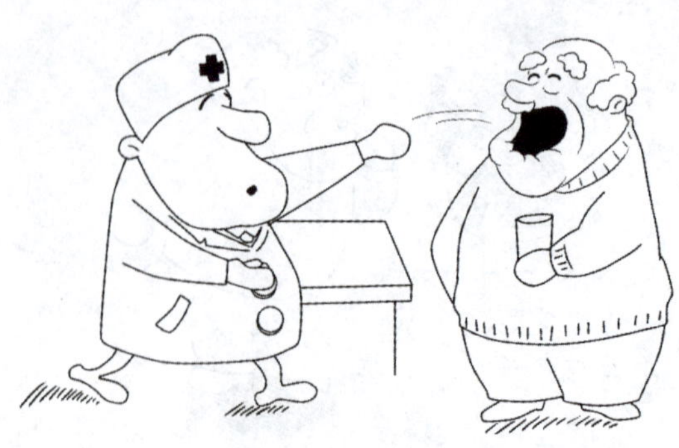

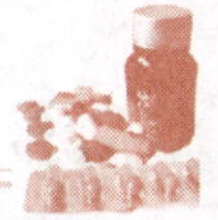

4. 防止长时间用药 老年人肾功能减退，对药物和代谢产物的滤过减少，如果用药时间过长，会产生不良反应。老年人用药时间应根据病情及医嘱及时减量或停药，对于毒性大的药物，一定要掌握好用药时间。

5. 防止长期用一种药 长期使用一种药物，不仅容易产生耐药性，使药效降低，而且会对药物产生依赖性甚至形成药瘾。

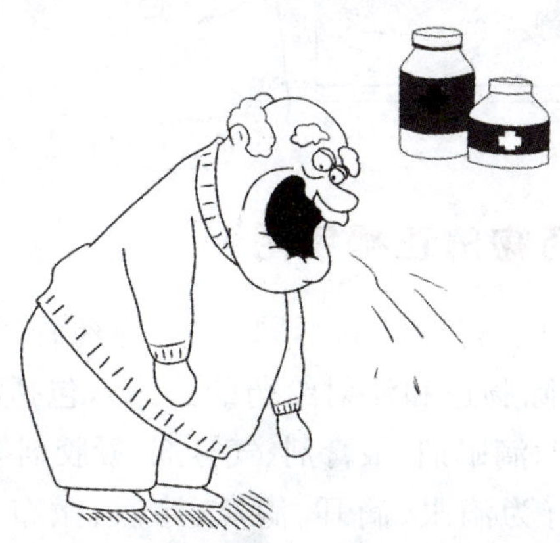

6. 防止滥用三大“素” 抗生素、激素、维生素是临床常用的有效药物，但不能将它们当成万能药、预防药滥用，否则会导致严重不良后果。

7. 防止依赖催眠药 老年人大多睡眠质量不好，但长期服用催眠药易发生头昏脑涨、步态不稳等，久用还可成瘾并损害肝肾功能。治疗失眠最好以非药物疗法为主，催眠药为辅。

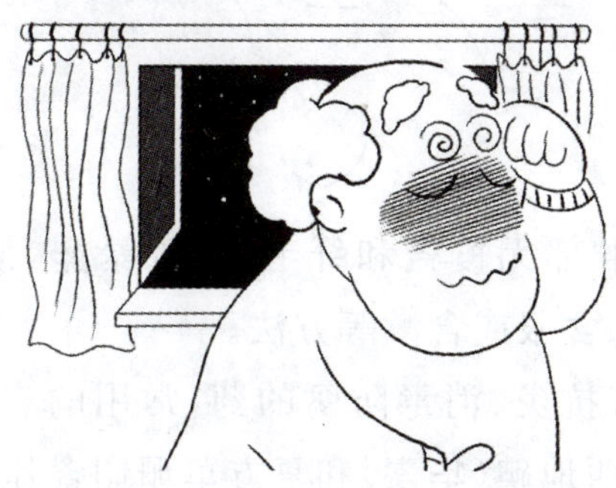

8. 防止滥用泻药 老年人易患便秘，为此常服泻药。老年人便秘最好用调节生活节奏和饮食习惯的方法来解决，养成每天定时排便的习惯，必要时可选用甘油栓或开塞露通便。

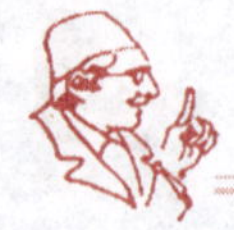

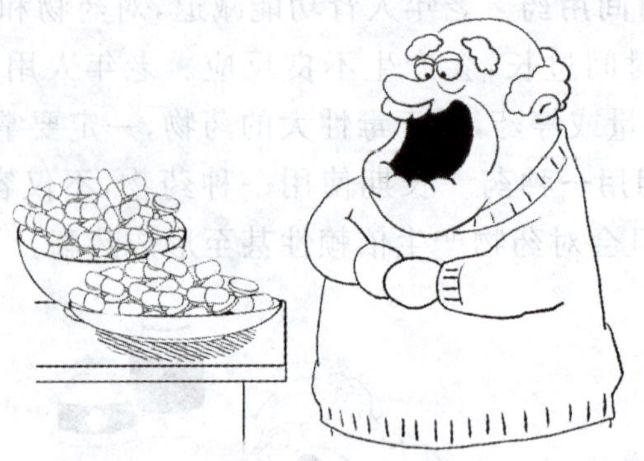

（十六）外用药物的正确使用

鉴于治疗目的和给药途径的不同，同一种药物可制成不同的剂型，仅限于外用给药（排除肠道和注射给药的药品），包括溶液剂、洗剂、酊剂、软膏剂、糊剂、硬膏剂、滴眼剂、眼膏剂、气雾剂、凝胶剂等均属于外用药。

给药方法主要有为滴眼、滴耳、滴鼻、涂敷、撒布、喷雾等，其作用直接，药效直观，应用方便。

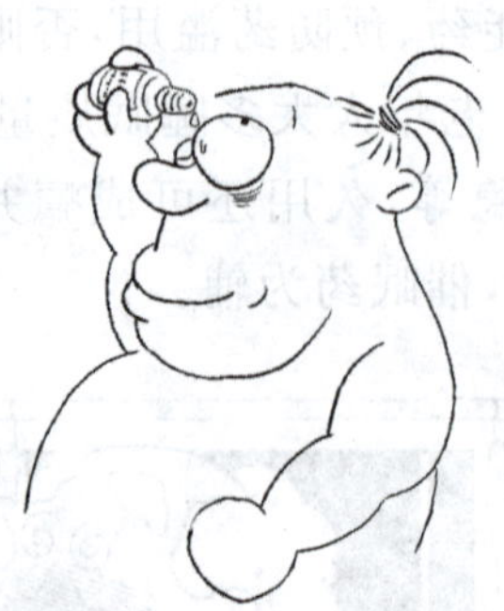

1. 口含片　咽喉部无覆盖和纤毛，易于暴露，便于在直视下用药。所以可用涂敷、喷雾、含服或含漱等方法。

口含片中多含有抗炎、消毒防腐的药，常用的有溶菌酶、度米芬、复方地喹氯铵（得益）、西地碘（华素）和复方草珊瑚含片。

使用口含片的注意事项：

(1)不要咀嚼或吞咽药物，保持宁静，不宜多说话。

(2)含后 30 分钟内不宜吃东西或饮水。

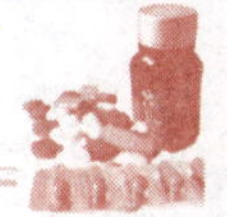

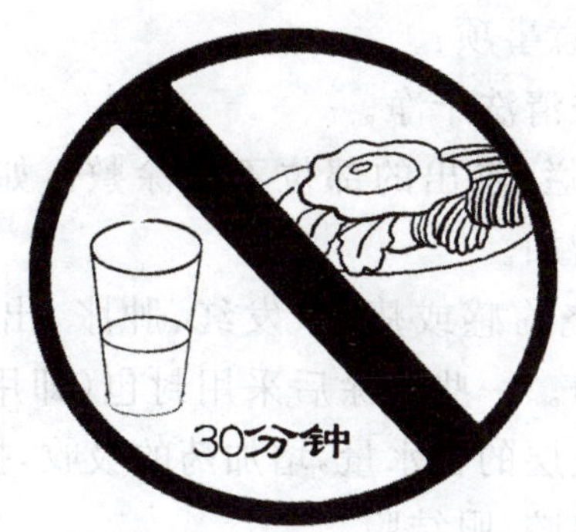

(3)含后偶见有过敏、皮疹、瘙痒等，一旦发现及时停药。

(4)西地碘片含后有轻度刺激感，有口干、头晕和耳鸣，其发生率为2%，曾对碘有过敏者禁止使用。

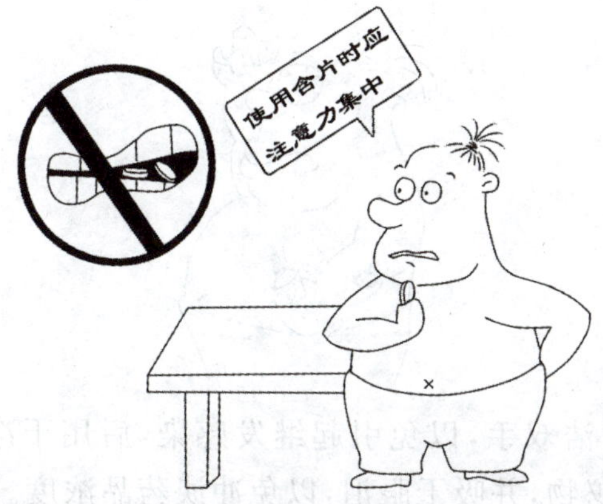

2. 软膏剂　软膏剂是药物(或中药材提取物)加适宜基质(凡士林、羊毛脂、半合成脂肪酸)制成的半固体制剂。多用于皮肤、黏膜或创面，对病变皮肤起到防腐、杀菌、消炎、收敛等作用，促进肉芽生长和伤口的愈合。

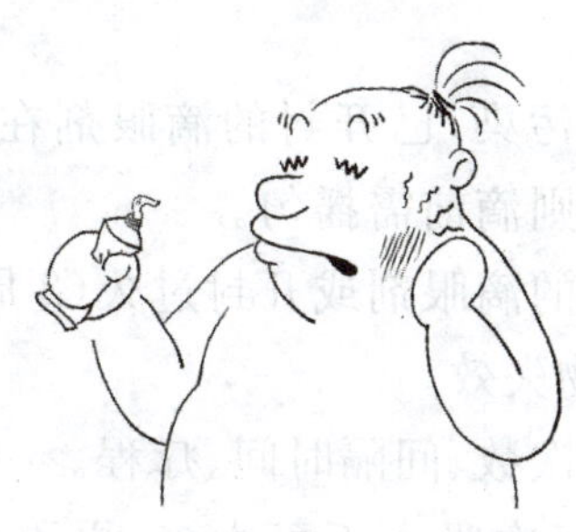

使用软膏剂的注意事项：

(1)涂敷前将皮肤清洗干净。

(2)对有破损、溃烂、渗出的部位不要涂敷。如急性湿疹，用软膏反而使炎症加剧，渗出增加。

(3)涂抹部位有烧灼感或瘙痒、发红、肿胀、出疹等反应，应立即停药，并将局部药物洗净。一些药涂后采用封包(即用塑料膜、胶布包裹皮肤)可显著地提高角质层的含水量，增加药的吸收，提高疗效。

(4)不宜涂敷于口腔、眼结膜。

(5)涂敷后轻轻按摩可提高疗效。

3. 滴眼剂　滴眼剂是药物(含中药提取物)制成供滴眼用的灭菌澄明溶液或混悬液。

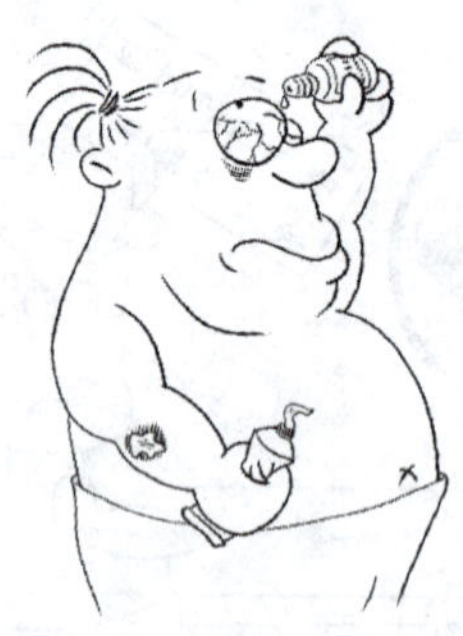

(1)用药前清洁双手，以免引起继发感染，后用干净纱布或棉签，轻轻拭去病眼的分泌物，并吸干眼泪，以免冲淡药品浓度。

(2)滴用前先核对药品名称、浓度；继而检查药液澄明度、色泽，如发现有异物或沉淀应予丢弃。

(3)未开封的塑料瓶装滴眼剂，瓶头要用经乙醇棉球擦过的剪刀开一小口，防止污染瓶口。

(4)为防止滴瓶口受污染，已开封的滴眼剂在滴药前应先挤出1～2滴。如滴眼液是混悬剂，则滴前需摇匀。

(5)不要应用使用过的滴眼剂或开封过久(2周以上)的残留滴眼剂，以免发生交叉感染及药物失效。

(6)了解每日的用药次数、间隔时间、疗程。

(7)若用滴管吸药，每次吸入不可太多，更不可倒置，滴药时不可距

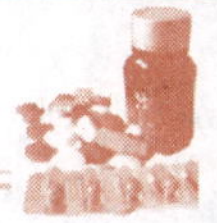

离眼睛太近,应距眼睑 2～3cm。使滴管口碰及眼睑或睫毛,以免污染。

(8)一般先滴右眼后左眼,以免用错药,如左眼病较轻,应先左后右,以免交叉感染。

(9)角膜有溃疡或眼部有外伤或眼球手术后,滴药后不可压迫眼球也不可拉高上眼睑。

(10)如数种药品同用,须稍有间歇,不可同时滴入,如滴眼与眼膏剂同用时,应先滴药水,后涂眼膏。

(11)洗眼剂使用前应适当加温,以减轻对眼的刺激。

(12)应妥善保管滴眼剂,切勿与滴鼻剂等混放,以免造成误用。

(13)夏季暂不使用的滴眼剂应置于冷藏室冷藏。如滴眼剂出现变色或异常浑浊则不可再用。

4. 滴耳剂 滴耳剂主要用于耳道感染或疾病。如果耳聋或耳部不通,不宜应用;耳膜穿孔者也不宜使用。

(1)使用前应将滴耳剂捂热以接近体温。

(2)使头部歪向一侧,患耳朝上,抓住耳垂轻轻拉向后上方使耳道变直,滴入 5～10 滴,1 日 2 次或参阅药品说明书的剂量。

(3)滴耳后用少许药棉塞住耳道。

(4)注意观察滴耳后是否有刺痛或烧灼感。

(5)连续用药 3 日患耳仍然疼痛,应停止用药,并向医生或药师咨询。

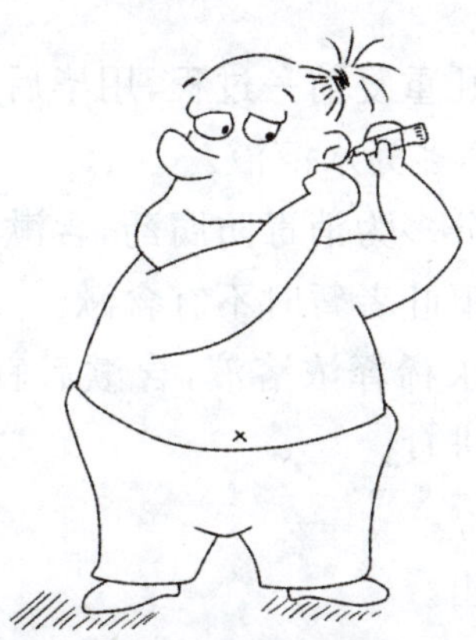

5. 滴鼻剂 鼻子除其外部为皮肤所覆盖外,鼻腔和鼻窦内部均为黏

膜被覆，鼻腔又深又窄，所以滴鼻时应头往后仰，适当吸气，使药液尽量达到较深部位。鼻黏膜比较娇嫩，滴鼻剂必须对黏膜没有或仅有较小的刺激。

(1)滴鼻前先呼气，头部向后仰倚靠椅背，或仰卧于床上，可在肩部放一枕头，使头部后仰。

(2)对准鼻孔，瓶壁不要接触到鼻黏膜，滴入1～2滴，1日3～4次或每次间隔4～6小时。

(3)滴后保持仰位1分钟，后坐直。

(4)如滴鼻液流入口腔，可将其吐出。

(5)过度频繁或延长使用时间可引起鼻塞症状的反复。

(6)连续用药3日以上，症状未好应向医生咨询。

6. 喷鼻剂 喷鼻剂是专供鼻腔使用的气雾剂，其包装带有阀门，使用时挤压阀门，药液以雾状喷射出来，供鼻腔外用。

(1)喷鼻前先呼气，头部稍向前倾斜，保持坐位。

(2)用力振摇气雾剂并将尖端塞入一个鼻孔，同时用手堵住另一个鼻孔，并闭上嘴。

(3)挤压气雾剂的阀门喷药，一次喷入1～2揿或参阅说明书的剂量，同时慢慢地用鼻吸气。

(4)喷药后将头尽力向前倾，10秒后坐直，使药液流入咽部，用嘴呼吸。

(5)更换另一个鼻孔重复前一过程，用毕后可用凉开水冲洗喷头。

7. 含漱剂 含漱剂多为水溶液。

(1)含漱剂中的成分多为消毒防腐药，含漱时不宜咽下或吞下。

(2)对幼儿、恶心、呕吐者暂时不宜含漱。

(3)按说明书的要求稀释浓溶液，含漱后宜保持口腔内药物浓度20分钟，不宜马上饮水和进食。

8. 气雾剂

(1)尽量将痰液咳出。

(2)使用前将气雾剂摇匀，将双唇紧贴近喷嘴，头稍微后倾，缓缓呼气尽量让肺部的气体排尽。

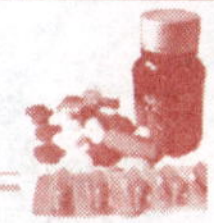

(3)于深呼吸的同时揿压气雾剂阀头，使舌头向下；准确掌握剂量，明确一次给药揿压几下。

(4)屏住呼吸10～15秒，后用鼻子呼气，用温水清洗口腔或用0.9%氯化钠溶液漱口，喷雾后及时擦洗喷嘴。

9. 碘酊 碘酊俗称“碘酒”，其中成分含有碘、碘化钾和乙醇，浓度以碘计有0.1%、2%、5%和10%4种。0.1%用于手术者的手部浸泡消毒；2%用于注射药物前的皮肤、皮肤咬伤、擦伤、挫伤、疖疮的消毒和消肿；5%用于手术区域皮肤消毒；10%用于指甲癣和甲沟炎。

碘可卤化细菌蛋白，杀灭细菌和防止腐烂，其杀菌和腐蚀力与浓度成正比。

(1)使用2%碘酊于注射的皮肤区域涂敷消毒后，可即以75%的乙醇(酒精)脱碘，以减少对皮肤的刺激。

(2)用于疖肿、水肿、脓疱和扁平疣时，以2%碘酊直接涂敷，不需脱碘。

(3)碘酊不宜与红汞溶液(红药水)同时应用，以免两者反应生成碘化汞钾，具有强烈的毒性而损伤皮肤，引起溃烂。

(4)对破损的皮肤、溃疡的黏膜、开放的创面不宜直接应用碘酊，以免导致强烈的刺激和疼痛。

(5)部分人群对碘过敏，严重者可休克或致死，此类人群应禁用。

(6)碘可以自行挥散，用后一定要拧紧瓶盖，放置时间不宜超过2年。

10. 创可贴 苯扎溴铵贴剂俗称“创可贴”，其中主要成分为苯扎溴铵，可乳化细菌壁的脂肪层，杀灭细菌。

用于体积小、较表浅、不需缝合的切割伤、擦伤、挫伤、划伤、扎伤的创面。

(1)在使用前应检查创面是否遗留有污物、玻璃屑、泥土等，如有污物，需以清水或0.9%氯化钠溶液(生理盐水)冲洗干净，再贴敷创可贴。

(2)每日更换1次，以防化脓，若发现创面有疼痛加重、跳痛、红肿、渗出等现象，应立即停用。

(3)贴后注意创面不要沾水，避免污染，不宜用手捏、挤撞，以防伤口裂开。

(4)对破损较深，有神经、肌腱损伤，有溃疡、化脓的创面不宜立即包裹创可贴，应到医院进行缝合或抗感染治疗。

(5)对动物咬伤、异物扎伤较深的创面，应立即注射破伤风抗毒素。

11. 开塞露 开塞露成分含有硫酸镁、山梨醇液或甘油。直肠给药后能刺激肠壁，引起便意，导致排便，并有润滑作用。

适用于治疗各种便秘，但对大便干燥结成块状者效果不佳；或用于手术前、肠道检查前的肠道清洁。

灌肠成人 1 次 20～110ml，儿童 1 次 5～30ml，1 日 1～3 次。

(1)开塞露插入肛门的深度宜适宜，距离肛门口，成人为 6～10 厘米，儿童 3～6 厘米。

(2)取下盖帽，使用时将容器顶端剪开成钝口，涂上少许油或挤出少许药液，以润滑管口，再徐徐插入肛门，将药液挤入。在冬季使用时可先将包装用热水预热。

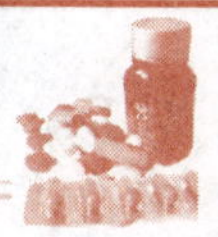

三、影响药效的因素

同样的药物、同样的给药途径，在不同的患者身上可能会出现完全不同的疗效，这是因为患者之间存在着个体差异。

(一)个体因素对药效的影响

1. 年龄因素 儿童以及老年人，由于年龄的关系，他们的解剖生理特点和生化功能与成年人存在着很大差别，药物在体内的分布、吸收、代谢、排泄也有不同的规律，所表现的疗效和不良反应也不同。儿童的肝肾功能尚未发育完全，药物的清除率较低，容易受到药物的影响；老年人的肝肾功能随着年龄的增长会自然衰退，药物清除率下降，各种药物的半衰期会有不同程度的延长，容易出现不良反应。

2. 性别因素 女性脂肪所占比例较男性要大，因此脂溶性药物的分布会有差异。同一种药物同等剂量，男女药效会有所不同。此外，泻药和其他对肠道有刺激性的药物，可能会引起女性骨盆充血并增强子宫收缩，导致月经过多，可能引发孕妇流产。女性的妊娠期、月经期和哺乳期都可能会影响药物的疗效。

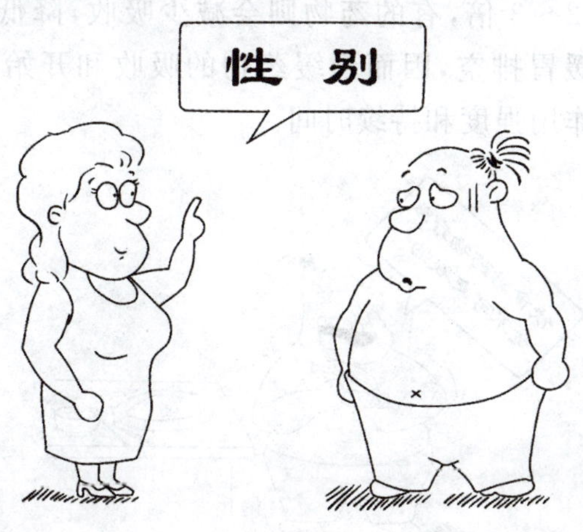

3. 遗传因素 一些先天性遗传异常会影响药物的疗效，主要表现在药物体内转化的异常，可分为快代谢型和慢代谢型。快代谢型会使药物的代谢加快，迅速灭活，血药浓度下降，药效降低；慢代谢型则使药物的代谢缓慢，半衰期延长，血药浓度升高，不良反应增加。

4. 种族因素 普萘洛尔、吗啡等药物的疗效和不良反应，在黄种人和白种人之间存在明显差异。

5. 心理因素 心理因素对某些药物的药效同样有很大影响。患者常认为同一种药物价格越贵，患者常常认为质量好、疗效好，用药后效果也就越好。

心理因素影响药物疗效

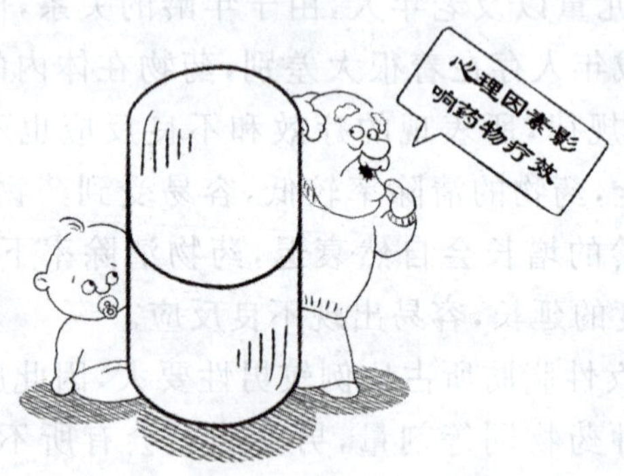

（二）饮食对药效的影响

饮食对于药效的影响是不可忽视的，有些药物可以因为食物的存在而使利用度增加 2～3 倍，有的药物则会减少吸收，降低利用度 50%以上。食物还能延缓胃排空，因而延缓药物的吸收和开始显效的时间，也能影响到药效的作用强度和持续时间。

饮食对药物疗效是不可忽视的

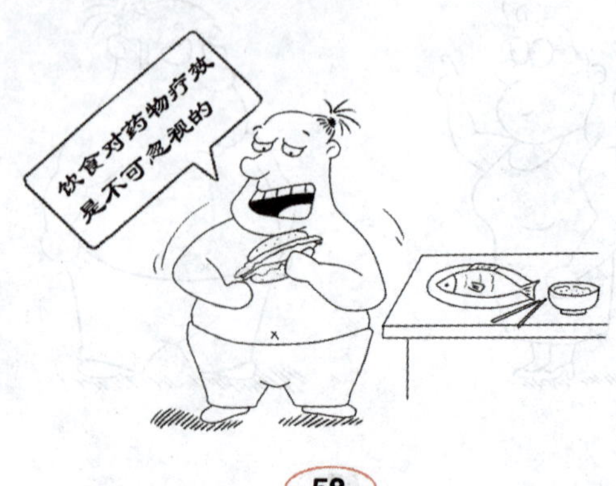

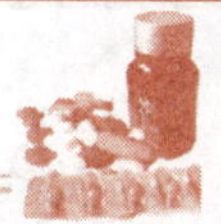

1. 饮食可促进吸收的药物 呋喃妥因、灰黄霉素、维生素 B_2、氢氯噻嗪（双氢克尿塞）、普萘洛尔（心得安）、甲氧乙心安、肼屈嗪、螺内酯（安体舒通）等。

2. 饮食可延缓吸收的药物 头孢立新、先锋霉素Ⅳ、磺胺嘧啶、阿司匹林、地高辛、呋塞米及钾盐等。

3. 饮食可减少吸收的药物 青霉素 G、钾盐、苯氧乙基青霉素钾、四环素、土霉素、阿司匹林、溴丙胺太林、左旋多巴、多西环素（强力霉素）、利福平、苯巴比妥等。

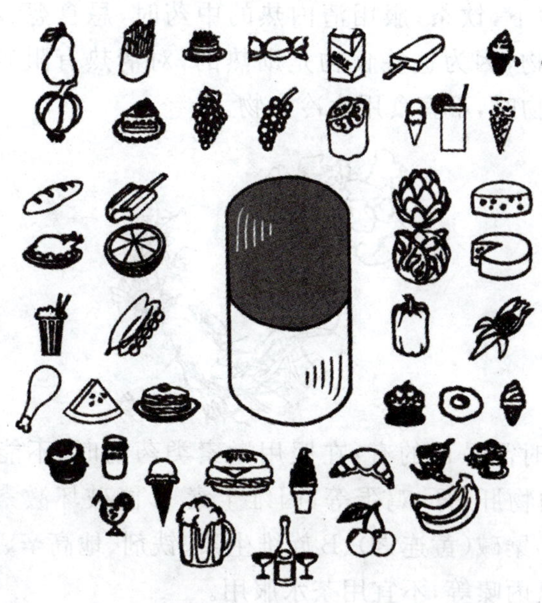

另外，在服药期间有很多时候是需要忌口的，不只是中药要忌口，有些西药亦是如此。忌口有两方面的原因，一是疾病方面的，二是药物方面的。

一些疾病，如高热，要忌食葱、姜、蒜、辣椒等辛辣食物，这类食物有助火上炎的作用，对疾病的痊愈有阻碍作用；肠炎、痢疾等胃肠道疾病，忌食荤腥、生冷、黏硬食物；水肿患者不能吃盐；糖尿病患者不能吃糖；气管炎、哮喘、肝炎、过敏性皮炎和痔疮等患者，在服药期间不能食用猪头肉、羊头肉、鸡头肉，应少吃鱼、虾、蟹、韭菜、大蒜等，这类食物中含有异体蛋白质，有些人会产生过敏反应。

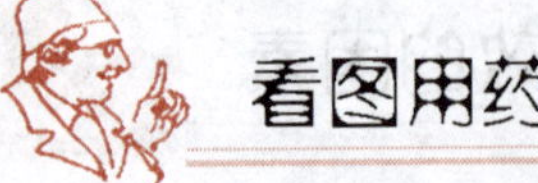

忌口

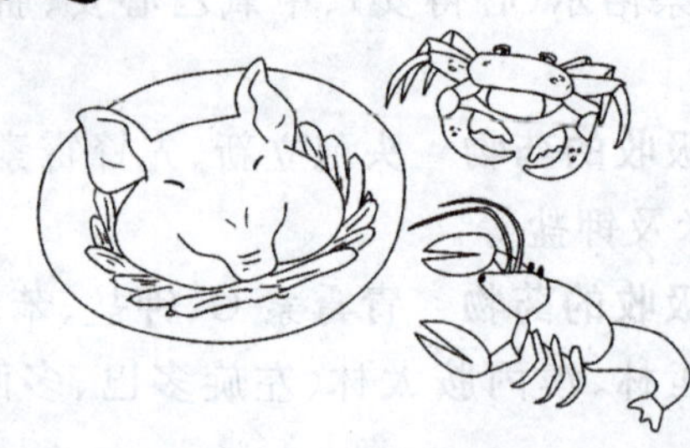

服用中药时需忌口的有：在服用人参、党参、何首乌、白术、山药等中药时，要忌食萝卜，饮茶；服用清内热的中药时，忌食葱、蒜、胡椒、狗肉、鹿肉等热性食物，因为这些食物是助热的，对清热有阻碍作用。在服用温中散寒的药物时，不宜食用生冷食物。

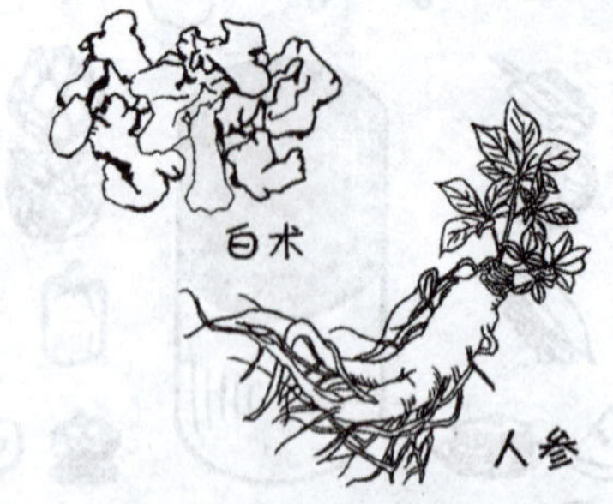

服用西药时需忌口的有：在服用激素类药物时，不能同时吃含维生素A较多的动物肝、肾、鸡蛋等，因维生素A能破坏激素，使药物失效。服用四环素、小檗碱（黄连素）、B族维生素、铁剂、地高辛、双嘧达莫（潘生丁）、利福平、氯丙嗪等，不宜用茶水服用。

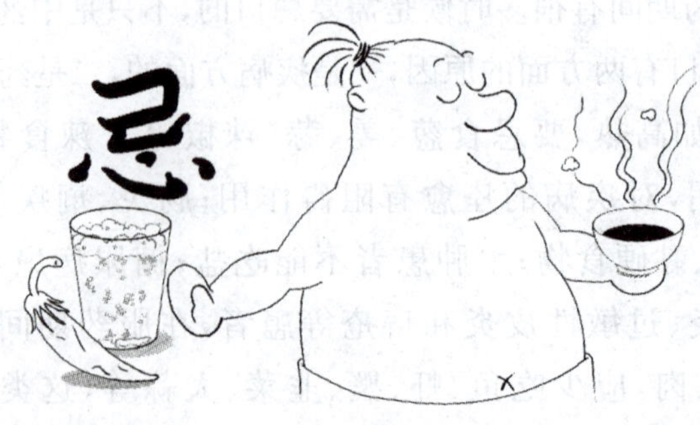

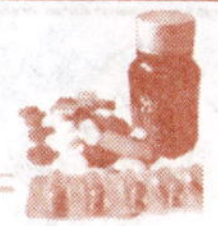

(三)生活必需品对药效的影响

在生活中,百姓离不开柴、米、油、盐、酱、醋、茶,而这些生活必需品对药效也有一定的影响。

1. 食用油 有些植物类食油,如橄榄油等,可增强降脂药物的效果;动物油,如猪油、羊油、鸡油等,可增强体内脂肪储存,而降低某些治疗药物及降脂药物的功效;食物中的油脂能降低某些抗生素的药效,如能使四环素、多西环素(强力霉素)降低药效分别为50%和20%。

2. 食盐 吃盐过多可导致高血压,因此食盐可降低降压药、利尿药、肾上腺皮质激素等药物的疗效。所以在服用降压药、利尿药、肾上腺皮质激素等药物时,病人应尽量少吃盐。

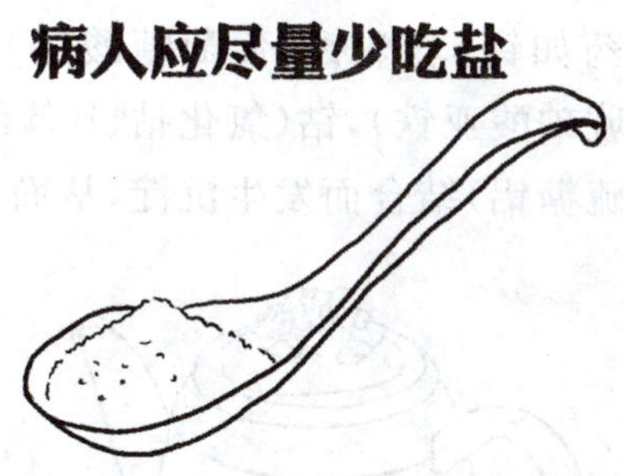

3. 酱油 酱油含有大量的钙、镁离子,若在服用四环素族抗生素药物时,大量食用酱油,酱油中的金属离子将与四环素族抗生素络合,形成的络合物不易被胃肠道吸收,会降低其抗菌效果。

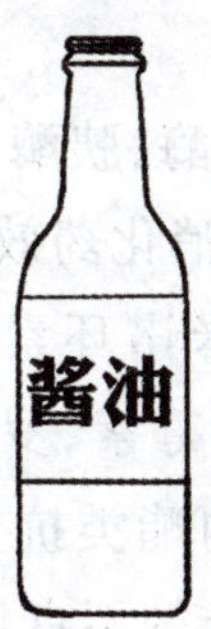

4. 食醋 醋的pH值在7.0以下,呈酸性,若与碳酸氢钠、氢氧化铝、胰酶素、复方氢氧化铝(胃舒平)等碱性药物同服,可因酸碱中和而降

低药效。此外，在服磺胺类药物时应忌食醋，因为磺胺类药物在酸性条件下溶解度降低，可在尿路中形成磺胺结晶，产生尿闭和血尿等损害。

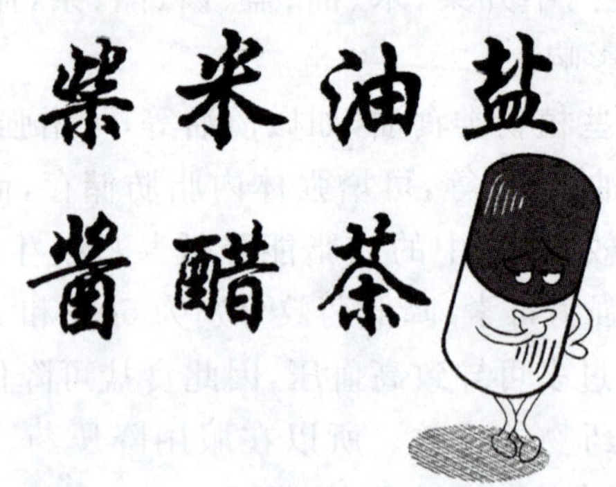

5. 饮茶 茶叶中含有大量的鞣酸、咖啡因、儿茶酚、茶碱，其中鞣酸能与多种含金属离子药如钙（乳酸钙、葡萄糖酸钙），铁（硫酸亚铁、乳酸亚铁、葡萄糖酸亚铁、琥珀酸亚铁），钴（氯化钴、B族维生素），铋（乐得胃、迪乐），铝（氢氧化铝、硫糖铝）结合而发生沉淀，从而影响药物的吸收。

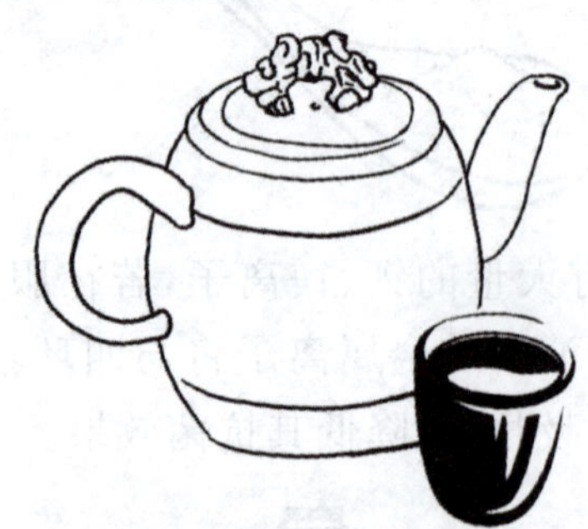

茶叶中的鞣酸，能与胃蛋白酶、胰酶、淀粉酶、乳酶生中的蛋白结合，使酶或益生菌失去活性，减弱助消化药效。

鞣酸与四环素、胍甲环素、米诺环素、多西环素，以及大环内酯类抗生素（螺旋霉素、麦迪霉素、交沙霉素、罗红霉素、阿奇霉素）相结合而影响抗菌活性；反之四环素、大环内酯类抗生素同时也可抑制茶碱的代谢，增加茶碱的毒性，常致恶心、呕吐等不良反应。

另外，鞣酸也可与生物碱（麻黄碱、硫酸阿托品、可待因、奎宁），苷类（洋地黄、地高辛、人参、黄芩）相互结合而形成沉淀。

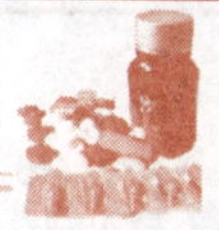

茶叶中的咖啡因与助眠药(苯巴比妥、司可巴比妥、佐匹克隆、地西泮、硝西泮、水合氯醛)的作用相拮抗。

服用抗结核药利福平时不可喝茶,以免妨碍其吸收。

茶叶中的茶碱可降低阿司匹林的镇痛作用。

浓茶中的咖啡因和茶碱能兴奋中枢神经,加快心率,不但加重心脏负担,而且易引起失眠,与抗心律失常药的作用相悖。

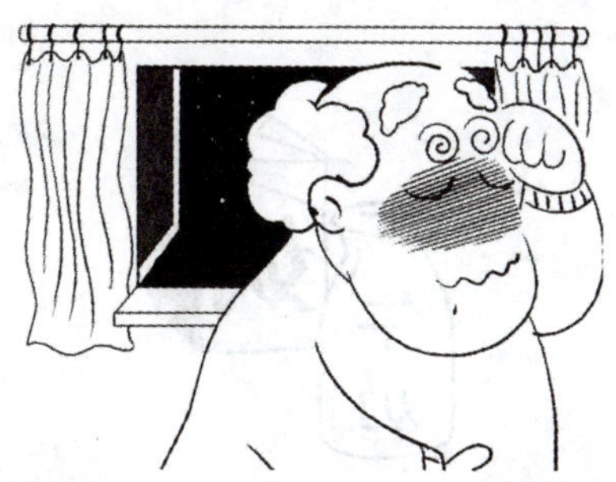

6. 咖啡 咖啡号称世界上三大饮品之一,但长期饮用咖啡也能干扰某些药物的疗效。

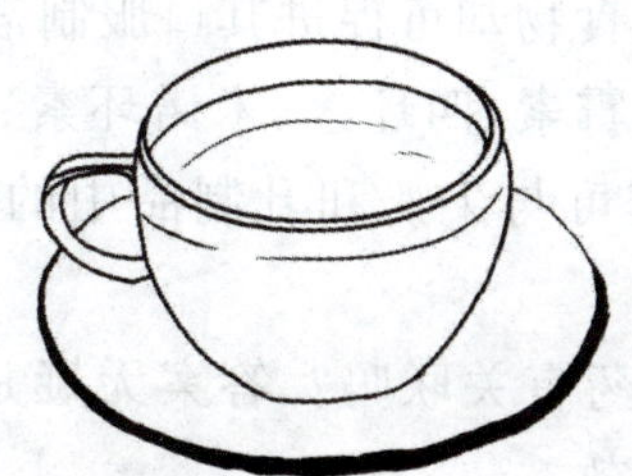

咖啡的主要成分是咖啡因,可提高人体的灵敏度,加速新陈代谢,改善精神状态,促进消化功能。但咖啡因易与人体内游离的钙结合,随后结合物由尿液中排出体外,因此长期饮用会致缺钙,诱发骨质疏松症。

过量饮用咖啡,可致人体过度兴奋,出现紧张、失眠、心悸、目眩、四肢颤抖等;长期饮用者一旦停饮,容易出现大脑高度抑制,表现为血压下降、头痛、狂躁、抑郁等。

咖啡因易与维生素 B_1 结合,引起维生素 B_1 缺乏症。

咖啡可刺激胃液和胃酸的分泌,所以有胃溃疡或胃酸过多的人不宜饮用。

咖啡可兴奋中枢神经，拮抗中枢镇静药、催眠药的作用，患有失眠、烦躁、高血压者不宜长期饮用。且过量饮用咖啡，也使抗感染药物的血浆浓度降低。

7. 牛奶 牛奶可影响一些药物的吸收和药效，如服用泻药比沙可啶，牛奶可使其肠溶衣过早溶解，导致胃十二指肠激惹现象，在服用前后2小时不宜饮用牛奶。服用非甾体抗炎药非诺洛芬，牛奶可延迟其吸收，使血浆药物浓度降低。

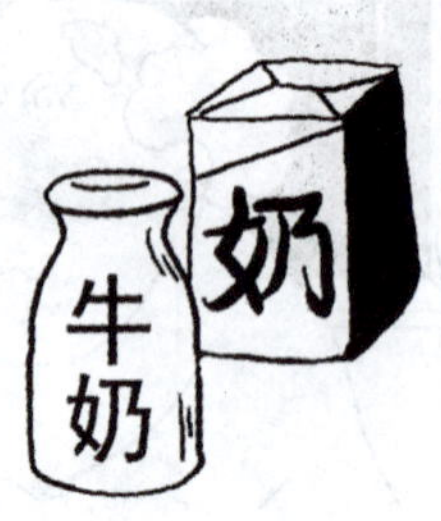

服用双膦酸盐阿仑膦酸钠、利塞膦酸钠时，牛奶及含钙较高食物可使它们的吸收率显著降低，在服药2小时内应避免饮用牛奶或奶制品。

但对头孢呋辛来说，食物却可促进其口服制剂的吸收。

四环素族抗生素（土霉素、四环素、米诺环素、多西环素等）绝对不宜与牛奶和乳制品同服，其可与牛奶和乳制品中的钙离子结合，而影响药物的吸收。

8. 吸烟 吸烟与吃药有关联吗？答案无疑是肯定的！吸烟确能影响药品的吸收、作用和药效。

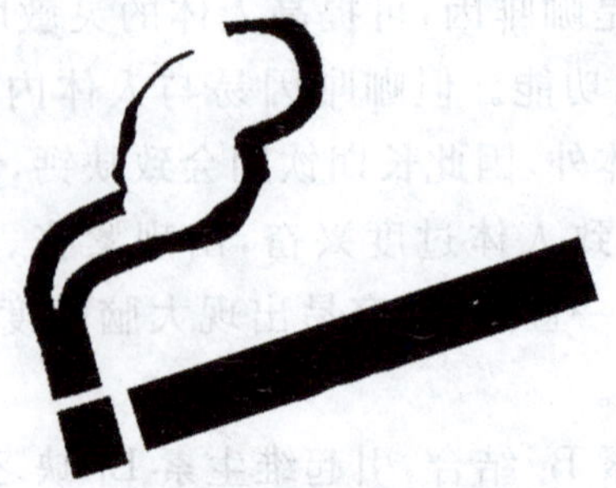

烟草中含有大量的多环芳香烃类化合物，可增加人体肝脏中药酶的活性，加快对药品的代谢速度。如吸烟者服用催眠药地西泮（安定）、氯

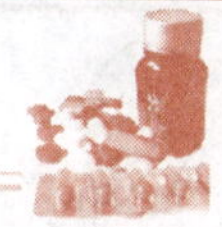

氮䓬(利眠宁)时,其血浆浓度和疗效均降低。另服用西咪替丁治疗胃溃疡的患者吸烟可延缓溃疡的愈合,加重出血。

烟草中的烟碱可降低呋塞米的利尿作用;并增加氨茶碱的排泄,使其平喘作用减退和维持的时间缩短。

吸烟可使人对麻醉药、镇痛药、安定药、镇静药和催眠药的敏感性降低,药效变差,需要加大剂量来维持;同时降低抗精神病药氯丙嗪(冬眠灵)的作用,使患者易出现头昏、困倦、疲乏等不良反应。

吸烟还可促使儿茶酚胺释放,减少皮肤对胰岛素的吸收,从而降低胰岛素的作用。

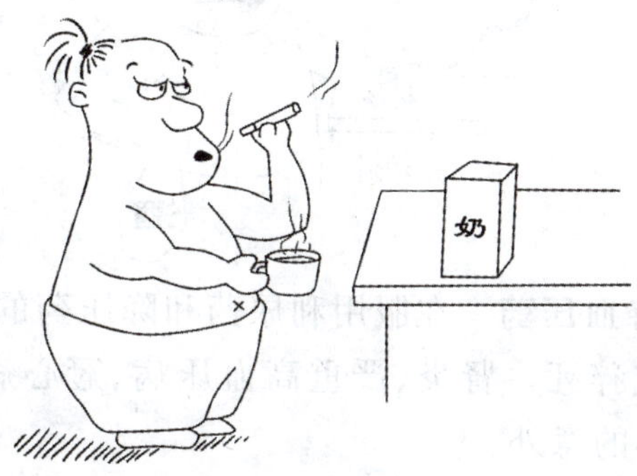

(四)酒精对药效的影响

严格上说,酒也属于一种药品,饮用后对人体先是出现欣快和兴奋作用,继而对中枢神经产生抑制作用,并扩张血管,刺激或抑制肝酶代谢系统。

总体上讲,药与酒的相互作用结果有二:一是降低药效;二是增加不良反应的发生率。酒精对一些常用药物的影响如下:

1. 水合氯醛合剂 严重失眠患者在服用治疗药物水合氯醛后,如果大量饮酒,两者间会产生强烈的神经抑制作用,因此患者很容易昏迷不醒或中毒死亡。

2. 氯丙嗪、奋乃静、氟奋乃静 服用氯丙嗪、奋乃静或氟奋乃静等药物而又同时喝酒,可急剧加重原有病情或产生脑部严重缺血,甚至死亡。

3. 阿司匹林、吲哚美辛 服用阿司匹林、吲哚美辛等此类解热镇痛同时喝酒的话，可产生胃肠道或其他组织器官大出血，如平时就有胃病和十二指肠溃疡的患者，以及凝血功能障碍的人，尤其容易发生严重并发症。

4. 胰岛素 糖尿病患者，在使用胰岛素时如同时喝酒，会产生严重低血糖或突然晕倒。

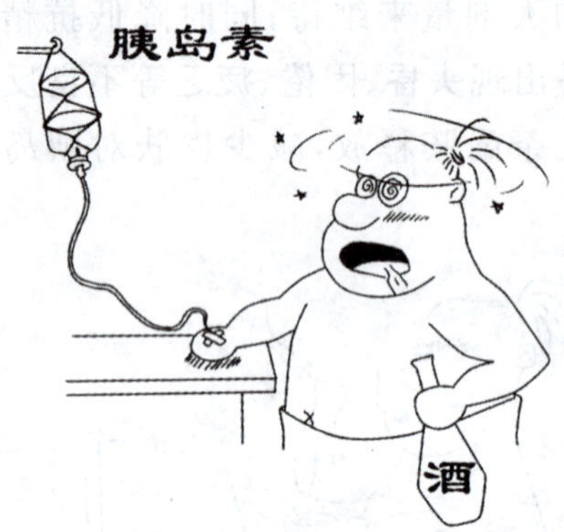

5. 利尿药和降血压药 在服用利尿药和降压药的同时如果喝酒，可产生严重低血压或猝死。肾炎、严重高血压病、冠心病或心肌梗死患者尤其容易产生这样的意外。

6. 苯妥英钠、三甲双酮 癫痫患者在服用苯妥英钠、三甲双酮和扑米酮等治疗药物，如同时喝酒，会使其抗癫痫功效骤减或完全失效。

7. 抗癌药物 服用抗癌药的癌症患者同时喝酒，或是少量喝酒，不仅可以完全抵消药物杀灭癌细胞的功效，而且还很容易促使癌细胞发生转移和扩散，最终将大大缩短癌症患者的寿命。

为避免出现上述不良反应，宜告诫患者在应用上述药品时禁止饮酒。同时，对含有乙醇的注射剂如氢化可的松、氯霉素等也应禁用。

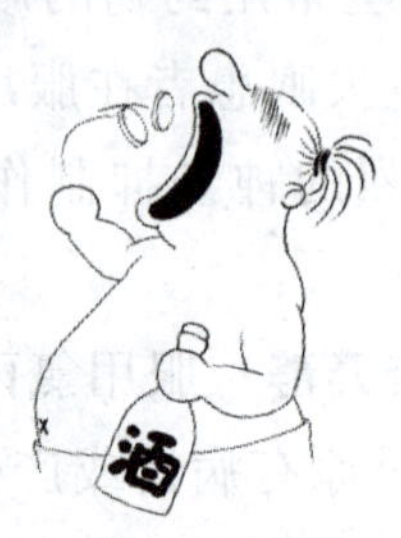

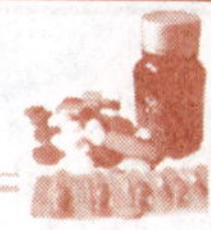

四、内科常见病用药

(一)感 冒

感冒,临床以发热、头痛、鼻塞、流涕、打喷嚏、畏寒为主要症状,通常因遭受风寒、风热所致,一般病程短。感冒分为普通感冒和流行性感冒两种。

1. 症状

(1)普通感冒:起病相对较缓,早期症状有咽部干痒或灼热感,打喷嚏、鼻塞、流涕,开始为清水样鼻涕,2～3 天后变稠,可伴有咽痛,一般无发热及全身症状,或仅有低热、头痛,大多数经5～7 天痊愈。上呼吸道症状如咳嗽、咽痛比较明显,而全身症状如头痛、全身酸痛、畏寒、发热等较轻,传播也慢。

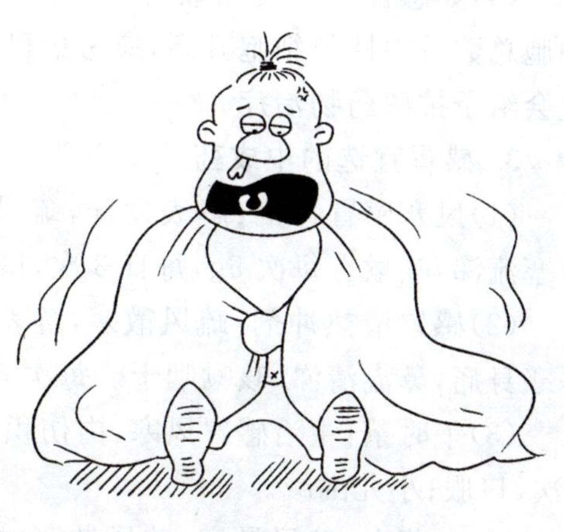

(2)流行性感冒:发病急骤,局部和全身症状表现较为严重。

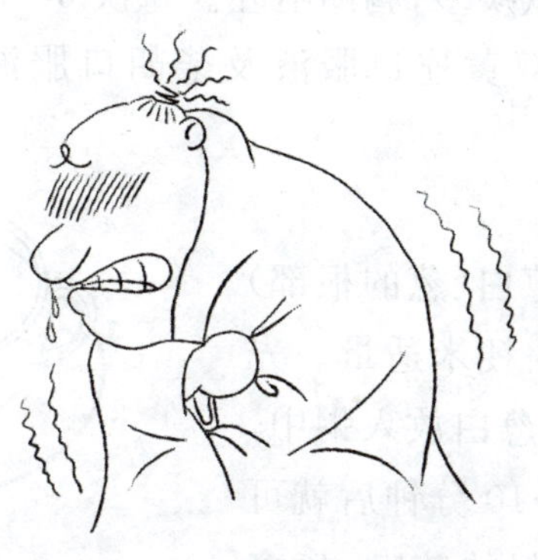

2. 依症用药

(1)发热、头痛、关节肌肉酸痛,可口服阿司匹林、索米痛片(去痛片)、布洛芬等,也可肌内注射柴胡针剂等。

(2)鼻塞、流涕较重者,可用1%麻黄碱溶液,也可口服氯苯那敏(扑尔敏)、异丙嗪(非那根)等。

(3)咽喉疼痛可选用1种喉片含化,也可服用复方制剂,如速效感冒胶囊、感冒清、新康泰克等,兼有退热、镇痛及抗过敏等作用。

(4)为对抗病毒,抑制病毒合成核酸和蛋白质,并抑制病毒从细胞中释放。可选服含有抗病毒药金刚烷胺、金刚乙胺的制剂,如复方酚咖伪麻(力克舒)胶囊、复方氨烷胺胶囊。

(5)如感冒后频繁咳嗽,伴有黄稠黏痰、发热、咽红、喉痛,血检验白细胞总数及中性粒细胞升高,应考虑已继发细菌感染,此时应到医院,医生会给予抗菌药物治疗。

3. 感冒宜选的中成药

(1)风寒感冒冲剂:解表发汗,疏风散寒,主治感冒身热,头痛身痛,鼻塞流涕,咳嗽。每次5g,每日3次,口服。

(2)感冒清热冲剂:疏风散寒,解表清热。主治风寒感冒,头痛发热,恶寒身痛,鼻流清涕,咳嗽咽干。每次6g,每日2次,口服。

(3)午时茶:主治感冒风寒,内伤积食,寒热吐泻。每次10g,每日1~2次,口服;小儿酌减。

(4)参苏丸:疏风散寒,疏风散寒,祛痰止咳。主治体弱感冒风寒,恶寒发热,头痛鼻塞,咳嗽痰多,胸闷呕吐。每次6~9g每日2~3次,口服。

(5)板蓝根冲剂,双黄连口服液及柴胡口服液等,可按病情轻重不同,灵活选用。

4. 药膳与食疗

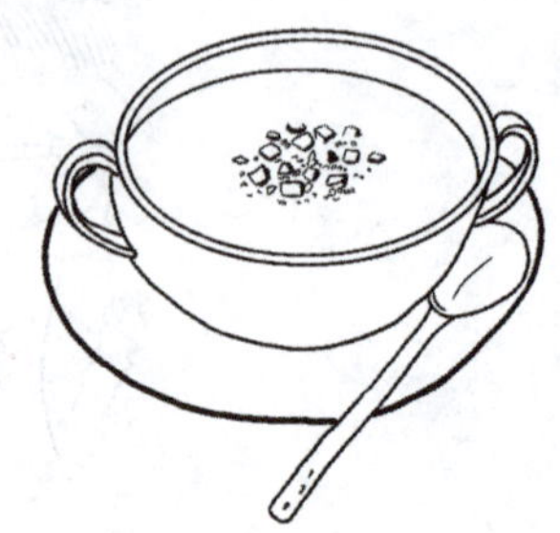

(1)葱白粳米粥:葱白(葱的根部)5~6段,生姜6~7片、粳米适量。先将粳米煮成粥,同时将葱白放入粥中,快好时放入生姜煮5~10分钟后就可熄火。对感冒初期引起的咳嗽、痰多

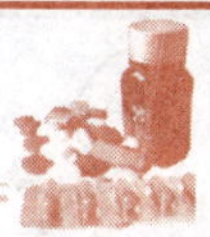

且稀、鼻涕清稀、舌苔白、大便干、尿多等症状有很好的疗效。

(2)山药猪肉粥：山药(或生山药切片)，猪肉末和大米各适量。先将大米煮成粥，将山药、猪肉末一起煮至熟为止。对因气虚引起的感冒有很好的疗效。

(3)百合枸杞猪肉粥：百合20～30g，枸杞子10g，猪肉碎丁和米适量。先将米煮成粥，然后放入百合、枸杞子、猪肉碎丁，一起煮至熟为止。对睡觉多汗、容易心烦、易口渴、舌红、舌苔少等症状颇有疗效。

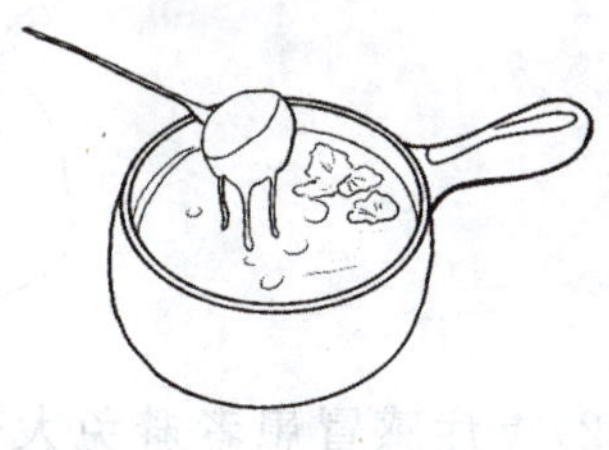

(4)萝卜姜枣汤：白萝卜1个，姜1块，大枣3枚，蜂蜜30g。将白萝卜、姜分别洗净，晾干，切成薄片待用。取白萝卜5片，姜3片，大枣3枚，置锅内，加水1碗，煮沸20分钟，去渣留汤，加入蜂蜜，再煮1沸即可趁热代茶频饮。具有辛温解表，止咳化痰的功效。适用于小儿风寒感冒、咳嗽、鼻流清涕等症。

(5)流感茶：贯众、板蓝根各30g，甘草15g。以上3味药用开水冲泡后代茶，不拘时频饮，每日1剂。具有祛风，清热，利咽等功效。适用于流行性感冒。

(6)热汤和热粥：几百年来都流传着鸡汤治感冒的说法，因为鸡汤中的某些成分可以减少咳嗽，而且热汤和热粥的蒸气也有助于缓解鼻塞。

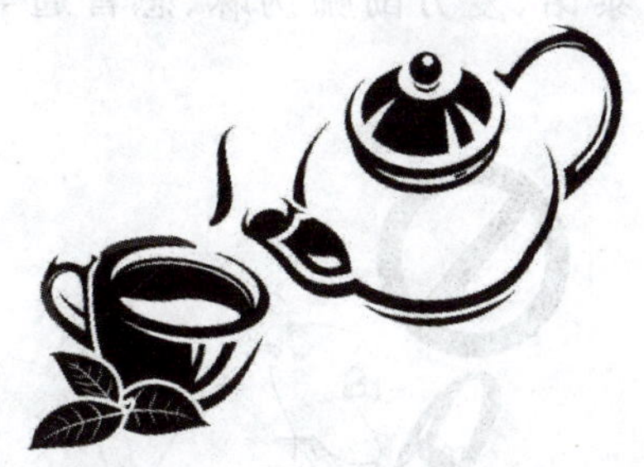

(7)补充水分：保证每天喝2 000ml水，其中有一部分最好是电解质饮料。

5. 注意事项

(1)卧床休息,多饮水,饮食清淡,保持室内空气新鲜,温度适宜,进食水分多的水果,如西瓜、葡萄、梨等。

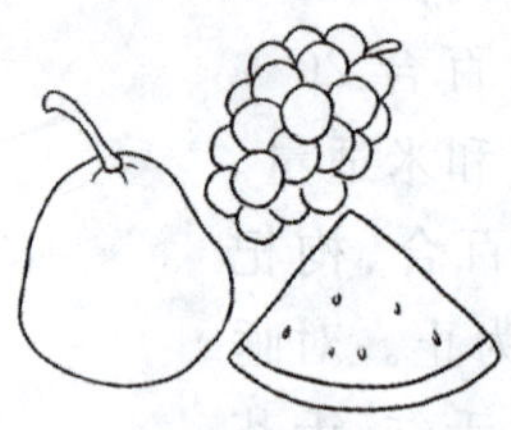

(2)重症感冒患者避免大剂量服用一种或多种感冒药。

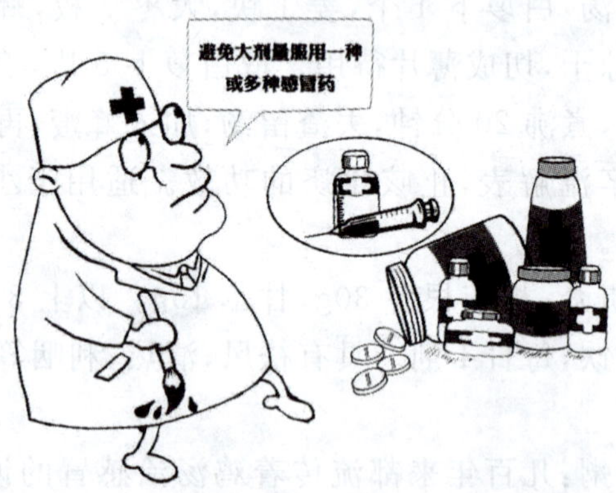

(3)从事驾驶、高空作业和精细操作的人员禁用含有氯苯那敏(扑尔敏)、苯海拉明成分的泰诺、复方酚咖伪麻、感冒通等,以免引起嗜睡、乏力、头晕而酿成事故。

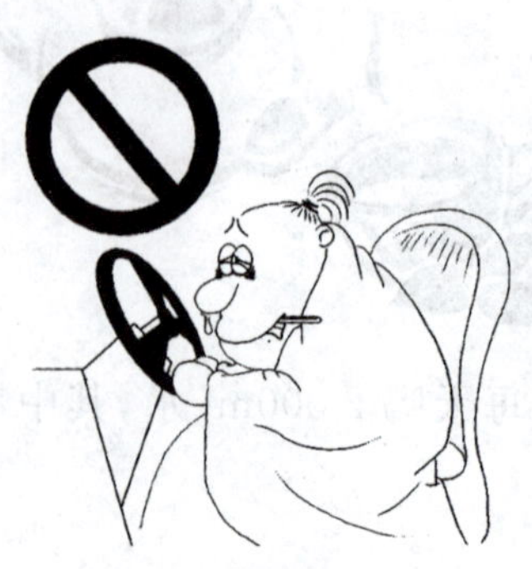

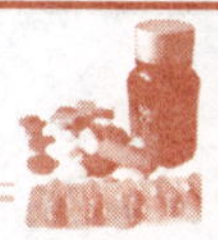

(4)哺乳期妇女应慎用速效伤风胶囊,以免引起闭乳。孕期头3个月禁用抗感冒药,怀孕全程避免使用速效伤风胶囊。

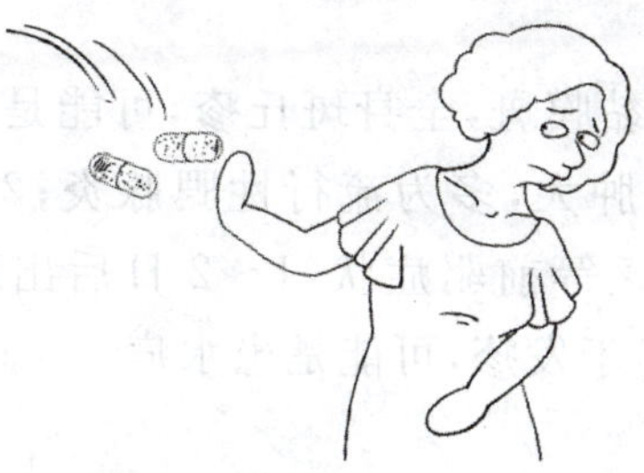

(5)如果感冒症状一直持续或急剧恶化,最好去医院请医生诊断。

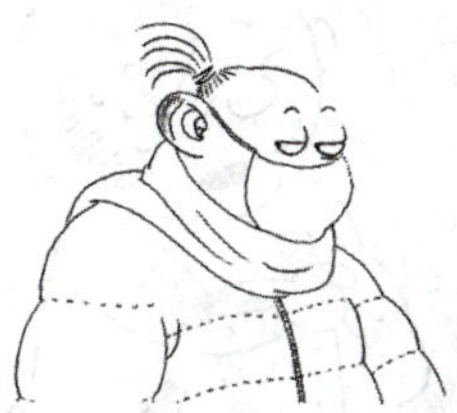

(二)发　热

正常人的体温为摄氏37℃(华氏98.6℉)左右,但各个部位的温度不尽相同,其中内脏的温度最高,头部次之,而皮肤和四肢温度最低。

1. 病因　其原因是感染(细菌、结核分枝杆菌、病毒和寄生虫感染;或感冒、肺炎、伤寒、麻疹、蜂窝织炎等传染性疾病)所伴发症状,也可以是非感染(组织损伤、过敏、血液病、结缔组织病、肿瘤、移植排斥反应、恶性病或其他疾病)的继发后果。有时女性在经期或排卵期也会发热。另外,服药也可能引起发热,一般称为"药物热"。

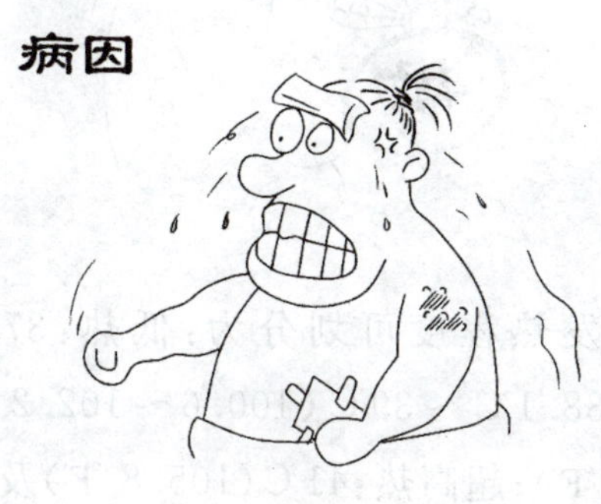

2. 症状 头痛、咽喉痛、畏寒、乏力、鼻塞或咳嗽，可能伴有感冒。

白细胞计数高可能有细菌感染；白细胞计数正常或低于正常值，可能有病毒感染。

儿童皮肤有麻疹黏膜斑，全身斑丘疹，可能是麻疹；儿童或青少年伴有耳垂为中心的腮腺肿大，多为流行性腮腺炎；2～10 岁儿童有轻度发热、全身不适、食欲缺乏等前驱症状，1～2 日后出现皮疹，发热与发疹可同时发生，或发热略早于发疹，可能是患水痘。

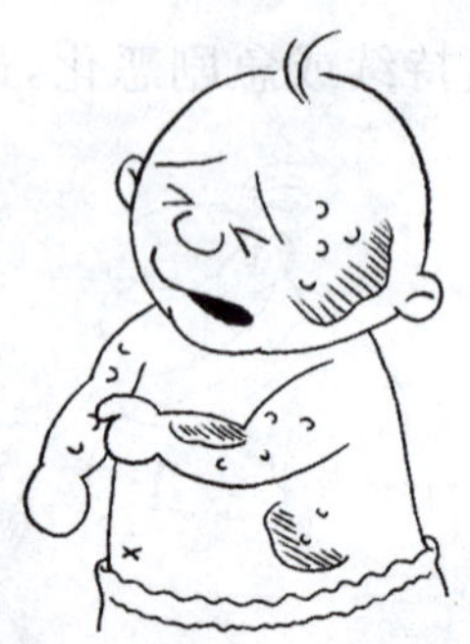

表现有间歇发作的寒战—高热—继之大汗，可能是化脓性感染或疟疾。如 24 小时内体温波动持续在 39℃～40℃，且居高不下，伴随寒战、胸痛、咳嗽、吐铁锈色痰，可能伴有肺炎。

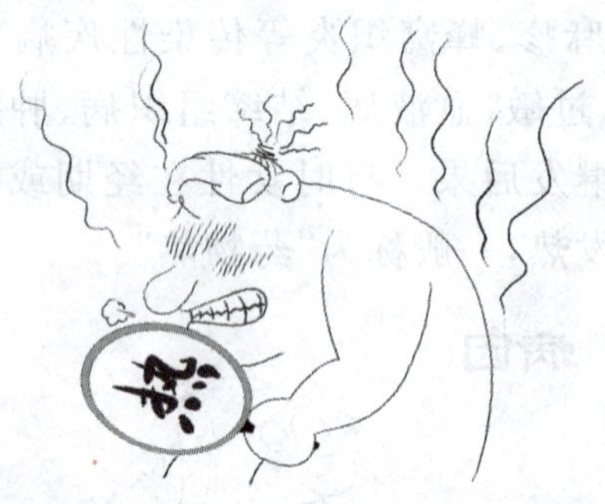

3. 发热标准

(1) 口腔温度：发热程度可划分为：低热：37.3℃～38℃(99.1～100.4 ℉)；中等热：38.1℃～39℃(100.6～102.2 ℉)；高热：39.1℃～41℃(102.4～105.8 ℉)；超高热：41℃(105.8 ℉)及以上。

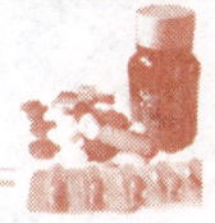

(2)腋窝温度：分为低热型(37.5℃～38℃)、中热型(38.1℃～39℃)、高热型(39.1℃～40℃)、超高热型(>41℃)。

人体最高的耐受温度为40.6℃～41.4℃(100.4～102.0℉)，直肠温度持续升高超过41℃，可引起永久性的脑损伤；高热持续在42℃以上2～4小时常导致休克及严重并发症；体温高达43℃则很少存活。

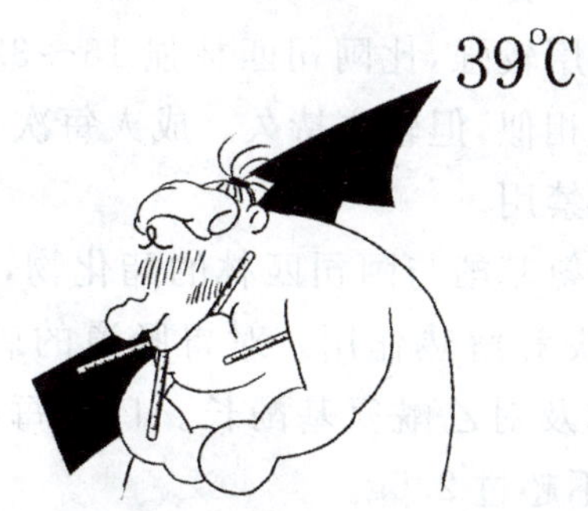

4. 依症用药 发热基本上需对症治疗，服药可将体温降至正常并缓解疼痛。常用的解热镇痛药有对乙酰氨基酚、布洛芬、阿司匹林、贝诺酯、双氯芬酸、安乃近等。

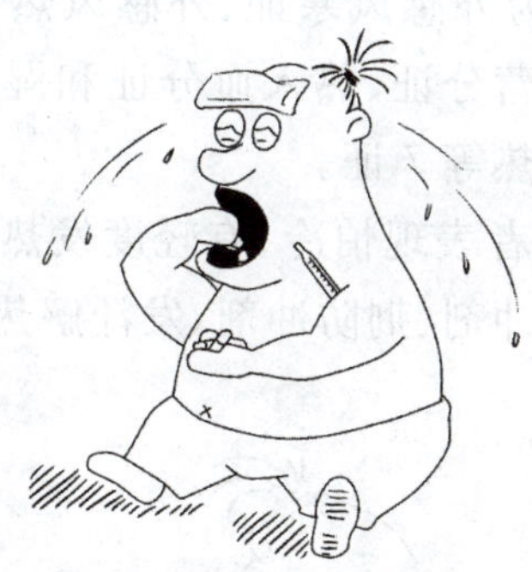

对乙酰氨基酚(扑热息痛、泰诺、必理通、百服宁)解热作用强，镇痛作用较弱，但作用缓和而持久，对胃肠道刺激小，正常剂量下对肝脏无损害，可作为退热药的首选，尤其适宜老年人和儿童服用。成人每次0.3～0.6g，每隔4小时1次，或每日4次，每日量不宜超过2g；儿童每次10～15mg/kg或按体表面积每日1.5g/m^2，分4～6次服用。

阿司匹林口服后吸收迅速而完全，解热镇痛作用较强，作用于下丘脑体温中枢引起外周血管扩张、皮肤血流增加、出汗，使散热增强而起到解热作用。能降低发热者的体温，对正常体温几乎无影响。成人每次0.3～0.6g，每日3次；儿童每日30～60mg/kg，分4～6次服用或每次5～10mg/kg。婴幼儿发热可选用阿苯片（每片含阿司匹林100mg、苯巴比妥10mg），3岁以下儿童每次1～2片，3岁以上儿童酌增剂量。

布洛芬的镇痛作用较强，比阿司匹林强16～32倍。抗炎作用较弱，退热作用与阿司匹林相似，但较之持久。成人每次0.2～0.4g，每日3～4次，但14岁以下儿童禁用。

贝诺酯为对乙酰氨基酚与阿司匹林的酯化物，通过抑制前列腺素的合成而产生镇痛、抗炎和解热作用。对胃肠道的刺激性小于阿司匹林，作用时间较阿司匹林及对乙酰氨基酚长。口服每次0.5～1.0g，每日3次，老年人用药一日不超过2.5g。

对5岁以下儿童高热时紧急退热，可应用20%安乃近溶液滴鼻，婴儿每侧鼻孔1～2滴，2岁以上儿童每侧鼻孔2～3滴。

5. 发热宜选的中成药 传统医学对发热的辨证治疗具有丰富的经验，如对外感发热可分为外感风寒证、外感风热证、外感暑湿证、半表半里证、热在气分证、热入营分证、热入血分证和湿热蕴结证8种类型。内伤发热也可分为肝郁发热等7证。

(1)外感风寒证：患者表现怕冷、有轻度发热、头痛、流清鼻涕、咽痒、口不渴。可选风寒感冒冲剂、荆防冲剂、发汗解热丸、感冒软胶囊。

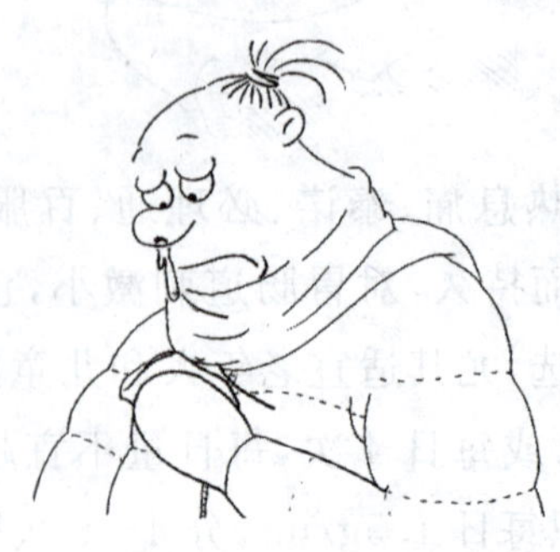

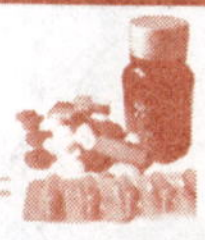

(2)外感风热证：发热明显、轻微怕风、汗出不畅、头痛、咽喉红肿疼痛、痰黏、口渴。可选风热感冒片、桑菊感冒片、银翘解毒片、羚翘解毒丸。

(3)外感暑湿证：发热、微弱怕风、流浊鼻涕、头晕、恶心、小便少、有中暑症状，可服用藿香正气软胶囊、广东凉茶、玉叶解毒颗粒、甘和茶。

(4)半表半里证：病邪在表里之间，出现寒热往来或既有表证，又有里热，恶寒发热，口苦咽干，脉弦。可服用防风通圣丸、银柴颗粒、柴胡口服液。

6. 药膳与食疗

(1)蒜头精胶囊：大蒜是一种天然的抗生素及有效的免疫促进剂。每天 3 次，每次 2 粒。如果没有此种胶囊，可用新鲜蒜头代替。

(2)蜂王浆：有抗真菌作用及改善肾上腺功能。每天 3 次。

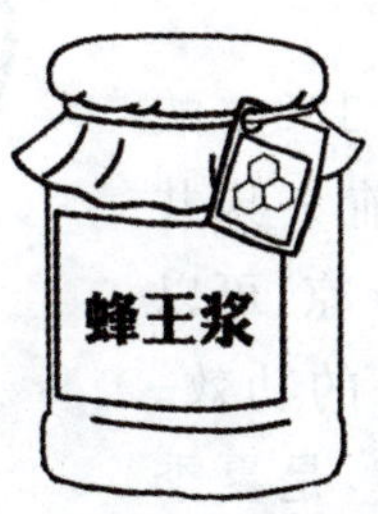

(3)三叶青蒿茶叶：青竹叶一把，鲜藿香叶 30g，茶叶 10g，青蒿 15g。先将青竹叶、藿香、青蒿加水煎汤，再将汤汁冲泡茶叶即成，每天喝 1 杯，可以清热解暑。对夏季中暑、高热口渴、烦闷恶心、呕吐等都颇有疗效。

(4)豆子汤：绿豆、赤豆、黑豆各 30g。用水煮汤，煮到豆子不脱皮为度，每日 2 次，趁热饮用。此汤清热利湿、解表，对治疗发热感冒有效，还能预防便秘。

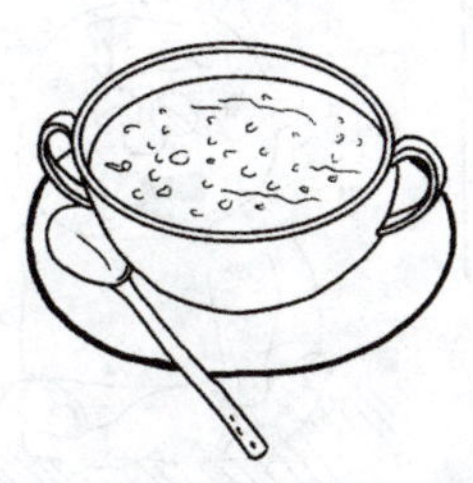

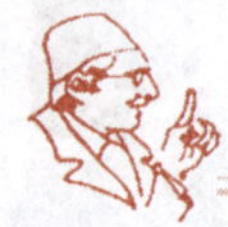

(5)肉丝苦瓜汤:用鲜苦瓜、猪瘦肉各200克,料酒15毫升,食盐4克,葱末10克,油50克,肉清汤750毫升。先将苦瓜剖开,去瓤,用食盐稍腌,放沸水锅中焯一下,捞起沥尽苦水,洗净,切条待用;猪肉洗净,下沸水锅烫一下,捞出沥尽水,切丝。锅置火上烧热,放油,放入葱末煸香,再加猪肉丝煸炒至水干,烹入料酒,加入食盐、肉清汤,烧煮至猪肉熟,加入苦瓜条,煮熟,盛汤盆即成。

这是一款夏季佐餐食品。它具有清热解毒,祛暑明目的功效。适用于发热烦渴,中暑目赤等症。

(6)百合绿豆粥:鲜百合(干品可先用水发透)、绿豆各100g,粳米150g。先将绿豆和粳米加水煮开,见绿豆开花,即加入洗净的百合共煮成粥。此粥早晚皆可食用,是一款清热解毒、去燥润肺、固本利尿的保健佳品。对因感冒、肺炎等疾病引起的发热具有治疗作用。

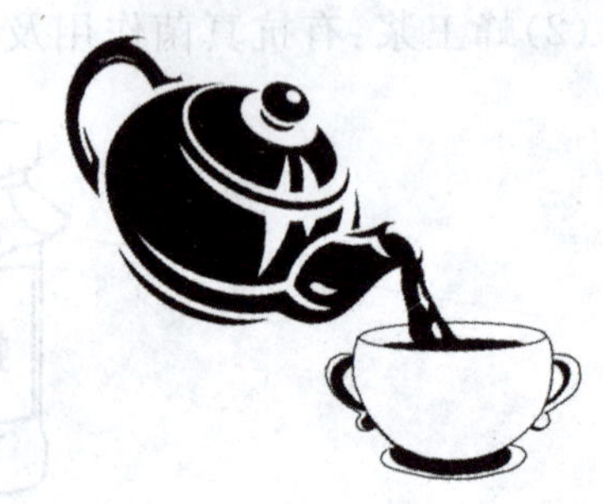

(7)绿豆酸梅茶:用绿豆100g,酸梅50g,白糖适量。将上药前2味共煎,取汁,加入白糖令溶化,待凉,可以代茶饮用。它具有清热解暑的功效。适用于暑热,烦躁,燥热等症,是夏季的常用饮料。

7. 注意事项

(1)如果患者是小婴儿,则需特别注意,因为他们还不会表达他们的感受。如给小孩穿过多衣服或把他们置于酷热的场所,很可能引起发热。

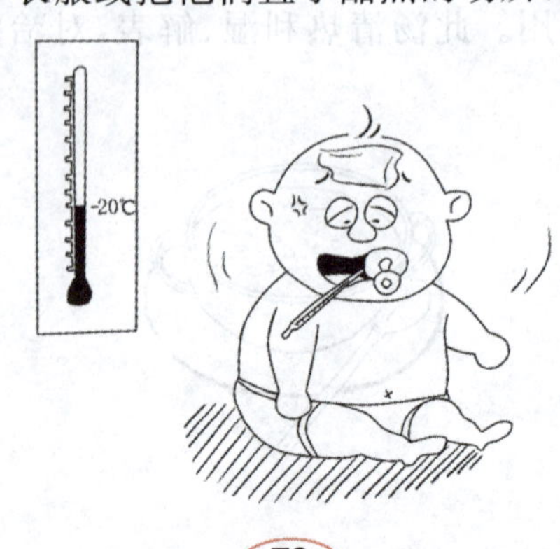

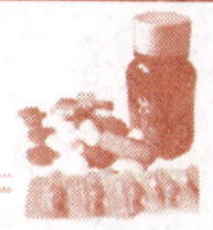

（2）勿使室温过高，医师通常建议勿超过 20℃。同时，应让室内适度透气，以帮助患者复原，并保持柔和的光线，使患者放松心情。

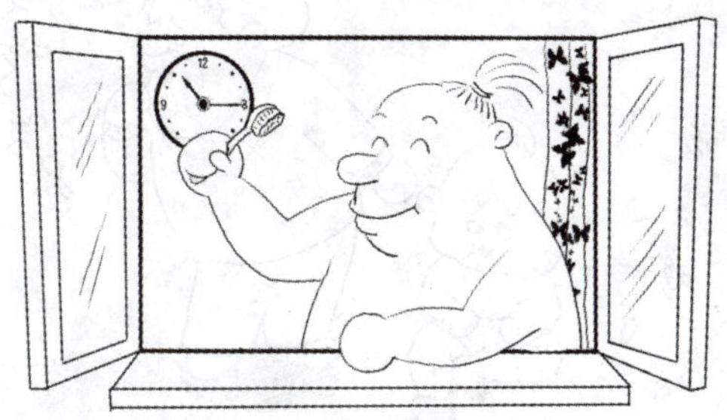

（3）发热是多种疾病的临床表现，如在家中不能确诊，应及时送医做进一步检查。

（三）咳　嗽

咳嗽在冬、春季较多见，其实咳嗽是人体保护性呼吸道的反射，当呼吸道（口腔、咽喉、气管、支气管）受到刺激（炎症、异物）后，由神经末梢发出冲动传入延髓咳嗽中枢引起的一种生理反射。

1. 症　状

（1）流感：发病急，常伴有流鼻涕、打喷嚏、鼻塞、嗅觉减退、咽喉痛、咽部轻度或中度充血，声音嘶哑及咳嗽。

（2）上呼吸道感染：可有头痛、发热、畏寒、乏力、流鼻涕。测体温时可高达 39℃～40℃，并出现频繁咳嗽，早期为刺激性干咳，恢复期咳嗽有痰。

（3）急性支气管炎：起病较急，有畏寒、低热、头痛、鼻塞、流涕、喷嚏、咽痛、声嘶等感冒症状；以后出现咳嗽，初始为刺激性干咳，随后有黏液性或黏性脓痰，少数人痰中带血，一般持续 3～5 日，少数可持续 2～3 周。

（4）慢性支气管炎：有慢性咳嗽。

（5）支气管哮喘：发作前常有鼻塞、流涕、喷嚏、咳嗽、胸闷等先兆，大多有呼气性困难，哮喘并有哮鸣音，继而咳嗽和咳痰，痰液多为白色或黄色。

（6）药品不良反应所致的咳嗽：在 20％左右的咳嗽是由用药（尤其是

抗高血压药)所引起的,此时应用镇咳药无效,宜及时停药或换药。

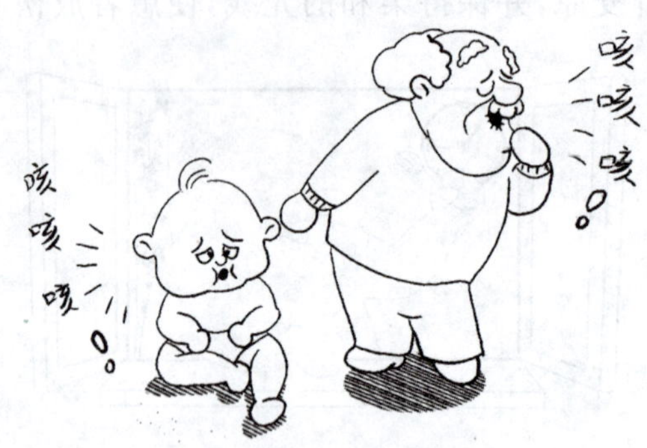

2. 依症用药

(1)根据咳嗽的性质:刺激性干咳或阵咳者,宜选苯丙哌林(咳快好)、喷托维林(咳必清)。

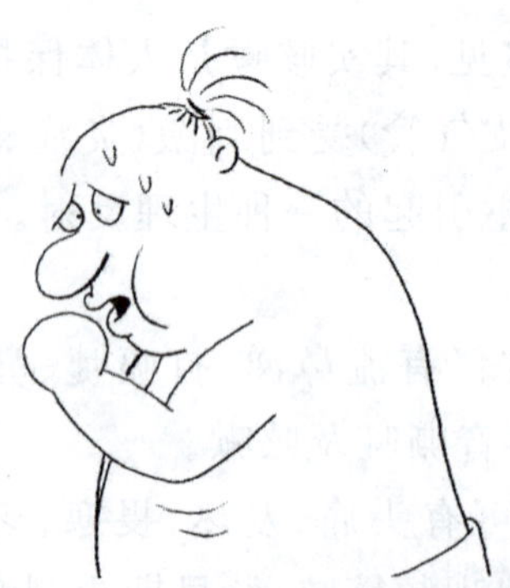

(2)根据咳嗽发作的时间:对白天咳嗽者,宜选用苯丙哌林(咳快好);夜间咳嗽者宜选用右美沙芬(普西兰),每次 30mg,有效时间长达8～12 小时,比同剂量的可待因作用时间长,能抑制夜间咳嗽以保证睡眠。

(3)根据咳嗽的频率或程度:剧烈咳嗽者,宜首选苯丙哌林(咳快好),其奏效迅速,镇咳效力比可待因强 2～4 倍;次选氢溴酸右美沙芬(普西兰),与相同剂量的可待因大体相同或稍强;咳嗽较弱者,选用喷托维林(咳必清)。

(4)对感冒伴发的咳嗽:选用右美沙芬的复方制剂,制剂有美息伪麻片(白加黑感冒片)、丽珠刻乐或帕尔克片;对痰量多的咳嗽宜同服祛痰药,如溴已新(必嗽平)或乙酰半胱氨酸(痰易净)。

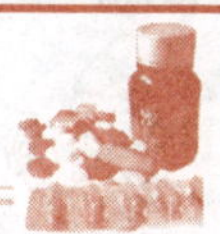

(5)对喉头发痒或疼痛的咳嗽:宜控制感染,尽早服用抗生素,如头孢菌素类抗生素中的头孢羟氨苄(欧意)、头孢拉定(泛捷复)、头孢呋辛酯(新菌灵)、头孢克洛(希刻劳)等,大环内酯抗生素中的阿奇霉素(泰力特)、罗红霉素(罗力得)或在睡前吃一些抗过敏药,如氯苯那敏(扑尔敏)。

3. 咳嗽宜选的中成药 中医中将咳嗽分为外感和内伤咳嗽,常见风寒、风热、燥邪和肺虚证,其表现不同而选用的中成药也不同。

(1)风寒咳嗽:咳嗽声重、喘息胸闷、畏寒发热、头痛无汗、痰色稀白、痰量较多。宜选用通宣理肺口服液、苏子降气丸、半夏止咳糖浆、蛇胆陈皮胶囊或散剂。

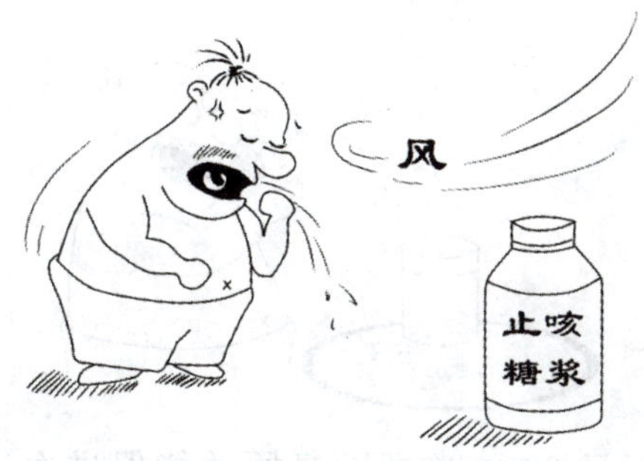

(2)风热咳嗽:风热咳嗽者咳喘气粗、胸闷咽痛、口渴发热、怕风、痰色黏黄,宜选用二母宁嗽丸、止咳定喘口服液、川贝止咳露,复方鲜竹沥口服液。

(3)燥邪咳嗽:干咳少痰、咳痰不爽、口感微热。宜选用养阴清肺糖浆、川贝清肺糖浆、川贝枇杷露或复方鲜竹沥液,每次 20ml,每日 3 次;儿童宜选用儿童清肺口服液。

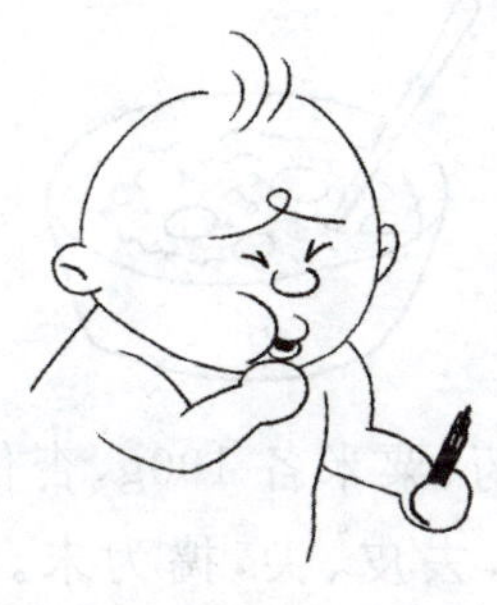

(4)肺虚咳嗽:咳嗽日久、久痰不爽、口干、手足微热、气短乏力。宜选用百合固金丸、秋梨润肺膏、贝母二冬膏或川贝雪梨膏。

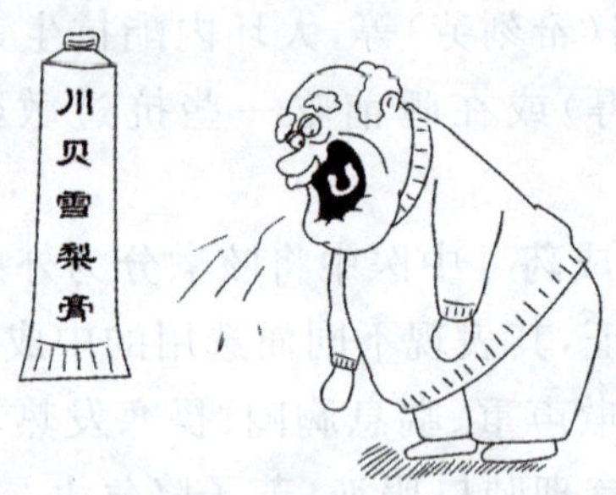

4. 药膳与食疗

(1)蒜头精胶囊:每天3次,每次2粒。天然的抗生素及免疫增强剂。

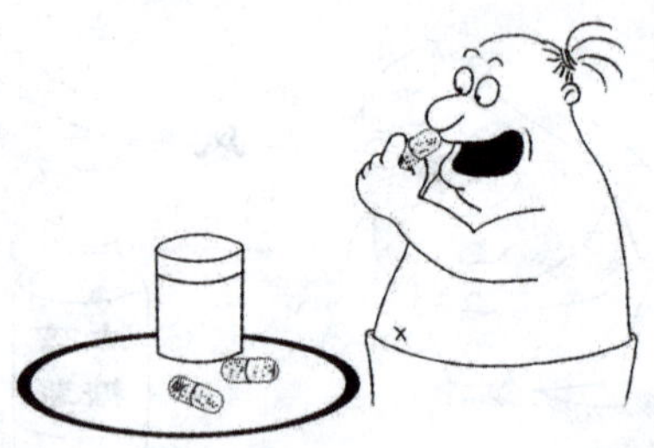

(2)辅酶Q10:每日60mg。帮助复原并能促进血液循环及改善呼吸。

(3)银耳冰糖羹:用银耳10g,冰糖20g。先将银耳去蒂,拣净杂质,用冷开水浸泡至胀大变软。再将银耳、冰糖放砂锅中,加水适量,用文火炖煮90分钟,至银耳松烂、汤汁稠时,当夜点食用,每晚1次。可以滋阴润燥,化痰止咳。适用于肺阴不足所致的干咳少痰,不易咳出,痰中带血等症。

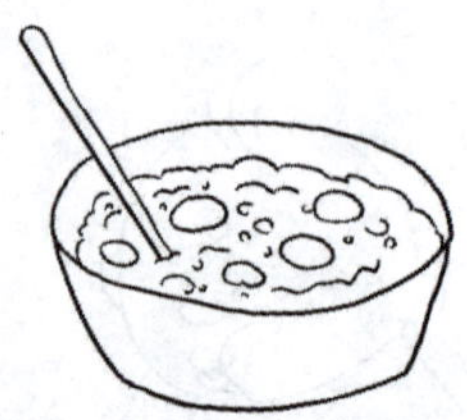

(4)山药杏仁粥:用山药、粟米各100g,杏仁20g,酥油适量。山药煮熟,粟米炒为粉;杏仁炒熟,去皮、尖,捣为末。每日空腹开水调杏仁末

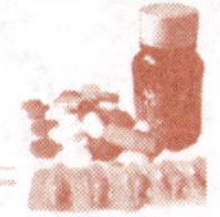

10g，山药、粟米粉各适量，入酥油服。可补中益气，温中润肺。适用于脾虚体弱，肺虚久咳等症。

(5)萝卜茶：用白萝卜100g，茶叶5g。茶叶用沸水冲泡5分钟，取汁；白萝卜洗净，切片，置锅中煮烂，倒入茶汁即可。每日2剂，不拘时温服。具有清热化痰，理气开胃的功效。

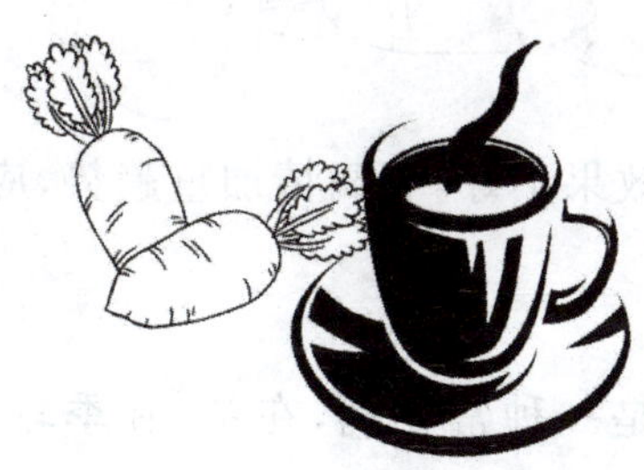

(6)葱梨汤：用葱白(连须)7根，鸭梨1个，冰糖9g。将以上3味加水煎煮，吃梨饮汤，每日2次。此方具有清热疏风的作用。

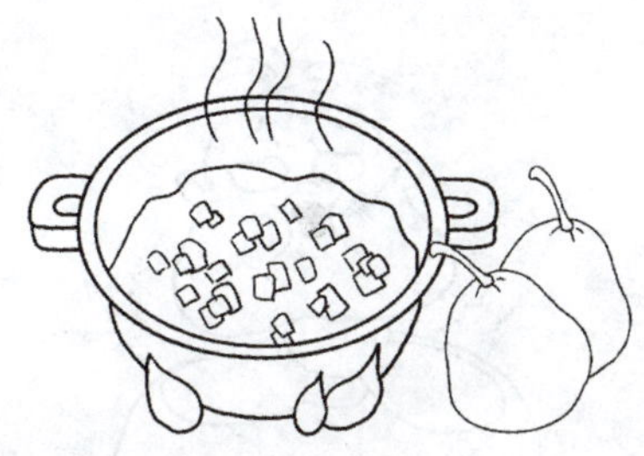

5. 注意事项

(1)防止咳嗽预防感冒非常关键，所以平时要注意锻炼身体，提高免疫力，避免外感，以防加重病情。

(2)饮食适宜，保证睡眠，居室环境要安静，空气要清新。

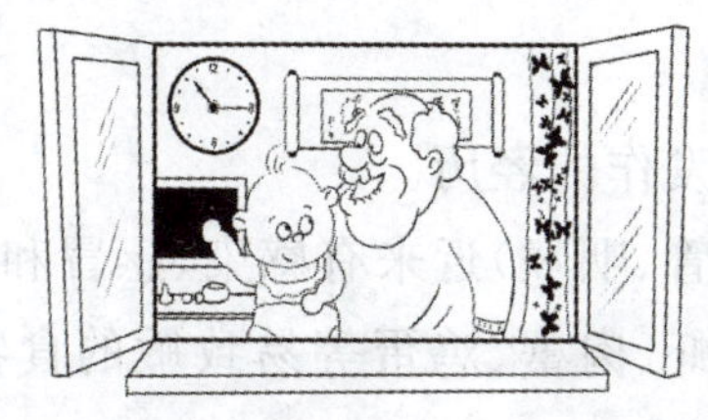

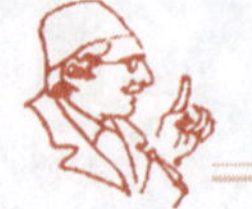

(3)尽可能不与咳嗽患者接触。

(4)平时适当食用梨和胡萝卜，对咳嗽有一定的预防功效。

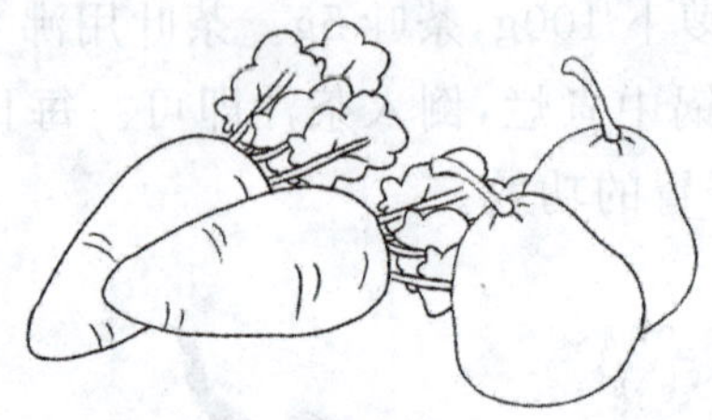

(5)若经自我治疗效果不好，有病情加重趋势，应及时到医院就医。

(四)哮　喘

哮喘又称“气喘”，是一种常见病，在冬、春季较多见，其缘于支气管平滑肌收缩、痰液积滞和呼吸道黏膜水肿，把气道阻塞了，使空气进出受阻，而出现吸气困难、胸闷、憋气、咳嗽，常伴有喘鸣音。

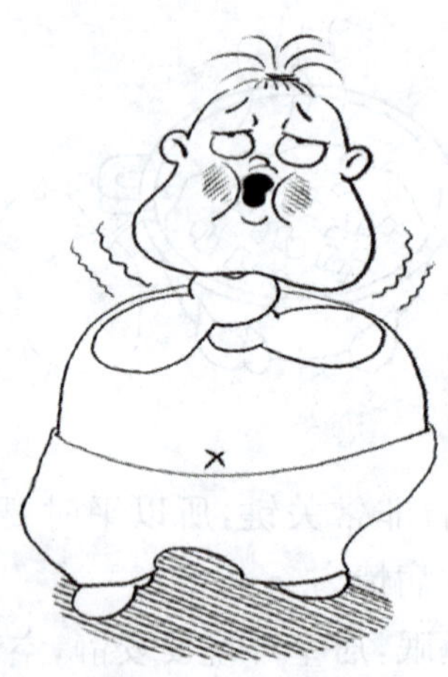

1. 诱发哮喘的因素

(1)近亲曾有哮喘发作的经历。

(2)呼吸道(鼻、气管、咽喉)近来有感染、感冒和受凉的经过。

(3)近几天吃过鱼虾、肉蟹、鸡蛋等易致敏的食物，或接触过花粉、烟雾、油漆、动物的毛皮。

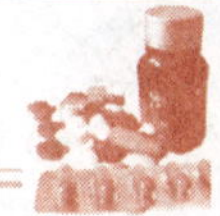

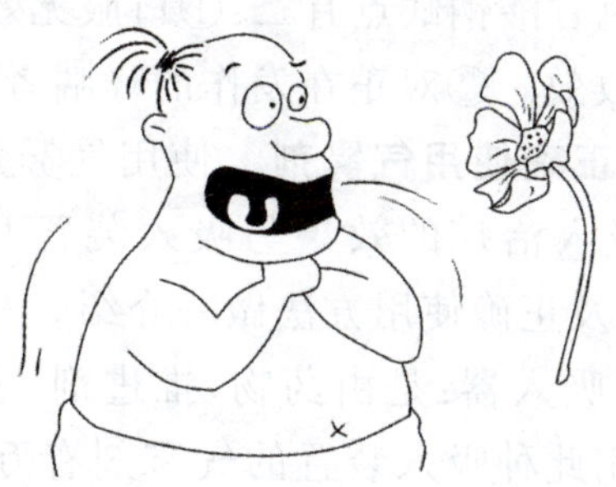

(4)服用过抗生素(青霉素、青霉素V、苄星青霉素、阿莫西林、四环素、多西环素、多黏菌素)、磺胺药、非甾体抗炎药(阿司匹林、萘丁美酮、依托度酸)、抗心绞痛药、神经氨酸酶抑制药(扎米那韦、奥司他韦)、血浆代用品(右旋糖酐)和维生素K。

(5)剧烈运动常会造成"运动性哮喘";女性妊娠和月经前3～4天会使哮喘加重。此外,情绪激动或精神紧张也可诱发哮喘。

2. 依症用药 对急性哮喘者首选沙丁胺醇气雾剂(喘乐宁、爱莎),其扩张支气管平滑肌,提高支气管平滑肌中环磷腺苷的含量,舒张气管,并抑制过敏介质的释放。每瓶可喷200次,成人每次1～2揿,儿童1揿,每日4次;或服用其控释片(全特宁),成人每次8mg,儿童4mg,每日2次。

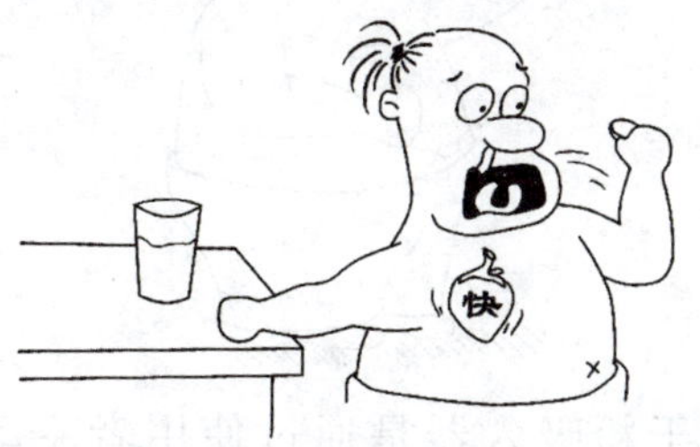

硫酸特布他林(博利康尼片)扩张支气管作用与沙丁胺醇相近,作用时间长。成人每次2.5～5mg,每日3次。

对伴有心动过速或不宜使用沙丁胺醇的患者,可用氨茶碱、二羟丙茶碱(喘定)片,每次0.1～0.2g,每日3次,口服。

对外源性哮喘特别是季节性哮喘者可用色甘酸钠吸入,每侧鼻孔每次 10mg，每日 4 次。色甘酸钠缺点有二：①口服无效且作用缓慢，要连用数日甚至数月后才有收效。②对正在发作的哮喘者无效。

3. 哮喘患者如何正确使用气雾剂 使用气雾剂吸入治疗是治疗哮喘的有效方法之一，吸入治疗的效果与吸入装置及正确的使用方法有关，现将常用吸入装置及正确使用方法做一介绍。

(1)压力定量气雾吸入器：是由药物、推进剂、表面活性物质或润滑剂 3 种成分组成。使用此种吸入装置的气雾剂有万托林气雾剂、特布他林(喘康速)气雾剂、爱全乐气雾剂、必可酮气雾剂、辅舒酮气雾剂、普米克气雾剂等。

使用方法为：①移去套口的盖，使用前轻摇贮药罐使之混匀。②头略后仰并缓慢地呼气，尽可能呼出肺内空气。③将吸入器吸口紧紧含在口中，并屏住呼吸，以食指和拇指紧按吸入器，使药物释出，并同时做与喷药同步的缓慢深吸气，最好大于 5 秒钟(有的装置带笛声，没有听到笛声则表示未将药物吸入)。④尽量屏住呼吸 5～10 秒钟，使药物充分分布到下气道，以达到良好的治疗效果。⑤将盖子套回喷口上。⑥用清水漱口，去除上咽部残留的药物。

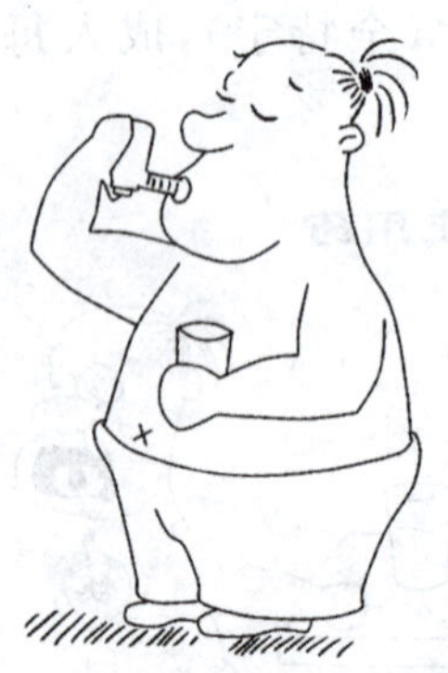

(2)干粉吸入器：干粉吸入器是通过使用者主动吸入空气的动能分散药物微粒，干粉雾颗粒的流速与使用者的吸气流速相吻合。国内常用的干粉吸入器有 3 种：储存剂量型涡流式干粉吸入器，俗称都保，如普米克都保、福昔特罗(奥克斯都保)；另一种为旋蝶式干粉吸入器，如必酮蝶和喘宁蝶；第三种为准纳器，如舒利迭。

都保的使用方法：①旋转并移去瓶盖。②检查剂量指示窗，看是否

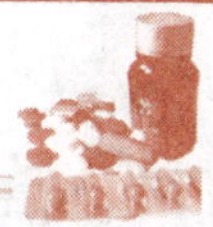

还有足够剂量的药物。③一手拿都保，另一手握住瓶盖，先向右转到底再向左转到底。听到"咔"一声，即完成一次剂量的充填。④吸入之前，先轻轻地呼出一口气（勿对吸嘴吹气），将吸嘴含于口中，并深深地吸口气，即完成一次吸入动作。⑤吸药后屏气5～10秒钟。⑥用完后将瓶盖盖紧。

旋蝶式干粉吸入器的使用方法：此类吸入装置是专为吸入使用而设计，配备一个蝶式吸纳器。必酮蝶和喘宁蝶的每个小泡内盛有非常细微的相应药物，由双层箔片保护着，8个小泡有规律地分布在蝶上。使用时将蝶片放入旋蝶式干粉吸入器内，吸纳器上的刺针会刺穿蝶片上的一个小泡，将里面的药物粉末放在蝶式吸纳器里，病人只需轻轻一吸（即使吸气速率极低），便可以将药物送到肺部。这对儿童和老年人来说也是很容易操作的。

准纳器的使用方法：①一手握住准纳器外壳，另一手拇指向外推动准纳器的滑动杆直至发出咔哒声，表面准纳器已做好吸药的准备。②握住准纳器并使远离嘴，在保证平稳呼吸的前提下，尽量呼气。③将吸嘴放入口中，深深地平稳地吸气，将药物吸入口中，屏气约10秒钟。④拿出准纳器，缓慢恢复呼气，关闭准纳器（听到咔哒声表示关闭）。

4. 哮喘宜选的中成药　中医学将哮喘分为外感和内伤性，常见实喘和虚喘，其临床表现不同应分别选药。对实喘重在治肺，以散邪宣肺为主；虚喘重在治肾，以滋补纳气为主。其中实喘又分寒喘、热喘、痰喘；虚喘又分肺气虚喘和肺肾阴虚喘。

(1)寒喘者表现为气促喘息、咳嗽白痰、怕热头痛、发热无汗、鼻塞流涕等症。可选通宣理肺口服液。

(2)热喘者表现为呼吸急促、咳嗽痰黄、咽干口渴等。可选止咳定喘口服液、桂龙咳喘宁胶囊。

(3)痰喘者表现为气逆作喘、胸部满闷、痰多黏白、咳嗽恶心等症。可选用橘红片、止咳化痰丸、咳嗽定喘丸；若兼大便硬结者，可选用清气化痰丸。

(4)肺气虚喘者的表现有咳嗽痰多、气短作喘、精神不振、身倦无力、动则出汗等症状。可选用益气补肺、止咳定喘的药物，如人参保肺丸，蛤蚧定喘胶囊。

(5)肺肾阴虚喘者因劳伤久咳、伤及肺肾阴所致，表现为气短作喘、

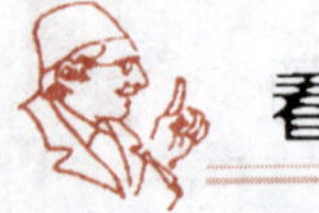

咳嗽痰少(或无痰)、腰膝酸软、头晕耳鸣、潮热盗汗等症。可选用二母宁嗽丸、麦味地黄丸、都气丸。

5. 药膳与食疗

(1)杏仁豆腐:豆腐 120g,杏仁 15g,麻黄 3g,食盐、味精、香油各适量。先将杏仁、麻黄洗净,共装入纱布袋,用线将口扎紧。然后将豆腐切成 3 厘米见方和药袋一起放入砂锅,加适量水,先用旺火煮开,后改用文火,共煮 1 小时,最后捞出药袋,加入食盐、味精、香油调味,食豆腐喝汤,每日分 2 次食用,连服 3 日为 1 个疗程。此方有润肺滑肠,发汗定喘的功效。适用于肾阳虚哮喘症。受凉发作者食用,疗效更为显著。

(2)蒸雪梨:取雪梨 1 个,去皮,挖去心,放入半夏 10g,冰糖适量,然后把梨放入碗内,隔水蒸熟,去半夏吃梨,每日 1 个。润肺化痰,定喘止咳,治疗热哮喘甚妙。

(3)百合粥:取百合 50g,粳米 100g,共煮成粥,经常食用。适用于脾肺气虚哮喘患者。

(4)南瓜膏:南瓜 1 个,鲜姜汁 10ml,麦芽 1 500g。将南瓜去子,切块,入锅水煮极烂为粥,用纱布绞取汁,再将汁煮剩一半,放入姜汁、麦芽,以文火熬成膏,每晚服 100g,严重患者早晚服用。专治哮喘,效果极佳。

(5)苏子粥:紫苏子 250g,水煎,去渣取汁,加入粳米 150g,共煮成粥,每天食用。适用于痰浊壅肺、气体阻滞患者。

(6)绿色饮料:每日补充 3 次果蔬汁,餐前半小时使用。每个月实施 3 天的禁食,只喝蒸馏水及柠檬汁,或两者综合,有助于身体除去毒素及黏液。

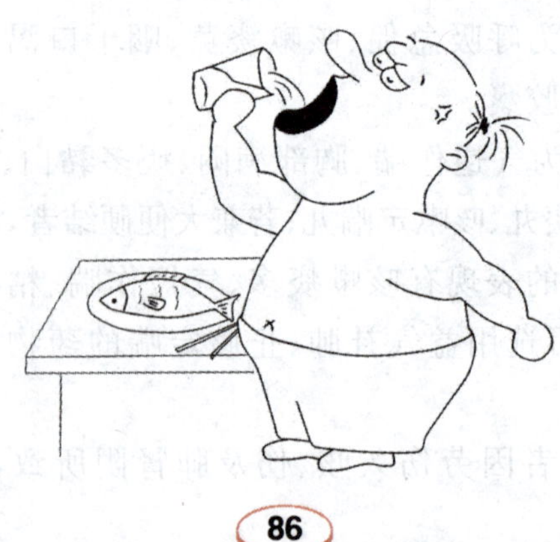

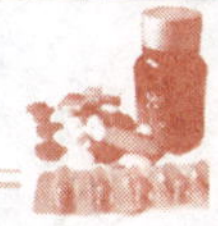

6. 注意事项

(1)哮喘应在医师指导下治疗,尤其是注射药物更应在医院进行,以免造成人身伤害。

(2)注意保护自己的呼吸道(鼻、气管、咽喉),避免感染、感冒和受凉。

(3)吃鱼虾、肉蟹、鸡蛋等易致敏的食物须谨慎,避免接触花粉、烟雾、油漆、动物的毛皮。

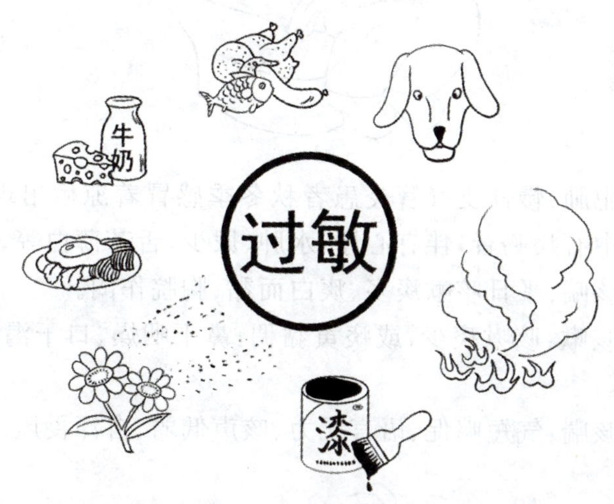

(五)慢性支气管炎

慢性支气管炎是一种常见病、多发病,致病原因是由急性支气管炎未及时治疗,经反复感染,长期刺激造成的。过敏可能是引起慢性支气管炎的重要原因,同时它也是重感冒或流行性感冒的并发症。慢性支气管炎以老年人发病率较高,患者可能会连续咳嗽好几个月。

1. 症状　初起时往往为清晨起床时咳嗽、咳痰,以后逐渐发展到无论日夜,整天都有咳嗽。每当吸烟、接触冷空气或感冒后,更易引起咳嗽加剧,咳痰增多,甚至变为脓性痰。剧烈的咳嗽严重影响患者工作、学习和休息。

根据病情和症状将慢性支气管炎分为以下几个类型。

(1)肺热咳嗽:其特点是咳嗽痰盛、痰黄黏稠、咳声响亮、面红口干、咽喉肿痛、大便秘结，舌苔黄糙。

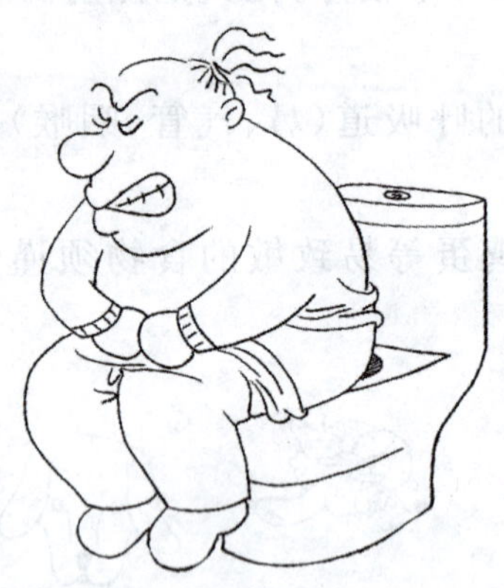

(2)风寒犯肺：慢性支气管炎患者秋冬季感冒着凉后出现咳喘、咳大量泡沫痰、喉中有痰鸣音，伴有心悸、水肿、尿少，舌苔薄白等。

(3)痰湿咳喘：平日咳嗽痰多、痰白而黏、胸脘作闷。

(4)阴虚咳嗽：咳嗽痰少，或痰黄黏稠、鼻干咽燥、口干渴、声音哑，舌苔少，舌质红。

(5)肺虚咳喘：气短喘促、语言无力、咳声低弱、自汗畏风、咽喉不利。

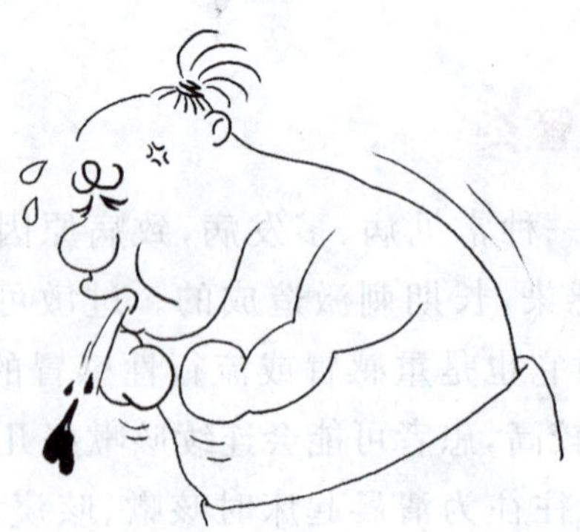

2. 依症用药

(1)复方甘草片：每次 2～3 片，每日 3 次。

(2)沙丁胺醇(舒喘宁、舒喘灵、嗽必妥)：每次 3～4mg，每日 3 次，口服；喷雾吸入，每次 1～2 次，必要时可每 4 小时用 1 次，24 小时内不得超过 8 次。对心功能不全、高血压者慎用。

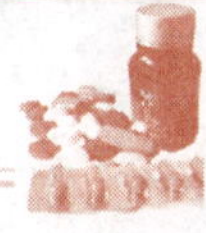

(3)硫酸特布他林片(博利康尼):成人开始1～2周,每次1.25mg,每日2～3次,口服;以后可每次2.5mg,每日3次,饭后服。

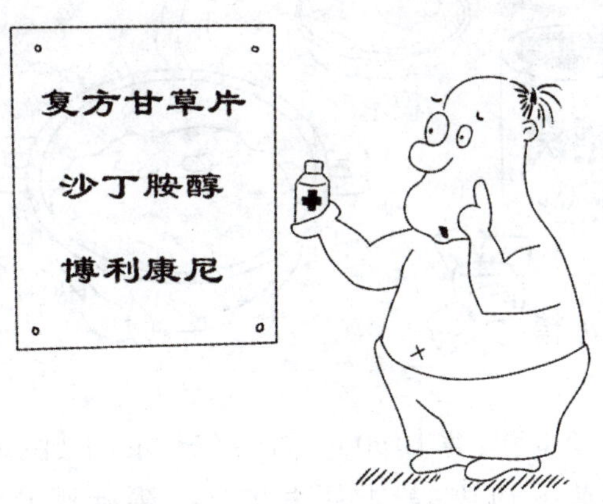

3. 慢性支气管炎宜选的中成药

(1)适用于肺热咳嗽的中成药:除痰止嗽丸,每丸重6g,每次2丸,每日2次,温开水送服;清金止嗽丸,每次6g,每日2次,温开水送服。孕妇忌用。

(2)适用于风寒犯肺的中成药:止咳定喘丸,每袋18g,每次6g,每日2次,温开水送服。

(3)适用于湿痰咳喘的中成药:二陈丸,每次6g,每日2次,温开水送服。孕妇忌用。

(4)适用于阴虚咳嗽的中成药:麦味地黄丸,每丸重9g,每次1丸,每日2次。对外感表证未解者忌用。

(5)适用于肺虚咳嗽的中成药:人参保肺丸,每丸重6g,每次2丸,每日2次。对外感引起慢性支气管炎急性发作时忌用。

4. 药膳与食疗

(1)杏仁芝麻羹:炒杏仁、炒芝麻各等量,捣烂,每次6g,每日2次,开水冲调服用。可以止咳润肺通便,对老年人较为适用。

(2)燕窝粥:燕窝10g,粳米100g,冰糖50g。将燕窝放温水中浸软,去污物,放开水碗中再发,入粳米,加3碗水,旺火煮开,改文火慢熬1小时左右,入冰糖熔化后即可服食。可治肺虚久咳患者。

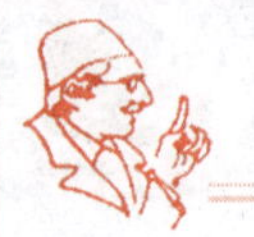

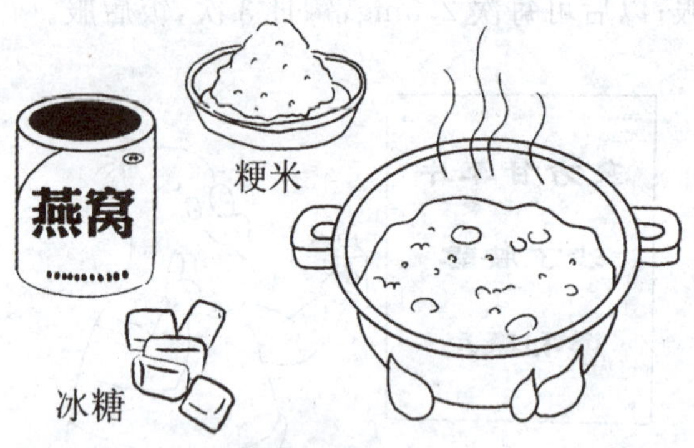

(3)萝卜杏仁煮牛肺:萝卜500g,苦杏仁15g,牛肺(或猪肺)250g,姜汁、料酒各适量。萝卜切块;苦杏仁去皮、尖;牛肺用开水烫过,再以姜汁、料酒旺火炒透。砂锅内加水适量,放入牛肺、萝卜、苦杏仁,煮熟即成,吃牛肺,饮汤,每周2~3次。功效补肺,清肺,降气,除痰。适用于肺虚体弱,慢性支气管炎等症。尤宜冬、春季节选用。

(4)杏仁核桃:姜9~12g,南杏仁15g,核桃仁30g,冰糖适量。先将前3味捣烂,再加入冰糖,放入锅内炖熟,每日1次,连服15~20日。功效散寒化瘀,补肾纳气。适用于慢性支气管炎属寒证型。

(5)润肺银耳汤:水发银耳400g,荸荠100g,甜杏仁10g,龙眼肉30g,姜、葱、食盐、白糖、植物油、玫瑰露酒、味精各适量。先将荸荠削皮,洗净,切碎,放入砂锅中,加水煮2小时取汁,备用;甜杏仁去皮,入开水锅煮10分钟,再用清水漂去苦味,放碗中加清水100ml;龙眼肉洗净,与甜杏仁一起入笼蒸50分钟取出,备用。将银耳入沸水煮片刻捞出,放在蒸锅里,加荸荠汁、食盐、玫瑰露酒、白糖入笼蒸50分钟,然后再放入甜杏仁、龙眼肉蒸15分钟,加味精即可佐餐食。功效滋阴润肺,养血润肠。适用于老

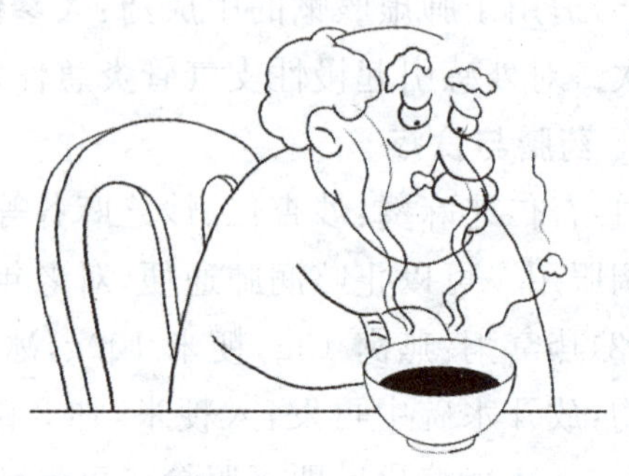

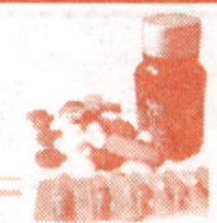

年支气管炎。

(6)蜜枣甘草汤:蜜枣 8 枚,生甘草 6g。将蜜枣、生甘草加清水 2 碗,煎至 1 碗,去渣即可饮服,每日 2 次。功效补中益气,润肺止咳。适用于慢性支气管炎咳嗽,咽干喉痛,肺结核咳嗽等症。

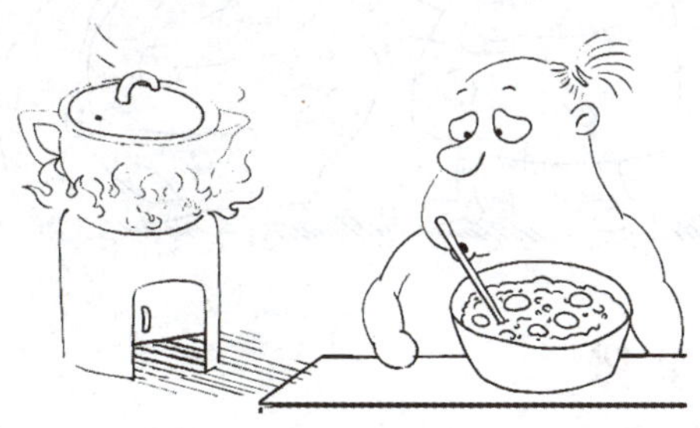

5. 注意事项

(1)患者如不听医生指导乱服镇咳药,痰液将大量地积聚在支气管内,造成气管阻塞,使病情加重。

(2)患者要注意休息,多喝水,饮食宜清淡,忌油腻食物、吸烟。

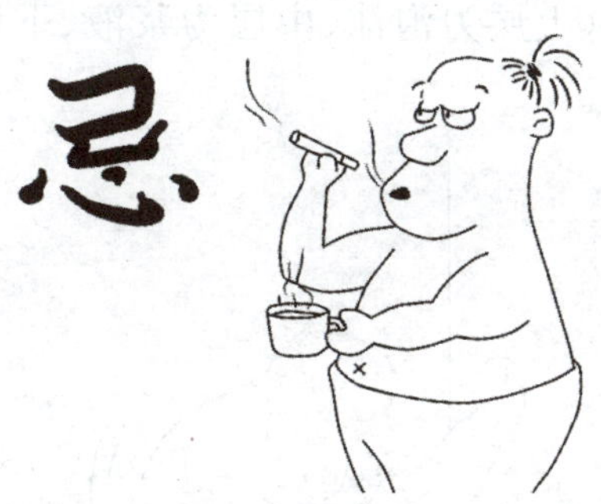

(3)室内保持空气新鲜,适当通风换气,避免对流风,以免患者再次受凉。

(4)须经常协助患者变换体位,轻轻拍打背部,使痰液易于排出。

(5)如有胸痛且伴有发热、气短、呼吸困难或痰色改变等慢性支气管炎急性并发症,应立即去医院就医。

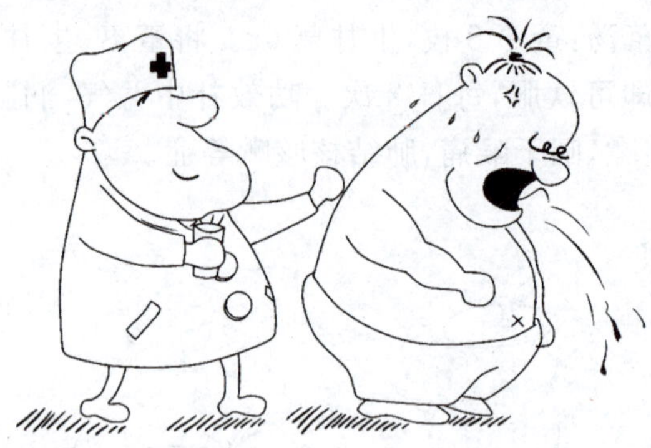

(六)支气管扩张

支气管扩张症是一种慢性化脓性病变,是因炎症与支气管阻塞而损坏了管壁引起的支气管扩张或变形。多见于儿童和青年,一般从儿童期发病。

1. 症状 支气管扩张的症状主要有咳嗽、脓痰和反复咯血。表现为长期咳嗽、咳痰、咯血、呼吸道反复感染,痰量甚多,有时一日约 200ml,静置后痰液可分为 3 层(上层为泡沫、中层为浆液、下层为脓液或坏死组织等),并且痰伴有臭味。

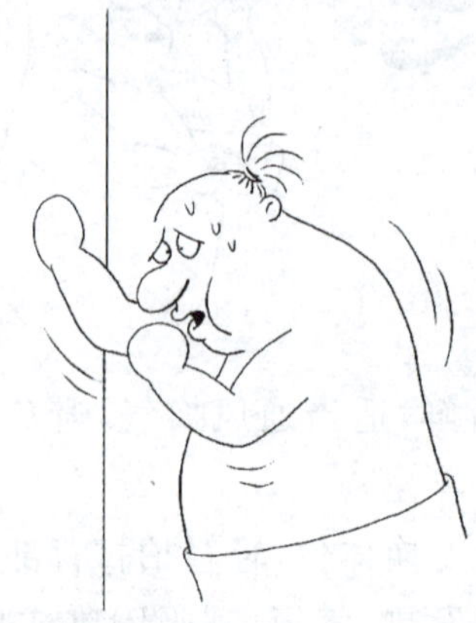

2. 依症用药 支气管扩张的治疗主要是抗感染和止血,在感染和咯血时,应卧床休息,大量咯血时,给予止血药;呼吸困难及发绀时及时吸氧。

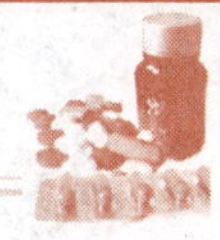

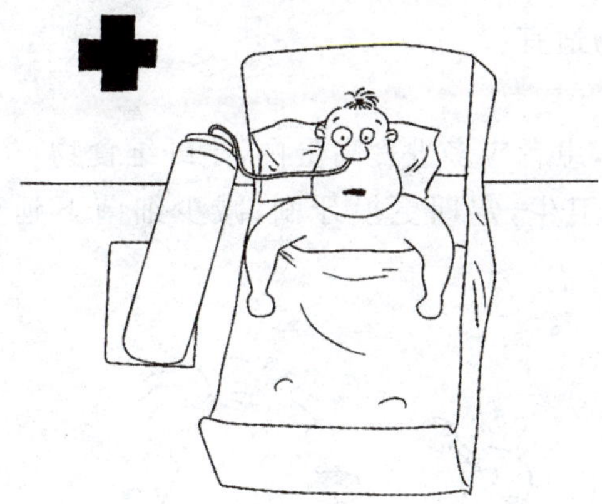

急性感染时可用青霉素，每日 160 万～480 万 U，分 2～4 次肌内注射；或服氨苄西林、阿莫西林，儿童每日 50～100mg/kg，分 3～4 次服用。

头孢克洛每日 20～40mg/kg，分 2～3 次服用。

阿奇霉素第 1 日按 10mg/kg 顿服(每日最大量不超过 0.5g)，第 2～5 日每日按 5mg/kg 顿服(每日最大量不超过 0.25g)。

对排痰不畅者，可服祛痰药羧甲司坦，儿童每日 30mg/kg，分 2～3 次服用。

3. 药膳与食疗

(1)银耳冰糖羹：银耳 10g，冰糖 20g。先将银耳去蒂，捡净杂质，用冷水浸泡至胀大变软。将银耳、冰糖放入砂锅中，加水适量，用文火炖煮 90 分钟，至银耳松烂、汤汁稠时，当夜点食用，每晚 1 次。有滋阴润燥，化痰止咳的作用。适用于肺阴不足所致的干咳少痰，不易咳出，痰中带血等杂症。

(2)百合粥：取百合 50g，粳米 100g，共煮成粥，经常食用。

(3)川贝炖梨：将雪梨洗净，削皮，切开去核掏空，成一个梨盅，梨盅里放入几粒川贝母和冰糖，盖上梨盖，用牙签固定。将雪梨放入碗中，加冰糖、水，隔水蒸 30 分钟即可。川贝母入肺、心经，有化痰止咳，清热散结的作用。

(4)白菜豆皮汤：白菜(开水烫熟后晾干)100g，豆腐皮 50g，大枣 10

枚。各味与食盐等调味品一起炖汤服用，每日1剂。对秋、冬季肺燥性支气管炎咳嗽者较为适宜。

4. 注意事项

(1)饮食方面，患者应多进食高蛋白，高纤维食物。

(2)注意口腔卫生，定期更换牙刷，减少细菌下延至呼吸道引起感染。

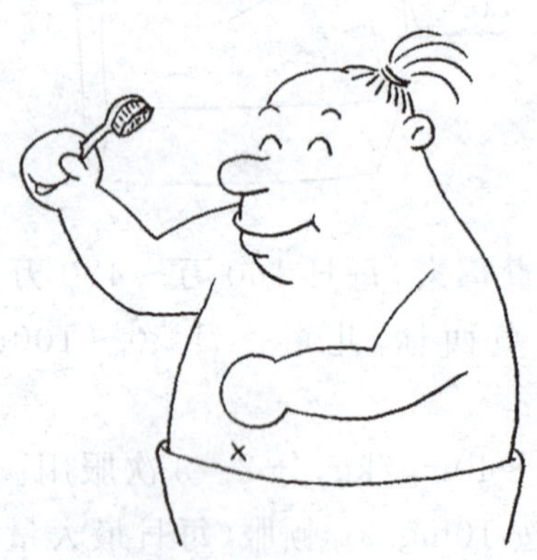

(3)适当休息，下床做简单活动，以利于痰液引流。

(4)若经自我治疗效果不好，有病情加重趋势，应及时到医院就医。

(七)呃　逆

呃逆又称“打嗝儿”。打嗝儿是由于某种原因引起的膈肌痉挛，同时由于喉内的声门没有充分打开而发生的杂音，常常在吃饭过快，食物过热、过辣时产生。一般情况下，数分钟即可平息。

1. 病　因

(1)反射性呃逆：是膈神经或迷走神经受刺激引起呃逆。轻症呃逆，可出现在进食后。这是由于食物通过食管末端时，刺激膈神经所致。神经过敏者，当上腹部着凉或大笑使膈肌大幅度运动时，也可诱发呃逆。

(2)中枢性呃逆：是脑内疾病直接或间接引起的呃逆。常见的疾病有脑炎、脑膜炎、脑肿瘤、颅脑损伤和心脑血管意外等。

(3)精神性呃逆：癔症患者可因大量吞咽空气，刺激膈肌而引起呃逆。

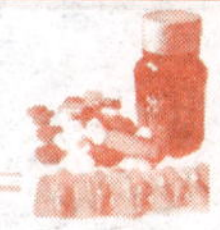

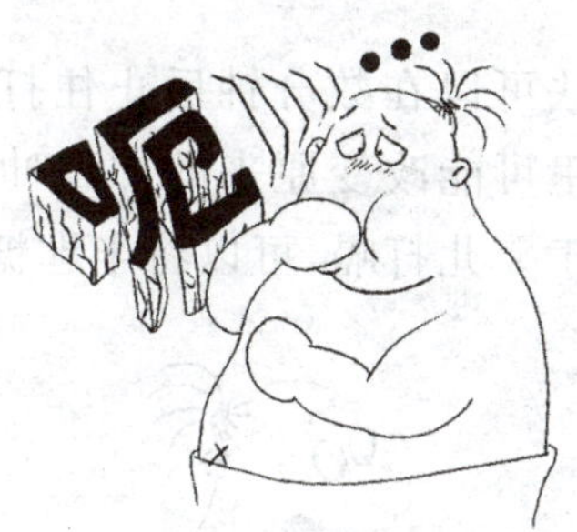

2. 依症用药 可服用盐酸甲氧氯普胺，每次 10～20mg(1～2 片)每日 3 次，口服(连用不超过半个月)。

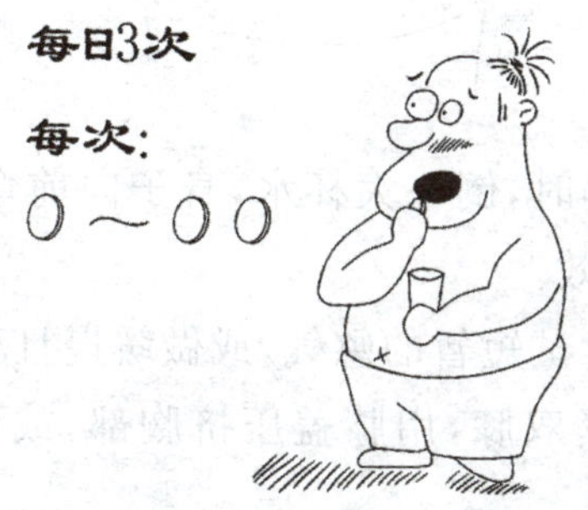

3. 呃逆宜选的中成药

(1)舒肝丸，每次 1 丸，每日 2 次，口服。治肝气犯胃引起的逆。

(2)开胸顺气丸，每次 1 袋，每日 2 次，口服。

(3)木香顺气颗粒，每次 1 袋，每日 2 次，口服，3 天为 1 个疗程。

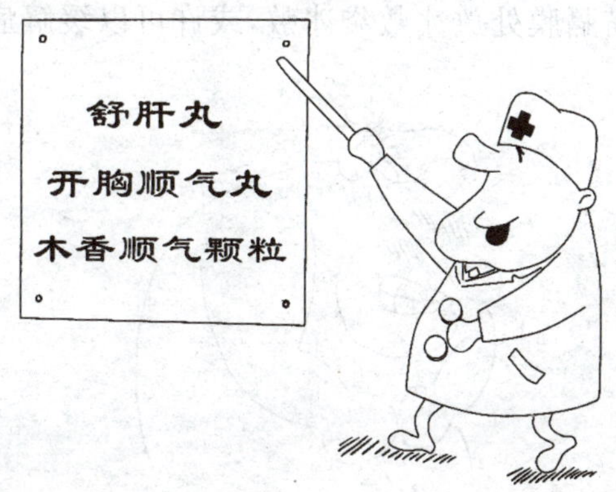

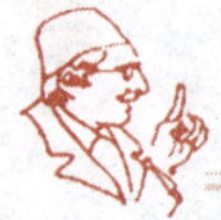

4. 药膳与食疗

(1)吃糖:有一种方法可以在数分钟后止住打嗝,那就是吃糖。吞一匙糖,不配水,糖在口腔里可能改变原来的神经冲动,以阻挠横膈膜的肌肉做间歇性地收缩。对于婴儿打嗝,可以将半匙糖溶解在100ml水中。

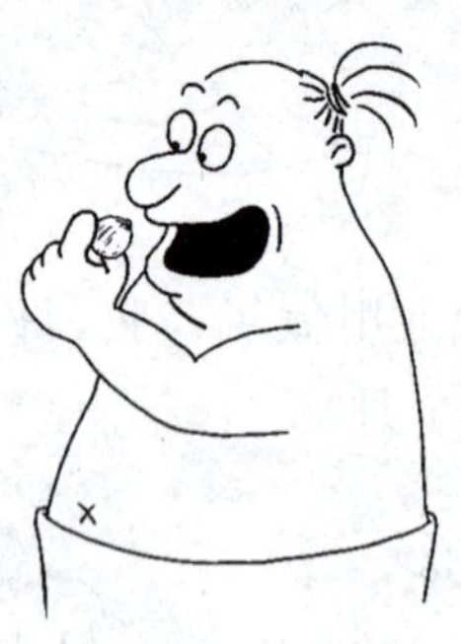

(2)弯腰喝水:打嗝时,倒一大杯水,身子向前弯,然后从大杯子的另一边喝水,此方法颇有效。

(3)憋气或吐气:尝试短暂的憋气,或做缓慢且稳定的吐气。

(4)抱膝压胸:抱紧双膝,用膝盖压挤胸部,或许可以起到止嗝的作用。

(5)吹纸袋:将一个纸袋套在嘴上,用两手捏住袋口,弯腰憋气然后用力吹。

(6)漱喉咙:含一大口水,仰起头憋住气漱喉咙,然后吞下,如此反复。

(7)冰敷:在横膈膜处放冰敷袋冰敷,或许可以缓解症状。

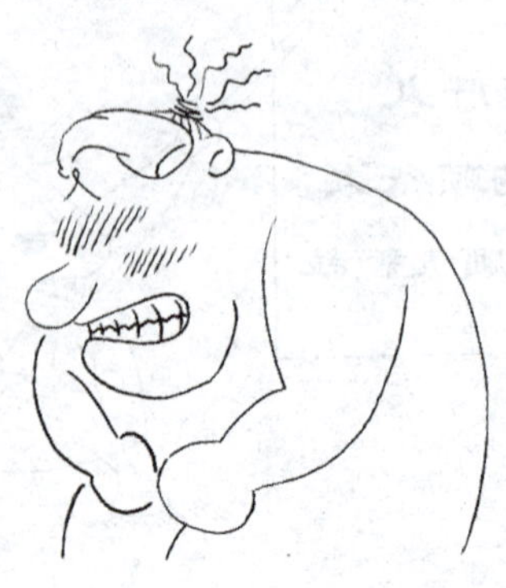

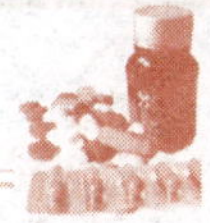

5. 注意事项

(1)呃逆病人应尽量保持稳定的情绪，尽量转移注意力，必要时可口服地西泮(安定)等镇静药物。对患者来说，保持心情愉快十分重要。

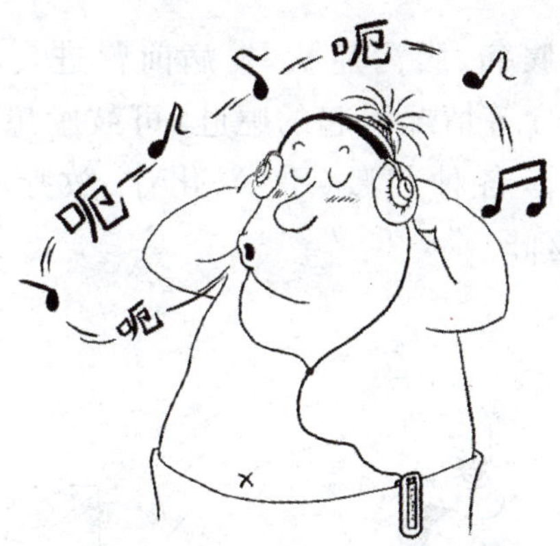

(2)食量以无饱胀感为好，餐次可增加。

(3)忌食生冷食品，包括生拌冷菜、水果、煎炸等难以消化的食品也不宜多吃。

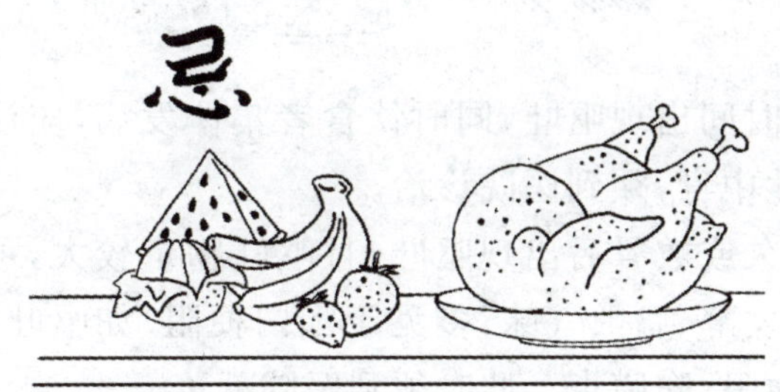

(4)注意保暖，避免寒冷刺激。

(5)如出现大汗淋漓、面色苍白、脉搏细速，提示病情加重，须急诊就医。

(八)呕　吐

呕吐是一种复杂的反射动作，是机体的一种自我防护机制，也是人的本能。它能使胃内容物从口中吐出，如食物中毒、饮酒过量等，都可借呕吐排出体内有毒物质，从而减轻中毒的深度。另外，呕吐还是某些冷热病的外在表现信号，如脑膜炎、脑肿瘤等所造成的颅内高压或前庭疾病等。

1. 症　状

(1)如呕吐伴有腹痛、腹泻症状，发病前曾进食不洁食物，多见于急性胃肠炎。此外，误食等情况引起的呕吐，可鼓励患者呕吐出胃内容物，不宜单纯止呕。另外，各种刺激(手术、化疗、放疗、药物、食物、高空作业、运动)也可诱发呕吐。

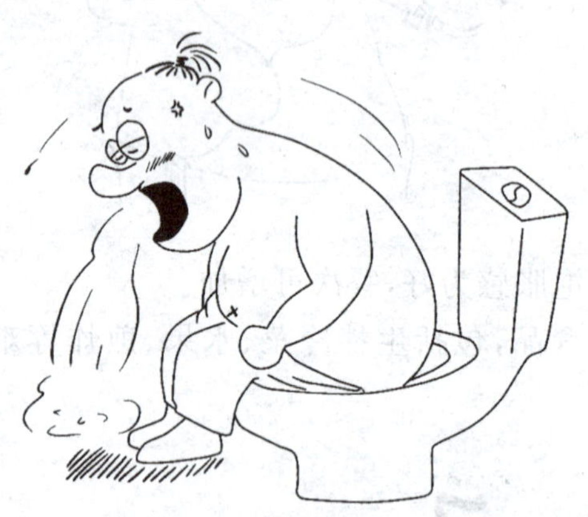

(2)餐后短时间出现呕吐，同时饮食者集体发病，应注意食物中毒等各种原因的急性中毒，须到医院诊治。

(3)餐后较久或数餐后出现呕吐，且呕吐物量较大，可见于消化道梗阻；如呕吐物有发酵、腐败气味，多见于幽门梗阻；如呕吐物有粪臭味，常提示低位小肠梗阻、腹膜炎。此时须到医院就诊。

(4)晨起呕吐多见于功能性消化不良、鼻窦炎等疾病，育龄期妇女早期妊娠亦会出现晨吐现象。

(5)呕吐可分为中枢性呕吐和周围性呕吐两种。中枢性呕吐是由于中枢神经系统发生病变，呕吐前无恶心等症状，呕吐呈喷射状，多见于颅内压增高，并伴有头痛和颈部僵硬；周围性呕吐见于胃肠疾病、晕车晕船等。

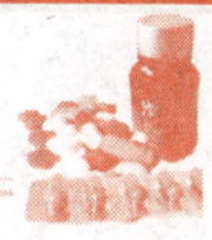

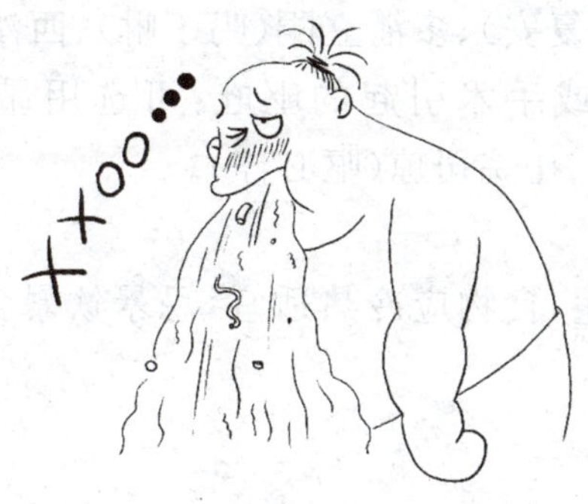

2. 依症用药

(1)一般呕吐:可给予镇静药、止吐药治疗,如地西泮(安定)、盐酸甲氧氯普胺、多潘立酮(吗丁啉)等。呕吐引起口干舌燥、皮肤干燥、皮肤弹性差、眼窝下陷等脱水的表现或呕吐物中出现咖啡渣样陈旧性血液或者含有鲜血及血块,说明病情有加重趋势,应到医院就医。

(2)晕动性或内耳眩晕性呕吐:可选用抗过敏药,如苯海拉明、异丙嗪(非那根)、茶苯海明(乘晕宁)或东莨菪碱(使保定)贴剂,成人每次1贴,儿童每次3/4贴,10岁以下每次1/2贴。一般在旅行前5～6小时贴于耳后乳突皮肤上。

(3)用于恐高症或海空作业时呕吐:服用甲氧氯普胺(胃复安),每次5～10mg,餐前0.5小时服。

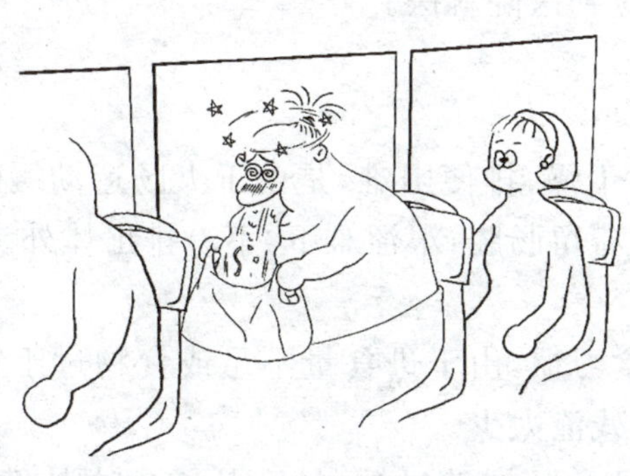

(4)胃动力低下或消化不良所致的呕吐:选用促进胃肠推进性蠕动药,如甲氧氯普胺(胃复安)、多潘立酮(吗丁啉)、西沙必利(普瑞博思)。

(5)癌症化疗后或手术引起的呕吐:可选用昂丹司琼(枢复宁、枢丹)、格拉司琼(康泉)、托烷司琼(呕必停)。

3. 注意事项

(1)注意饮食卫生,食物应冷热适宜,忌暴饮暴食,同时要少食生冷、油腻、刺激性的食物。

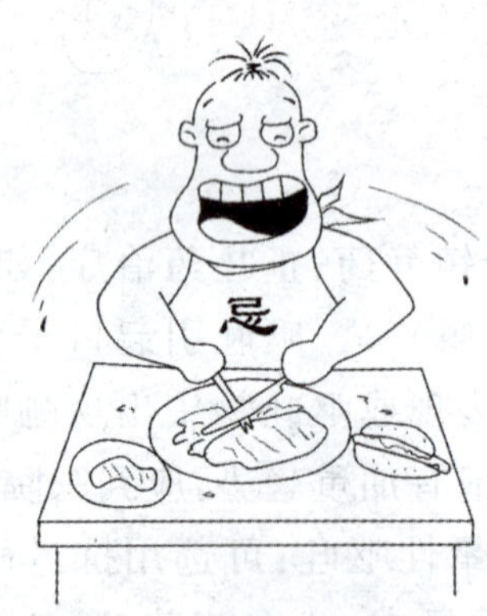

(2)患者需要安静休息,消除恐惧心理。

(3)当患者呕吐时,家属应轻拍其后背,以免把呕吐物咽下。

(4)吐后用温开水漱口,并且患者不能立即进食。

(5)呕吐引起口干舌燥、皮肤干燥、皮肤弹性差、眼窝下陷等脱水的表现,或呕吐物中出现咖啡渣样陈旧性血液或含有鲜血及血块,说明病情有加重的趋势,应到医院就医。

(九)便　秘

便秘是指大便干燥,排便困难,是由于大肠运动缓慢,水分被吸收过多,粪便干燥坚硬,滞留肠腔,艰涩难下,不易排出体外。

1. 病　因

(1)不良的饮食习惯,由于进食量不足或食物过于精细,没有足够的食物纤维以致食物残渣太少。

(2)饮水量不足及肠蠕动过缓,导致从粪便中持续再吸收水分和电解质。

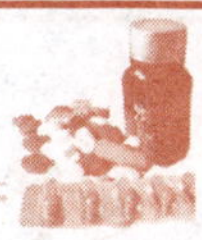

饮水量不足

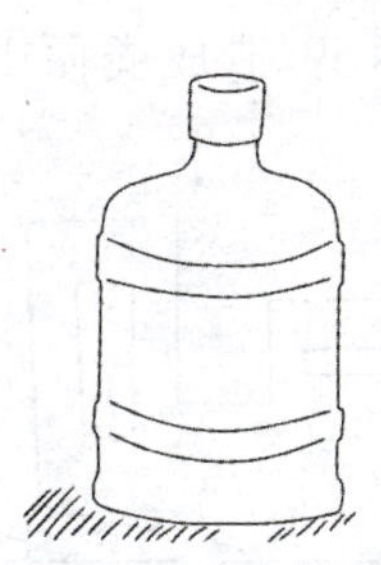

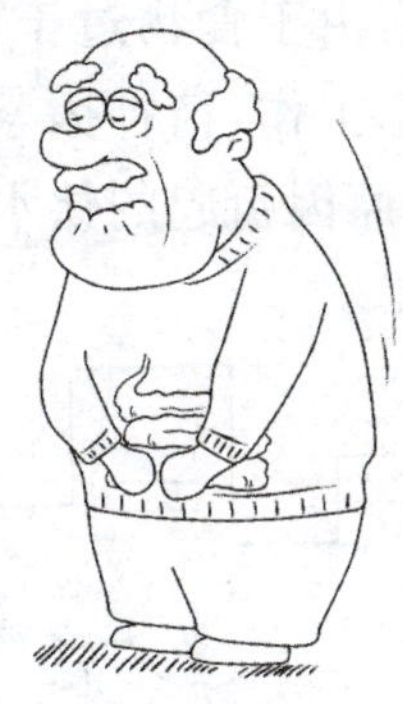

(3)生活不规律,且缺乏锻炼使体内的肠蠕动不够。

(4)排入直肠粪便重量的压力达不到刺激神经末梢感受器兴奋的正常值,形成不了排便反射。

(5)结肠低张力、肠运行不正常。

(6)长期滥用泻药。

2. 症状 便秘仅是一种症状,不一定就是疾病,便秘是由于粪便在肠内停留过久,水分太少,表现为大便干结,并感到排便费力、排出困难和排不干净。有些患者可同时出现下腹部膨胀感、腹痛、恶心、食欲减退、口臭、口苦、全身无力、头晕、头痛等感觉,有时在小腹左侧(即左下腹部乙状结肠部位)可摸到包块(即粪便)及发生痉挛的肠管。

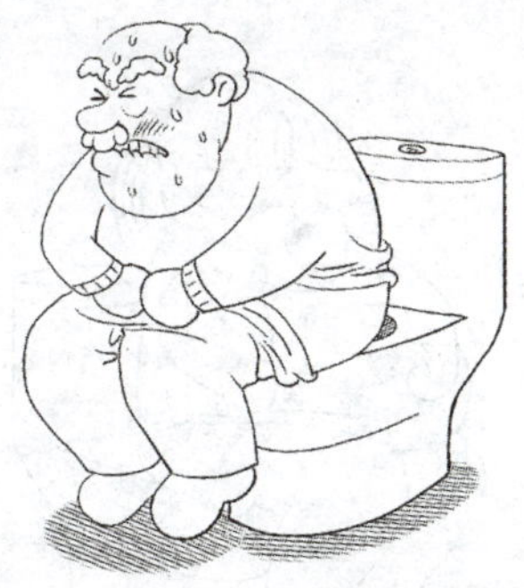

3. 便秘的种类

(1)意识性便秘:大便的次数和性状根据一般标准认为正常,但患者感到不够舒服。

(2)功能性便秘：由于食物过于精细，缺乏残渣，形不成适量的粪便，或由于长期从事坐位工作，精神因素、生活规律改变或长途旅行等，未能及时排便，以及各种原因引起的饮水不足，造成粪便干结。

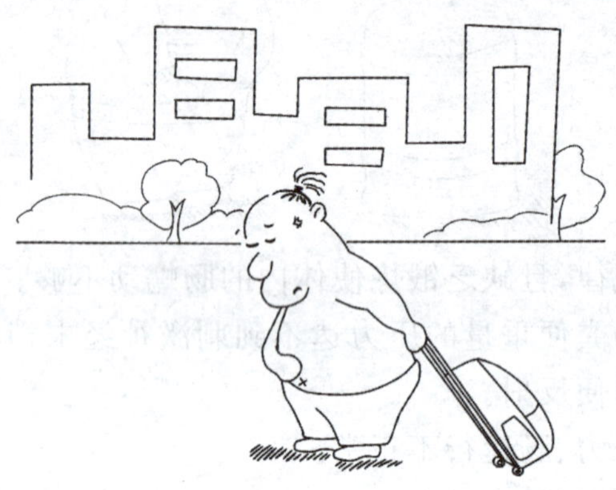

(3)痉挛性便秘：主要为激惹综合征，肠功能紊乱或结肠痉挛。便秘常伴有腹痛、胀气及肠鸣音增加或亢进，以左腹部显著，进食后症状加重，排便或排气后缓解，便秘可与腹泻交替。

(4)低张力性便秘：常见于老年人、产妇或由身体衰弱、甲状腺功能减退、糖尿病并发神经病变引起肠肌肉张力降低及腹壁和膈肌无力。通常排出的是软便，但蹲便时间较长。

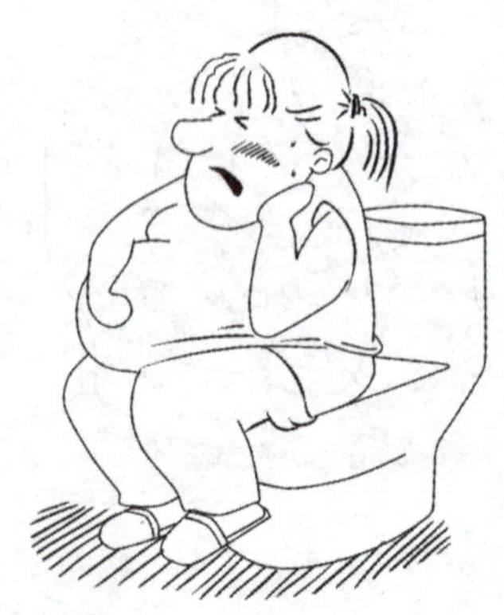

(5)药物性便秘：镇痛药如吗啡能降低排便反射刺激的敏感性；抗胆

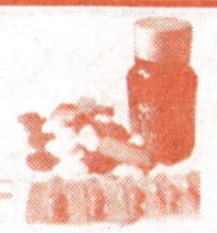

碱药能减低肠道平滑肌的张力；抗酸药如次碳酸铋、氢氧化铝等的收敛作用均可引起便秘。此外，含铁、铝、钙的制剂也可致便秘。有些人滥用泻药，引起肠道的敏感性降低或产生对泻药的依赖性。

4. 依症用药

(1)慢性功能性便秘：可选服乳果糖，服后能显著降低老年人粪块嵌塞的发生率，口服每次10～20g，每日1次，或口服65%乳果糖糖浆剂(杜秘克)，每次10～40ml，最大剂量为每日60ml；或酚酞(果导)片每次0.1～0.2g。

欧车前亲水胶为容积性泻药，在肠道内可吸附液体，使粪便软化容易排出，成人每次6g(1包)，1日1～3次；6～12岁儿童每次3g，每日1～3次，用水300ml搅匀。

(2)急、慢性或习惯性便秘：可选比沙可定(便塞停)，通过与肠黏膜接触，刺激肠壁的感受神经末梢，引起肠反射性蠕动增强而导致排便，产生柔软而成形的粪便。每次5～10mg，睡前整片吞服，但在服后6～12小时才生效。

(3)低张力性便秘：可使用甘油栓，能润滑并刺激肠壁，软化大便，使粪便易于排出，其作用温和。每次1枚塞入肛门，每日1～2次，多于给药后30分钟见效；或与山梨醇混合制成灌肠剂(开塞露)，即有润滑作用，可刺激直肠肠壁，反射性地引起排便，尤其适用于儿童及年老体弱者。成人每次20ml；儿童每次5～10ml，由肛门注入。

(4)急性便秘：硫酸镁为容积性泻药，其作用强烈，排出大量水样便。既可单独使用，又可与山梨醇或甘油配伍。成人每次5～20g；儿童每次每周岁1g。同时应大量饮水。

(5)痉挛性便秘：可选聚乙二醇粉(福松)，服后易溶于水而形成黏性的胶浆，能润滑肠壁，软化大便和调节稠度，使粪便易于排出。不良反应少，刺激性小。口服成人每次1～2袋，每袋10g溶于水后服用。

5. 便秘宜选的中成药　中医学将便秘分为热秘和虚秘。热秘者特点是大便干结、形如羊屎、小便短赤、精神疲倦，或腹胀腹痛、口干口臭、舌红苔黄燥。治疗宜清热润肠，多服用五仁润肠丸、麻仁润肠丸或十五制清宁丸，每次1～2丸，每日2次。

虚秘者有气虚、血虚和肾虚之分，气虚者粪便并不干硬，但排便困难、便后乏力、舌淡苔薄白；血虚者粪便秘结、头晕目眩、心悸、舌色淡白，可试用五仁润肠丸；肾虚者大便秘结、小便清长、腰膝酸软、耳鸣心慌，可口服苁蓉口服液，每次 10ml，每日 1 次，睡前或清晨服用。

对习惯性或产后便秘可选常通舒冲剂，每次 20g，每日 2 次。

6. 药膳与食疗

(1)香菇桃仁汤：香菇 500g，仙桃仁 200g，鸡汤 550ml，食盐、料酒、湿淀粉、白糖各适量。仙桃仁上锅蒸熟备用。鸡汤中加食盐、料酒、白糖，煮沸，再加入熟桃仁和泡发香菇共煮熟，用湿淀粉勾芡可以佐餐食用。它具有润肠通便的功效。适用于便秘症。

(2)五仁粥：芝麻、松子仁、核桃仁、桃仁（去皮、尖，炒）、甜杏仁各 10g，粳米 200g，白糖适量。将五仁混合捱碎，入粳米共煮成稀粥。食用时加白糖，每日早、晚服用。它具有滋养肝肾，润燥滑肠的功效。适用于中老年气血亏虚引起的习惯性便秘症。

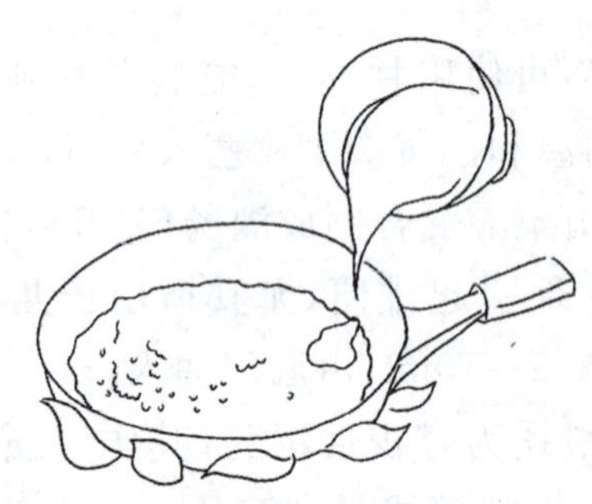

(3)松仁粥：松子仁 15g，粳米 30g。先煮粳米为粥，后将松子仁和水研末作膏，入粥内，煮 2～3 沸即可空腹食，每日 3 次。此粥润肠通便。适用于老年气血不足或热病伤津引起的便秘症。

(4)姜汁猪血菠菜：菠菜 300g，姜 25g，猪血 100g，酱油 15ml，香油 3ml，食盐 2g，醋、味精、花椒油各少许。将菠菜带根洗净，切成约 5 厘米长的段，于沸水中焯 2 分钟后取出，沥去水分，装盘抖散；猪血洗净、切片后先入热油锅爆炒，熟后取出与菠菜混匀；姜去皮，洗净后捣烂取汁，待菠菜、猪血凉后加入姜汁和其他调料即可佐餐食。有生津补血，降血压，

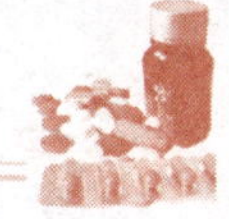

通肠利便的作用。适用于老年性便秘、痔疮、高血压及酒精中毒等症。

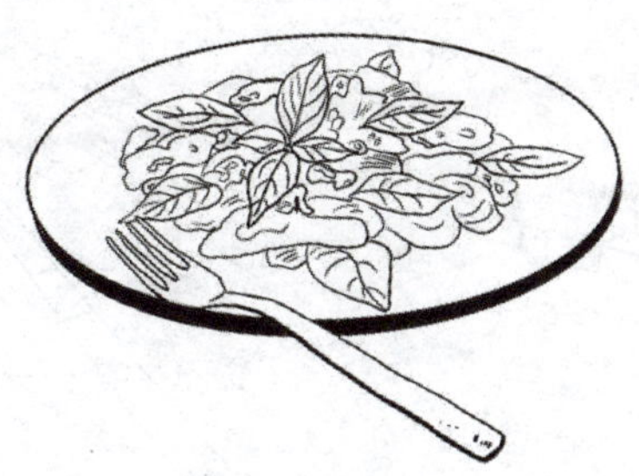

(5)荸荠豆豉青豆:荸荠 500g,豆豉、青豆、姜末、植物油、清汤、料酒、食盐、味精各适量。将荸荠去皮,锅中放植物油烧热,煸炒姜末,先炒豆豉、青豆,然后放入荸荠、料酒、食盐、清汤,烧10分钟左右,放味精即可佐餐食。有清热化痰,解酒消积,开胃消食的作用。适用于口干咽痛、消化不良、大便干结、小便不利、痔疮、高血压等症。

7. 注意事项

(1)多吃蔬菜、水果等含纤维素比较多的食物,少吃辛热的食物和烟酒。

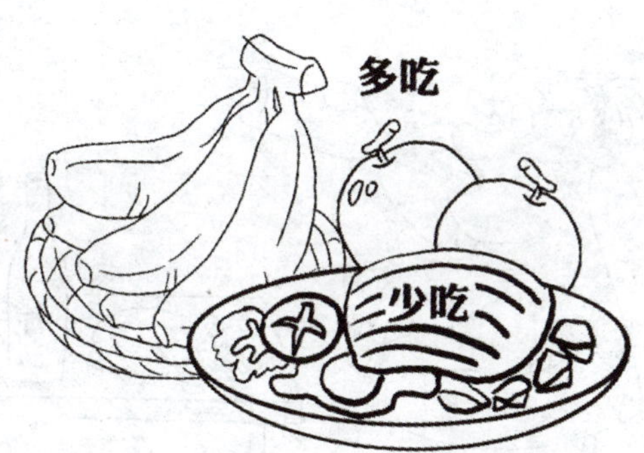

(2)保持心情舒畅,规律生活,养成每天定时大便的习惯,不管是否能解出大便,都要定时上厕所,以便建立良好的排便反射。

(3)适当参加体育锻炼或者体力劳动,加强腹肌锻炼,按摩腹部,促进胃肠蠕动,有助于促进排便。

(4)若经自我治疗效果不好,有病情加重趋势,应及时到医院就医。

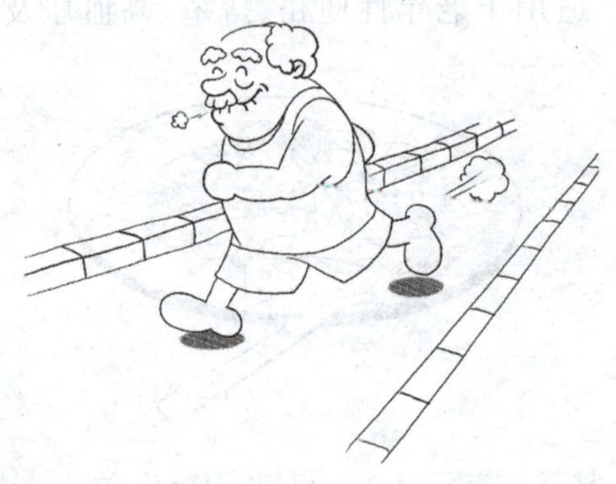

(十)消化不良

消化不良是消化系统最常见的症状,很多疾病都可以导致消化不良症状的发生。

1. 病　因

(1)慢性持续性的消化不良主要有慢性胃炎(萎缩性胃炎)、胃、十二指肠溃疡、慢性十二指肠炎、慢性胆囊炎、慢性胰腺炎等。

(2)偶然的消化不良可能与进食过饱、进食油腻食物、饮酒过量有关。

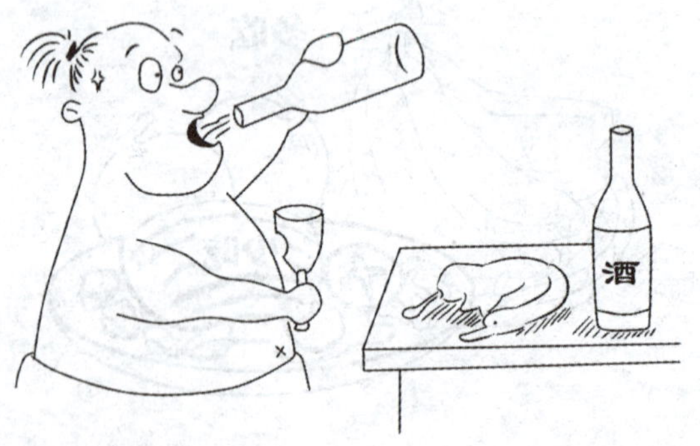

(3)服药影响食欲,如阿司匹林、红霉素、头孢羟氨苄等。

(4)精神因素也可能会影响消化功能。

(5)胃肠动力不足。老年人由于年龄增大而胃肠动力降低,食物在胃内停留时间过长,胃内容物排空的速度缓慢,也会发生功能性消化不良。

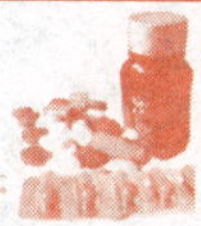

(6)全身性疾病在胃肠方面的表现，如感染、月经期、儿童缺乏锌元素、发热、食物中毒、尿毒症、贫血、甲状腺功能减低、恶性肿瘤（尤其在进行化疗、放疗）及慢性肝炎等消耗性疾病。

2. 症　状

(1)进食或食后有腹部不适、腹胀、嗳气、上腹部或胸部钝痛或烧灼样痛、恶心，并常常伴有舌苔厚腻及上腹深压痛。

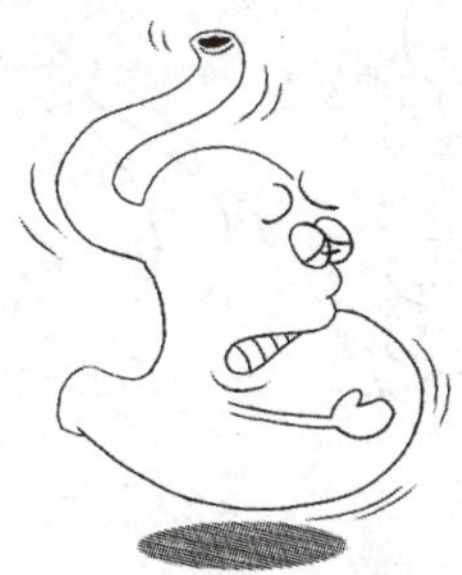

(2)进食、运动或平卧后上腹正中有烧灼感或反酸，并可延伸直至咽喉部。

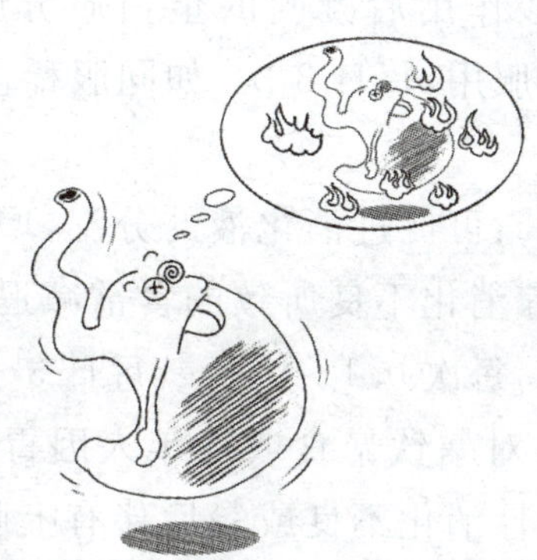

(3)食欲缺乏，对油腻的食品尤为反感。

(4)经常感觉饱胀或有胃肠胀气感，打嗝、排气增多，有时可出现轻度腹泻。

3. 依症用药

(1)增加食欲药：对食欲缺乏者可服用增加食欲药，如维生素 B_1、维生素 B_6，每次 10mg，每日 3 次；或口服干酵母片，每次 0.5～2g，每日 3～4 次。

(2)助消化药:胰酶可促进蛋白质和淀粉的消化,对脂肪亦有一定的帮助消化作用,对胰腺外分泌功能不足或由于胃肠、肝胆疾病引起的消化酶不足者可选用,成人每次 0.3～1g,5 岁以上儿童每次 0.3g,每日 3 次,餐前或进餐时服用。

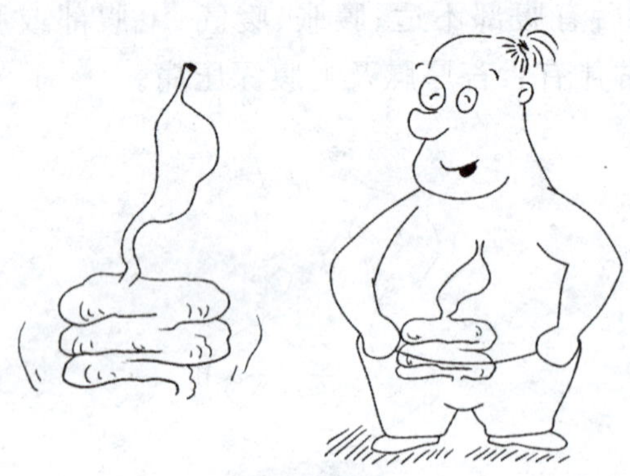

对偶然性消化不良或进食蛋白食物过多者,可选乳酶生(表飞鸣),每次 0.3～1g,每日 3 次。

胃蛋白酶能使胃酸作用后凝固的蛋白质分解,成为蛋白胶,每次 0.3～0.6g,餐时或餐前服用,每日 3 次,如同服稀盐酸 0.5～2ml 则作用更强。

(3)促消化液分泌药:可促进消化液的分泌,增强消化酶的活性和调整胃肠功能,可用于治疗消化不良所致的食欲减退、腹胀、嗳气。可选用的药有卡尼汀(康胃素),每次 0.1～0.15g,每日 3～4 次,连续 3～30 天。

(4)促胃肠动力药:对暴饮暴食或老年人因胃肠功能障碍引起的恶心、呕吐;或对中度功能性消化不良或餐后伴有上腹痛、上腹胀、嗳气、烧心感、恶心、呕吐、早饱症状者可选用多潘立酮(吗丁啉)片,口服每次 10～20mg,每日 3 次,于餐前 1 小时服用。其增加胃肠平滑肌张力及蠕动,增加胃排空速率,消化和推进食物,促进食物及胃肠道气体的排出。

对早饱、上腹胀者,可选用莫沙必利(贝络纳)、依托必利(瑞复啉),增强胃肠道运动,改善功能性消化不良症状。分别每次 5mg 或 50mg,1 日 3 次,餐前服用。

(5)对合并精神焦虑者,必要时可口服镇静药地西泮(安定),每次

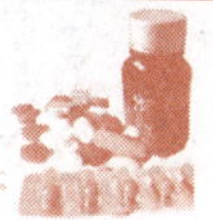

2.5～5mg。

4. 消化不良宜选的中成药 传统的中成药分为消食导滞药，消痞化积药两大类。

(1)消食导滞药：适用于伤食停积，消化不良。因暴饮暴食，或小儿乳食不知自己节制，致使脾胃受损，运化功能失调，造成食停胃脘，蓄积不化。

症状可见不思饮食，胸脘痞闷，嗳气吞酸，腹痛腹泻等。常用化食中成药如神曲茶、加味保和丸、大山楂丸。

因食滞日久兼有脾虚，苔腻微黄，脉象虚弱。治疗宜消补兼施，健脾养胃，佐以导滞，如香砂养胃丸、香砂枳术丸、香砂平胃颗粒。

(2)消痞化积药：适用于饮食停滞，气机壅阻所致的痞满等症。因饮食不节，积滞内停，阻塞胃肠气机，则生湿热，大肠传导不利，寒热痰食与气血相结。

症状可见胸脘痞闷，两胁胀痛，腹中结块，体倦食少等。可服用木香顺气丸、养胃舒胶囊、六味安消散(胶囊)等。

对慢性胃炎、胃溃疡、十二指肠炎伴有腹痛者，可口服气滞胃痛冲剂、胃舒冲剂；对功能性消化不良，痛秘型肠易激综合征(腹痛、便秘、腹胀、腹泻)者，可服六味安消胶囊，每次 3～6 粒，每日 2～3 次。

5. 药膳与食疗

(1)大麦茶：大麦茶 30g，水煎服。消食化积。本方适用于米食积滞。

(2)胡萝卜茶：胡萝卜 50g，茶叶 10g。胡萝卜与茶叶煎水服。理气消食。

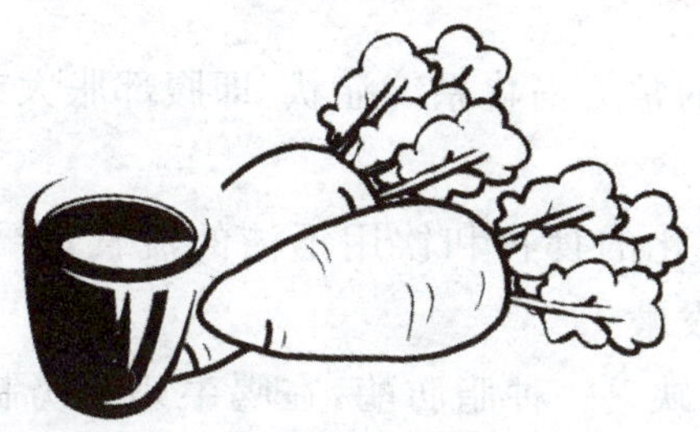

(3)佛手姜汤：佛手 10g，姜 6g，白糖适量。先将姜、佛手放入砂锅中加水煎煮，去渣后加入白糖，代茶频饮。有理气宽胸，和胃止呕的作用。

适用于肝胃不和所致的胸脘堵闷，呕逆时作，纳食不香等症。

(4)鸡内金汤：鸡内金100g，晒干研碎过筛，每次3g，用米汤冲服，每天2次。可治消化不良、食积等症。

(5)消食散：谷芽、山楂、槟榔、枳壳各等份。共研细末，每次服3～5g，每日3次。具有理气消食，健脾开胃的作用。适用于食积气滞，消化不良，脘腹胀满，腹泻便溏等症。

(6)三鲜消滞饮：鲜山楂20g，鲜萝卜30g，鲜青橘皮6g，冰糖适量。将鲜山楂、鲜萝卜、鲜青橘皮洗净，切丝，放入锅中加水适量，用旺火煮开后改用文火煨半小时，然后用干净纱布过滤，弃渣取汁后，加入冰糖继续煮沸即成。每次20～30ml，每日3次，连饮3日为1个疗程。功效健脾行气，开胃，助消化，散结消滞。适用于积滞伤脾型疳积症。

(7)芦荟汁：1/4杯，空腹饮用，早晨起床及睡前各1杯。对胃灼热及其他消化道疾病有益。

6. 注意事项

(1)生活要规律，定时入睡，做好自我心理调整，控制不良情绪。

(2)戒烟酒，避免食用有刺激性的辛辣食物及生冷食物，用餐不宜过饱。

(3)经常有饱胀感或有胃肠胀气感，打嗝、排气增多，有时出现轻度腹泻等症状，应到医院进行检查，确诊胃不适是否与糖尿病或甲状腺功能低下有关。

(十一)腹　胀

腹胀是临床上的常见消化系统症状，即腹部胀大或胀满不适。

1. 病　因

(1)进食不易消化的食物和饮用不洁的流食，导致消化和胃肠功能不良或食物的过度发酵。

(2)部分人体内缺乏一种脂肪酶，在喝牛奶或奶制品后，不能消化奶中的糖而引起腹胀，或食用糖类(豆类、豆制品、谷物、菜花)食物和饮用大量产气的饮料(如碳酸汽水)。

(3)体内吸收功能障碍，如腹胀伴有体重减轻和排有恶臭的气体；当

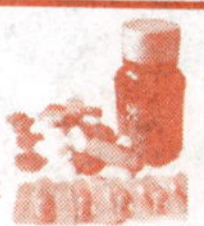

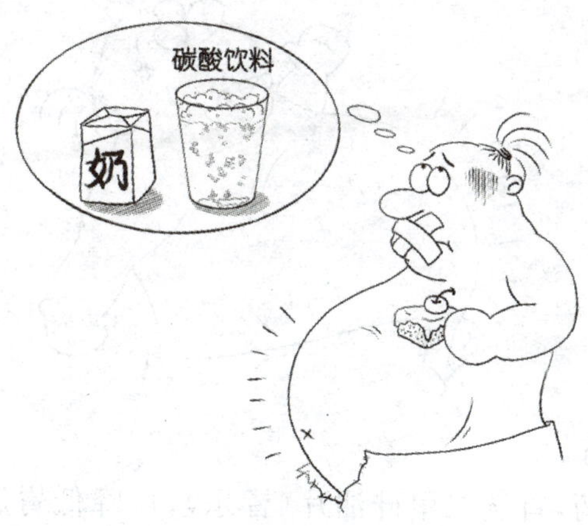

患有肝炎、肝硬化、腹膜炎、肿瘤及神经官能症，也可使腹腔积液或积气引起腹胀。

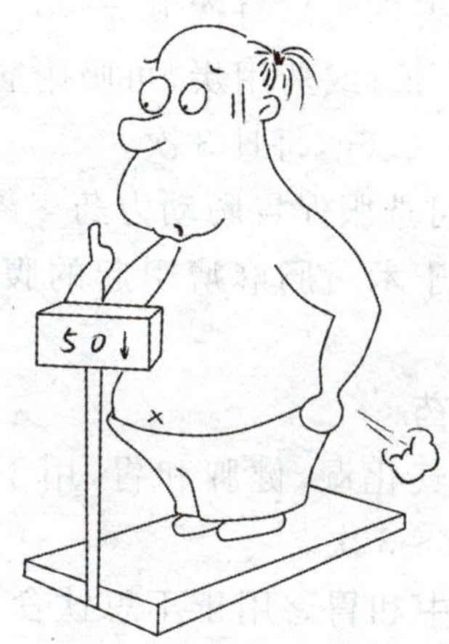

(4)高脂肪食物虽不会产生更多的气体，但可延缓胃肠的排空速度，也会诱发腹胀。

2. 症状　腹部有膨胀感、疼痛、憋得慌，腹部变大，叩之呈鼓音，有腹鸣，爱打嗝或排气，严重时使人心慌意乱。

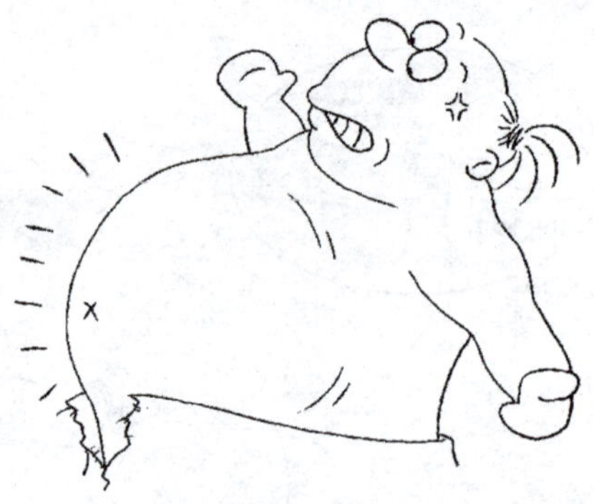

3. 依症用药

(1)腹胀用药,首选二甲硅油片(皆乐),可降低胃肠内气体微泡的张力,消除肠道中的泡沫,帮助排出气体,成人每次50～75mg,每日3次,餐前或睡前服;或口服消胀片(每片含二甲硅油25 mg,氢氧化铝40mg),每次1～2片,每日3次。

(2)可选服乳酶生(表飞明),每次0.5～0.9g,每日3次,可分解糖类,抑制肠内产气菌的生长;或药用炭,可吸附肠内的大量气体,成人每次1～3g,儿童每次0.3～0.6g,每日3次。

(3)胃肠动力不佳,可选服促胃肠动力药多潘立酮(吗丁啉),可增加肠蠕动,促进排气,多用于术后肠麻痹引起的腹胀。每次10mg,每日3次,餐前服用。

4. 腹胀宜选的中成药

(1)木香顺气丸:行气化湿,健脾和胃,用于脘腹胀满、恶心、嗳气。口服,每次6～9g,每日2～3次。

(2)香砂养胃丸:温中和胃。用于不思饮食,胃脘胀满或吞吐酸水。口服,每次9g,每日2次。

(3)保济丸:有消食导滞作用,可治疗胃腹胀满、口臭、打嗝有腐败味、放屁多、舌苔厚腻等。口服,每次1～2瓶(每瓶1.85g),每日3次。

(4)柴胡舒肝丸:疏肝理气,消胀止痛,用于治疗气郁不适,胸胁胀闷,不思饮食,呕吐酸水。口服,每次1丸,每日2次。

5. 药膳与食疗

(1)消胀健胃粥:取砂仁5g,陈皮10g,枳壳10g,佛手10g。以上4种

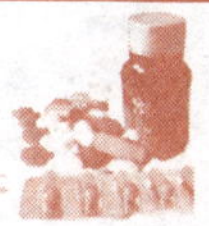

中药水煎取汁，并过滤药渣，再加入白米100～150g和适量的水，熬煮成粥，一天内分2～3次服完。

(2)消胀饮料：取陈皮10g，玫瑰花5g，加热开水充泡，当饮料喝，有消除胀气的功效。

(3)砂仁鲫鱼汤：砂仁3g，鲫鱼1尾，葱、姜、食盐各适量。将鱼去鳞、鳃、内脏，洗净；将砂仁洗净，塞入鱼腹中；鱼置于锅中，加水适量，大火煮开后用小火炖至鱼熟，加调料焖数分钟，食肉饮汤。行气利水，健脾燥湿。适用于由脾胃虚弱引起的食少腹胀，泄泻、腹痛等症。

(4)参芪鸽肉汤：党参20g，黄芪20g，山药10g，净白鸽1只，食盐、调料各适量。将鸽肉切块，放砂锅中，加党参、黄芪、山药、食盐、调料和适量水，文炖煮50分钟，闷熟后饮汤食肉，隔日1次，连用10天。益气健脾，补中和胃。适用于脾胃气虚所至纳食不振，食后腹胀等症。

(5)夏朴蜜汁：半夏6g，厚朴6g，蜂蜜适量。将半夏、厚朴煎取药汁，然后加入蜂蜜和开水服用，每日服1次。适用于烦躁不安，脘腹胀满等症。

6. 注意事项

(1)少吃产气多的食物，如蔬菜中的卷心菜、芹菜、韭菜、菠菜和豆类。

(2)多吃些顺气食物，如萝卜、茴香、藕、山楂、槟榔等。

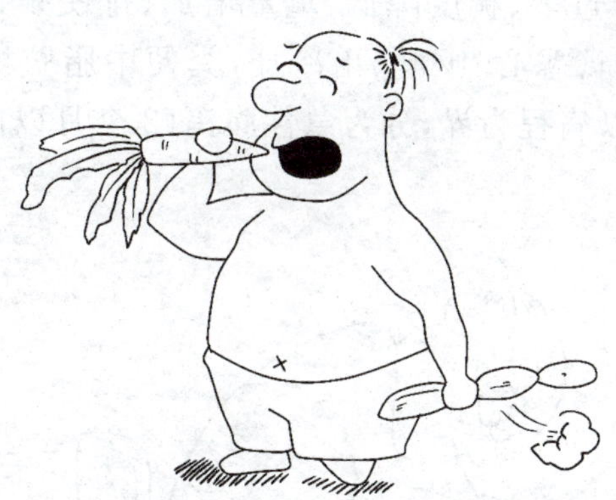

(3)饮料也可顺气，如啤酒，喝啤酒能开胃顺气，但不能过量饮用；沏茶时放几瓣玫瑰花可顺气，也可单独泡玫瑰花喝。不要喝含碳酸气体的饮料。

(4)若经自我治疗效果不好，有病情加重趋势，应及时到医院就医。

(十二)腹　泻

腹泻俗称“拉稀”，如排便在1日内超过3次，或粪便中脂肪成分增多或带有未消化的食物、脓血者则称为腹泻。

1. 病　因

(1)感染性腹泻：多由细菌(沙门菌属、副溶血弧菌、金葡球菌、大肠埃希菌、痢疾杆菌)、真菌(肠念珠菌)、病毒(轮状病毒、柯萨奇病毒)、寄生虫(阿米巴、血吸虫、梨鞭毛虫)感染或集体食物中毒而造成。

(2)炎症性肠病：由直肠或结肠溃疡、肿瘤或炎症引起。

(3)消化性腹泻：由消化不良、吸收不良或暴饮暴食而引起。

(4)激惹性或旅行者腹泻：常由外界的各种刺激所致，如受寒、水土不服，过食海鲜、油腻或辛辣食物刺激等。

(5)功能性腹泻：由精神紧张、情绪激动、受惊害怕、结肠过敏等因素引起。

(6)菌群失调性腹泻：由于肠道正常细菌的生长和数量或比例失去平衡所致，一般多因长期口服广谱抗生素、糖皮质激素而诱发。

2. 症状　腹泻是由于肠蠕动亢进或肠管内的水分吸收减退而引起。其特征为粪便水分过多、稠度降低、重量增加、排便频繁，严重者可发生水泻，同时伴有腹痛、恶心、呕吐、出冷汗，粪便中脂肪增多，或带有未消化的食物、脓血。以病程为界，分为急性腹泻(2个月以内)和慢性腹泻(2个月以上)。

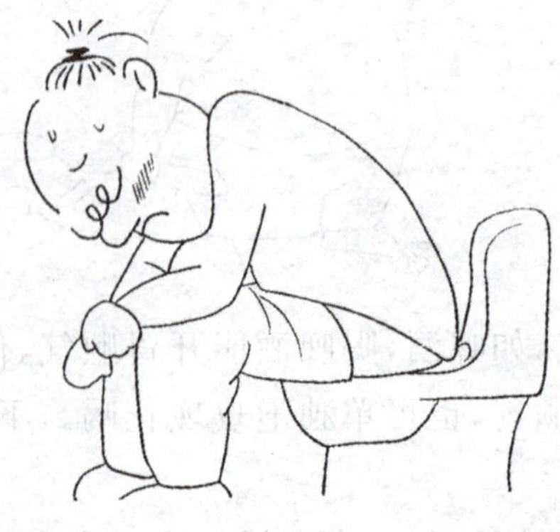

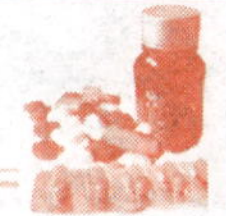

在粪便的性状上各种腹泻也表现不尽相同：

(1)粪便呈稀薄水样且量多，为小肠性腹泻。

(2)脓血便或黏液便见于细菌性痢疾。

(3)暗红色果酱样便见于阿米巴痢疾。

(4)血水或洗肉水样便见于嗜盐菌性食物中毒、急性出血坏死性肠炎。

(5)黄水样便见于沙门菌属或金葡菌性食物中毒。

(6)米泔水样便见于霍乱或副霍乱。

(7)脂肪泻和白陶土色便见于肠道阻塞、吸收不良综合征。

(8)黄绿色便混有奶瓣便见于儿童消化不良。

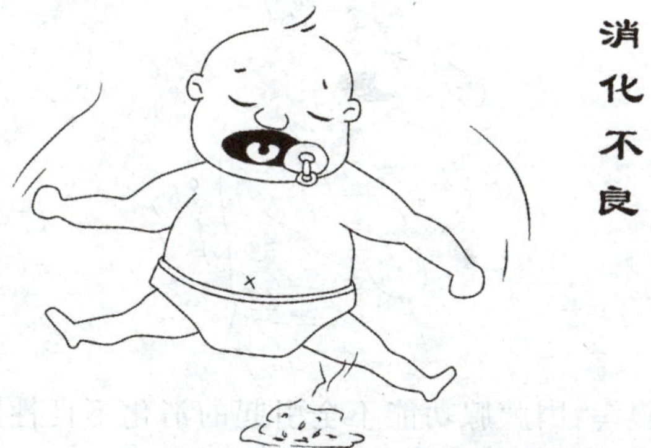

(9)激惹性腹泻时多为水便，伴有粪便的颗粒，下泻急促，同时腹部有肠鸣音(咕噜声)、腹痛剧烈难以忍受。

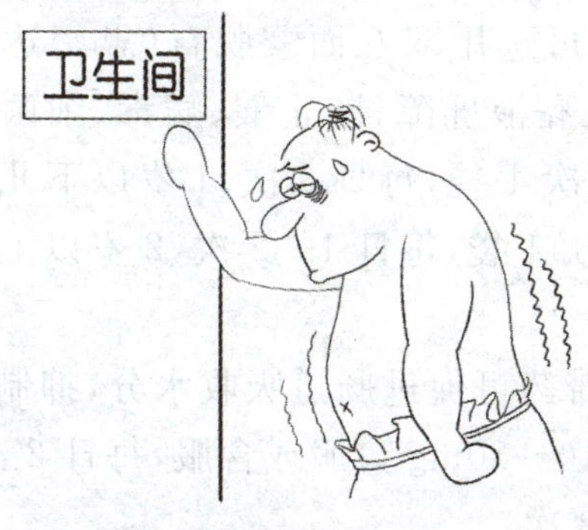

3. 依症用药

(1)感染性腹泻:对由细菌感染引起的急性腹泻,首选抗菌药物,如庆大霉素、左氧氟沙星(利复星)、氧氟沙星(奥复星)、环丙沙星(特美力)、头孢呋辛等。

对轻度急性腹泻者应首选小檗碱,口服成人每次 0.1～0.4g,每日 3 次。或口服药用炭或鞣酸蛋白,前者吸附肠道内气体、细菌和毒素;后者可减轻炎症,保护肠道黏膜。药用炭成人每次 1～3g,儿童每次 0.3～0.6g,每日 3 次,餐前服用;鞣酸蛋白每次 1～2g,每日 3 次。1 岁以下儿童每次 0.125～0.2g,2～7 岁每次 0.2～0.5g,每日 3 次,空腹服用。

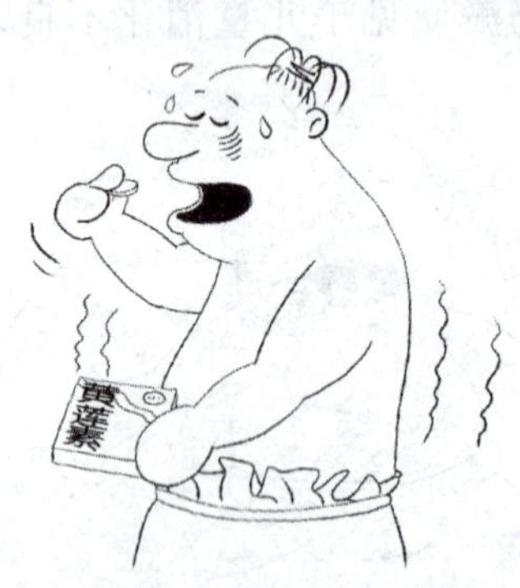

(2)消化性腹泻:因胰腺功能不全引起的消化不良性腹泻,应服用胰酶;对摄食脂肪过多者,可服用胰酶和弱碱(碳酸氢钠);对摄食蛋白而致消化不良者,宜服胃蛋白酶;对伴腹胀者,可应用乳酶生或二甲硅油(消胀片)。

(3)激惹性腹泻:可选用双八面蒙脱石(思密达),其覆盖消化道,与黏膜蛋白结合后增强黏液屏障,防止酸、病毒、细菌、毒素对消化道黏膜的侵害,口服,成人每次 1 袋,每日 3 次;1 岁以下儿童每日 1 袋,分 2 次给予,1～2 岁儿童每次 1 袋,每日 1～2 次,2 岁以上儿童每次 1 袋,每日 2～3 次。

此外,钙通道阻滞药可促进肠道吸收水分,抑制胃肠运动和收缩,可选用硝苯地平,每次 10～20mg 口服或含服,每日 2 次;或匹维溴胺(得舒特)每次 50mg,每日 3 次。

(4)病毒性腹泻:此时应用抗生素或微生态制剂无效,可选用抗病毒

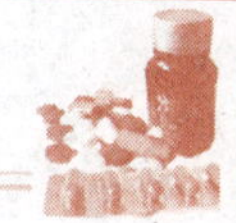

药，如阿昔洛韦（舒维疗）、法昔洛韦（凡乐）。

（5）菌群失调性腹泻：可补充微生态制剂，如复方嗜酸乳杆菌片（乳杆菌）、双歧三联活菌胶囊（培菲康）等，维持肠道正常菌群的平衡，达到止泻的目的。

（6）对腹痛较重或反复呕吐腹泻者：及时适当地补充液体；腹痛剧烈时可服山莨菪碱片，每次 5mg，痛时服或每日 3 次；或口服颠茄片，每次 8～16mg。

（7）急性或慢性腹泻：洛哌丁胺（易蒙停、罗宝迈）可抑制肠蠕动，延长肠内容物的滞留时间，抑制大便失禁和便急，减少排便次数，增加大便的稠度。用于急性腹泻，初始量成人每次 2～4mg，儿童 2mg，以后于每次不成形便后服 2mg；用于慢性腹泻，初始量每次 4mg，儿童 2mg。

4. 腹泻宜选的中成药 中医学认为腹泻分为食滞胃肠型、脾肾亏损型、胃肠湿热型腹泻，在临床表现和选药有所不同。

（1）食滞胃肠型：患者腹部胀痛、大便臭似败卵，腹泻后可稍减轻，不思饮食、嗳气、呕吐酸水。可选用加味保和丸、克泻胶囊、胃立康片、资生丸等。

（2）脾肾亏损型：症见大便稀薄，夹带有不消化的食物，稍吃油腻食物就使大便次数增多，疲乏无力。可选服人参健脾丸、补中益气丸、固本益肠片。

（3）大肠湿热型：多数患者在腹痛时就要泻，大便急迫、便色黄褐、味臭、肛门有烧灼感，同时伴随发热。可用葛根芩连片、香连片、温中止泻丸、萸连片。

5. 药膳与食疗

（1）补充矿物质：服用海带粉胶囊，每天 5 粒，或食用海带汤以补充矿物质。每天服用 100mg 钾以补充流失的钾。

（2）补充钙和维生素 D：每日 1 500mg。补充流失的钙质，帮助粪便成形。每日 400U 维生素 D，帮助钙吸收。

（3）用大蒜杀菌：可以在三餐时吃几瓣大蒜，它能预防和治疗细菌性腹泻。如不喜欢吃大蒜，可以选择服用蒜头胶囊，每日 3 次，每次 2 粒，也同样能起到杀菌的作用。

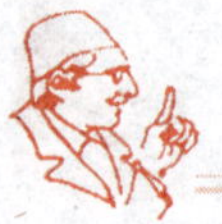

（4）喝米汤：米汤有益于治疗腹泻，用 3 杯水加半杯糙米煮 45 分钟，过滤后每天喝 3 碗。同时，吃米饭也可帮助粪便形成，并提供 B 族维生素。

6. 注意事项

（1）对由天气寒冷和各种刺激所导致的激惹性腹泻，应注意腹部保暖。

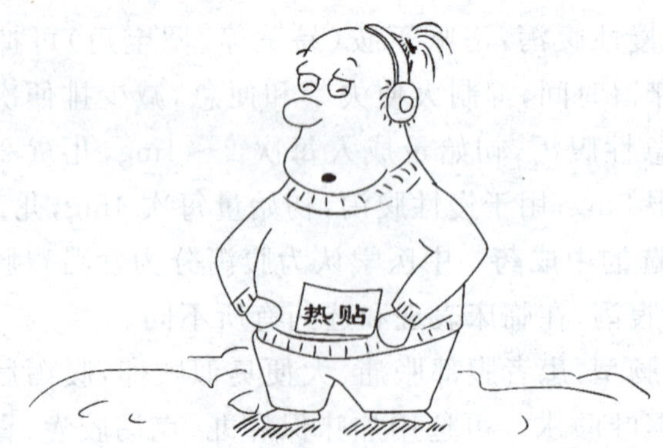

（2）控制饮食，少食生冷、油腻、辛辣食物。

（3）如是病毒引起的腹泻，要给患者吃些容易消化吸收的清淡食物，如面条、米粥等。

（4）如经药物治疗腹泻不止，或仍有间断脓血便，需到医院做进一步检查。

（十三）慢性胃炎

1. 病因　慢性胃炎是指由各种原因引起的胃黏膜炎症，包括幽门螺杆菌（Hp）感染、胆汁反流、药物刺激、不良习惯及自身免疫反应，主要症状有上腹部饱胀不适、无规律性腹痛、嗳气、反酸、呕吐等。治疗慢性胃炎，以药物治疗为主。

2. 症状　大多数病人常无症状或有程度不同的消化不良症状，如上腹隐痛、食欲缺乏、餐后饱胀、反酸等。萎缩性胃炎患者可有贫血、消瘦、舌炎、腹泻等，个别病人伴黏膜糜烂者上腹痛较明显，并可有出血。

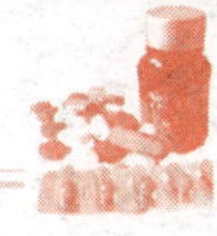

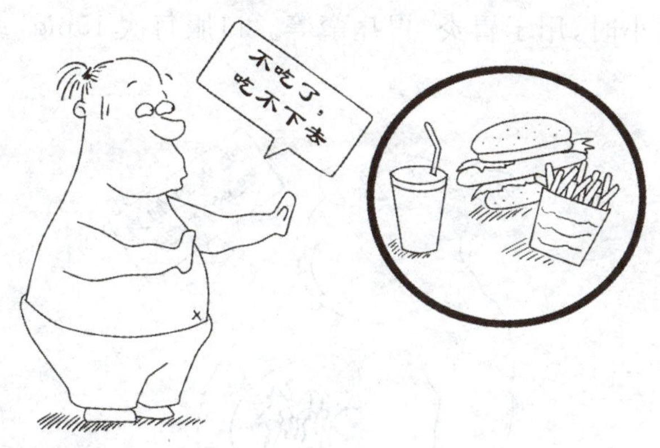

3. 依症用药

(1)胃黏膜保护药：幽门螺杆菌感染引发的胃炎，有效根治细菌可以明显减轻症状，慢性胃炎是一种胃黏膜损害，所以治胃病一定要保护好胃黏膜。胃黏膜保护药能够维护、加强与促进胃黏膜的保护机制，下面介绍几种最常用、疗效较可靠的胃黏膜保护药。

①硫糖铝。常用量1g，每日3～4次，餐前及睡前服用。此药不宜与雷尼替丁、西咪替丁(甲氰咪胍)、奥美拉唑、多酶片等同服，必要时应间隔半小时以上服用。

②胶态铋制剂。如枸橼酸二钾铋、果胶铋。常用量每次1克，每日4次。前3次饭前半小时服，第四次晚餐后2小时服。1个疗程28天，连用时应间隔1周以上。服用期间大便及舌苔会发黑，停药后消失。服药时不能进食高蛋白饮食和抗酸药，以免减弱疗效。

③麦滋林。常用剂量为每次0.67～1.34g，每日3次，餐后服。少数人有恶心、便秘等不适症状。

④氢氧化铝凝胶或铝碳酸镁制剂。每次15mg，每日3次，餐前服。胃痛剧烈患者可加服普鲁卡因镇痛。此药不宜用于有胃出血的患者和肾功能不全的患者，不宜与四环素类、喹诺酮类同用。

(2)胃肠解痉药：胃炎有许多症状，对于早饱、腹胀、反酸的患者，可用胃肠解痉药。胃肠解痉药是从植物中提取的或人工合成的，其能解除胃肠痉挛，松弛平滑肌，缓解胃腹的阵发性疼痛。

①溴丙胺太林(普鲁本辛)：解除胃肠痉挛及抑制胃酸分泌的作用较

强，可持续 6 小时，用于胃炎、胃痉挛等。口服每次 15mg，每日 3 次，餐前或睡前服。

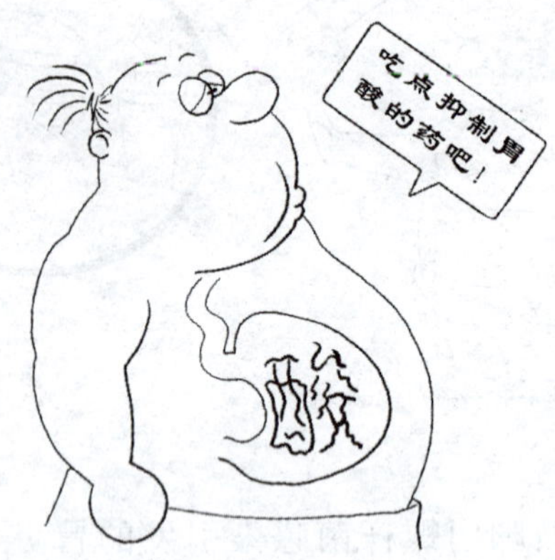

②氢溴酸山莨菪碱片(654-2)：能使痉挛的平滑肌松弛，缓解胃肠绞痛。口服每次 5mg，痛时服或每日 3 次。

③颠茄流浸膏(颠茄片)：解除平滑肌痉挛，抑制腺体分泌，常用于胃肠痉挛引起的疼痛。口服一次 8～16mg，每日 2～3 次。

④盐酸哌仑西平片(胃见痊、必舒胃)：能抑制胃酸的分泌，减少胃蛋白酶的分泌，其抗平滑肌痉挛的作用强，可用于胃腹疼痛，急、慢性胃、十二指肠溃疡。口服每次 25～50mg，每日 2～3 次，于餐前 30 分钟服用。

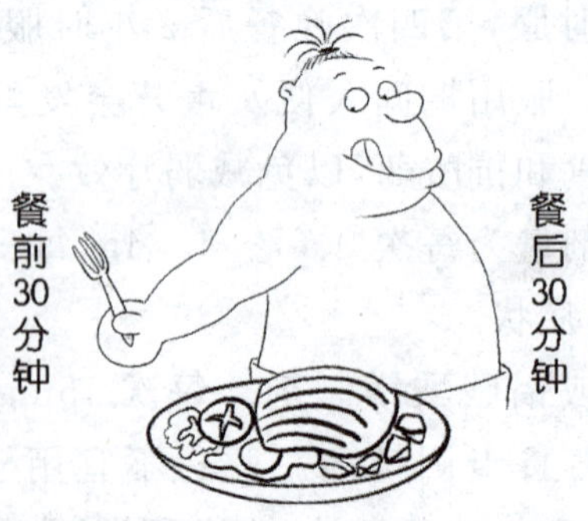

⑤雷尼替丁(善胃得、瑞宁)的抗胃酸分泌作用较西咪替丁强 4～13 倍，药效维持 12 小时，可抑制夜间和食物激发的胃液分泌。每次 150mg，每日 2 次。

⑥法莫替丁(高舒达、信法丁)可抑制胃酸在夜间的分泌，强度比西咪替丁大 32 倍，比雷尼替丁大 9 倍，维持时间长，口服每次 10～20mg，每

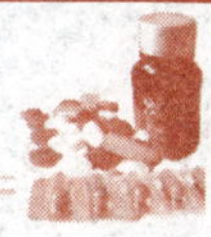

日不超过 40mg。

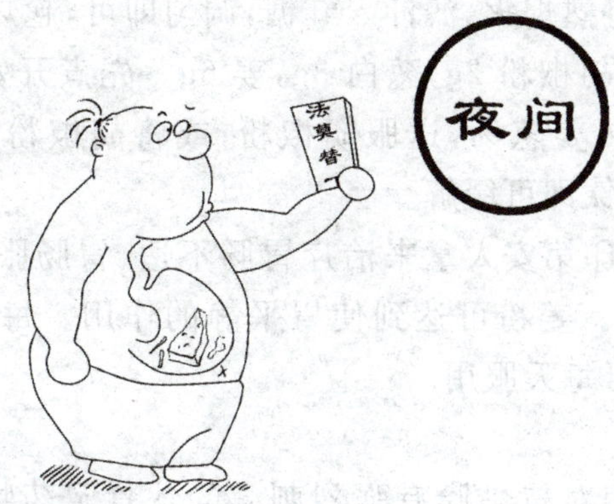

4. 慢性胃炎宜选的中成药

(1)脾胃虚寒型:症见有胃凉隐痛、空腹病重、喜温乐按、稍食疼痛减轻、食欲缺乏、怕冷、吐清水、大便稀者,可口服香砂养胃丸、温胃舒胶囊、柴芍六君丸、复方香砂颗粒、香砂和胃丸。

(2)饮食停滞型:由伤食停滞的胃痛、胃部饱满、嗳腐酸气、大便不畅者,可选用大山楂丸、加味保和丸。

(3)肝气犯胃型:对胃部胀痛、疼痛流窜到后背、气怒疼痛加重、经常嗳气、大便不畅者,可尝试服用加味左金丸、养胃舒胶囊、木香分气丸、气滞胃痛冲剂、胃苏冲剂、胃得安片等。

(4)寒邪客胃型:患者有胃凉暴痛、恶寒喜暖、得热痛减、遇寒痛增、喜饮热食等表现,可选丁桂温胃散、越鞠保和丸、神曲茶、沉香舒郁丸、开胸理气丸、安胃颗粒、香药胃安胶囊。

5. 药膳与食疗

(1)仙人掌猪肚汤:仙人掌 30～60g,猪肚 1 个。将仙人掌装入猪肚中,入锅加适量水,以文火炖至熟烂,饮汤,食猪肚。

(2)土豆粥:新鲜土豆(不去皮)250g,蜂蜜适量。将土豆洗净,切碎,用水煮至土豆成粥状即可。服用时可加蜂蜜,每日清晨空腹食用,连服 15 日。

(3)包心菜粥:包心菜 500g,粳米 50g。先将包心菜水煮半小时,捞出菜后,入粳米煮粥,温热服,每日服 2 次。

(4)桂皮山楂汤:山楂肉10g,红糖30g。先用水煎山楂肉15分钟,后入桂皮,待山楂肉将熟熄火,滤汁入红糖,调匀即可,趁热饮服。

(5)胡椒葱汤:胡椒粉2g,葱白3g,姜6g。先煮开水,下姜、葱白,煮沸而成姜葱汤;用热姜葱汤,送服胡椒粉,或将胡椒粉放入姜葱汤中即成。胃痛时将汤热饮即可缓解。

(6)姜粉:姜是印第安人拿来治疗胃肠不适、胃肠胀气和关节炎等发炎毛病的传统药方。姜粉可达到使胃平静的作用。每次服用的分量在1~2g,如有必要,可每天服用。

6. 注意事项

(1)患者忌服用对胃黏膜有强烈刺激的饮食及药物,如浓茶、烈酒、辛辣或水杨酸盐类药物,或进食时不充分咀嚼,粗糙食物反复损伤胃黏膜或过度吸烟。

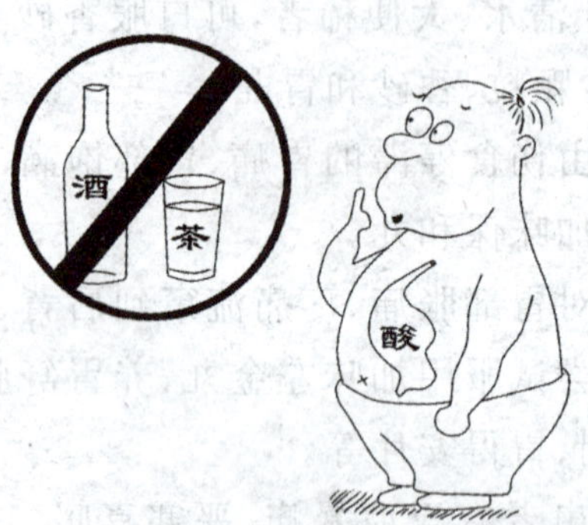

(2)胃肠解痉药除了能解除胃肠痉挛,松弛平滑肌缓解腹痛外,同时还可以抑制人体的多种腺体(汗腺、唾液腺、胃液)的分泌,因此服用后常出现轻度口干、口渴、面部潮红、视物模糊、排尿困难、便秘、心悸等不良反应,因此患者需要多喝水。

(3)胃肠解痉药对于青光眼及手术前患者应禁用;对哺乳期妇女和患有高血压病、心脏病、尿毒症、前列腺增生者慎用。

(4)在胃炎发作时,不提倡一有疼痛即吃药。因为一旦吃了胃肠解痉药解除平滑肌痉挛后,疼痛常会缓解,但同时可能掩盖了一些急性的腹部疾病,这对准确诊断病情有一定的阻碍作用。

(5)在服用胃肠解痉药一日之后,病情如未彻底缓解应及时去医院

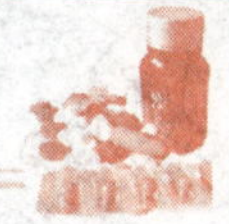

诊治，以免延误病情和治疗。

(6)若经自我治疗效果不好，有病情加重趋势，应及时到医院就医。

(十四)急性肠胃炎

急性肠胃炎是由于细菌性或非细菌性因素而导致胃肠黏膜损伤，出现的一系列炎症反应，本病常见于夏秋季。

1. 病因 肠胃炎是由饮食不当或吃入含菌及毒素或腐败变质食物所引起的急性炎症。一般由暴饮暴食或食入生冷腐馊、秽浊不洁的食品。

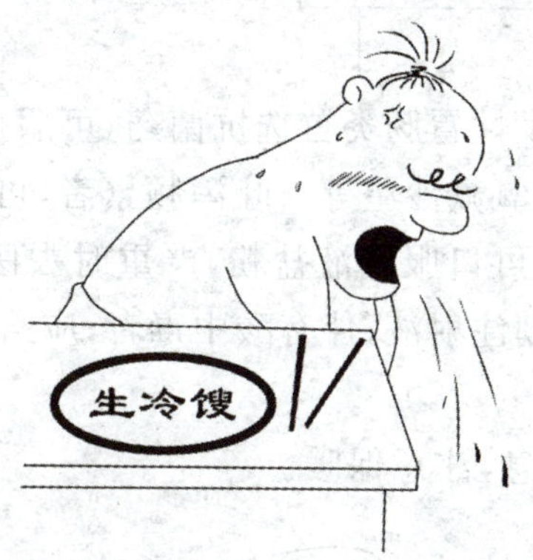

2. 症 状

(1)起病急，恶心、呕吐频繁，剧烈腹痛，频繁腹泻，多为水样便，可含有未消化食物，少量黏液，甚至血液等。

(2)常有发热、头痛、全身不适及程度不同的中毒症状。

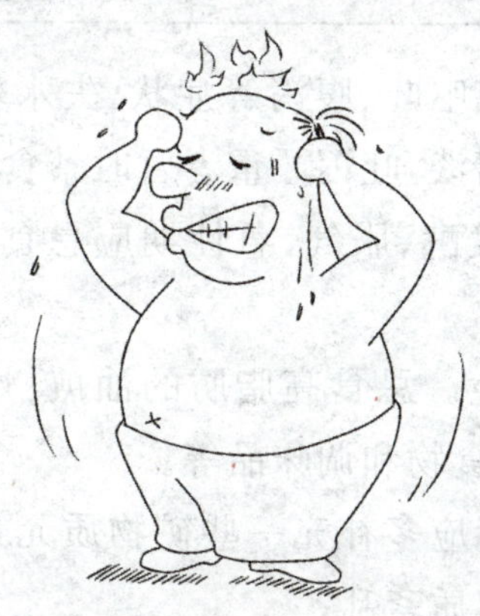

(3)呕吐、腹泻严重者,可有脱水、酸中毒,甚至休克等。

(4)体征不明显,上腹及脐周有压痛,无肌紧张及反跳痛,肠鸣音多亢进。

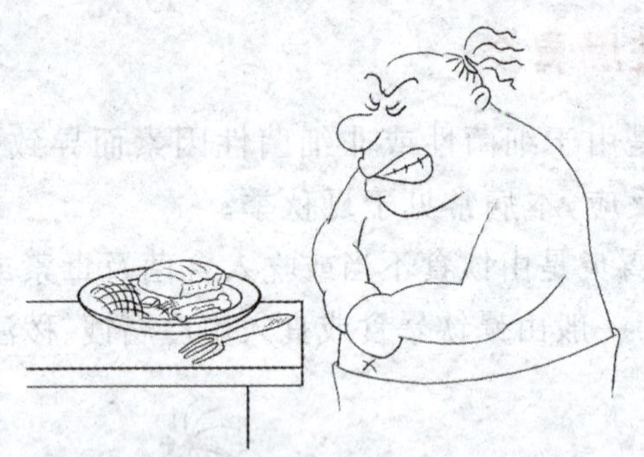

3. 依症用药 突发性胃肠炎首选抗菌药,可服用呋喃唑酮片、盐酸小檗碱片、诺氟沙星、或左氧氟沙星等。吐泻频繁者,可服用阿托品、颠茄、洛哌丁胺片;脱水明显时,可口服补液盐粉,严重时去医院静脉滴注0.9%氯化钠注射液、10%葡萄糖注射液;伴有酸中毒者,应给予5%碳酸氢钠液。

4. 注意事项

(1)患者要卧床休息,注意保暖。

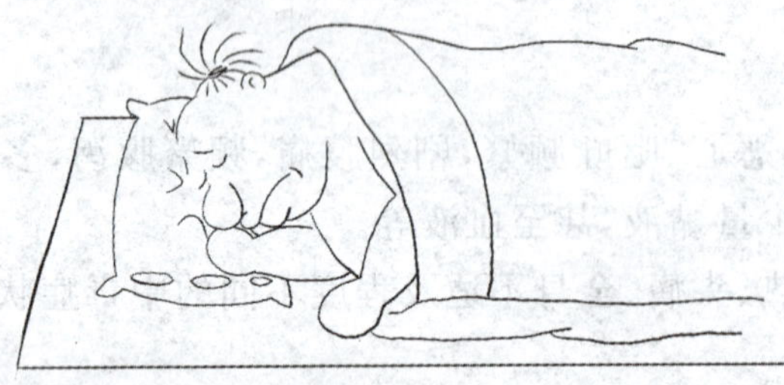

(2)急性期患者常有呕吐、腹泻等症状,失水较多,因此需补充液体,多饮水或果汁,饮食宜清淡,吐泻严重者暂时禁食。

(3)为避免胃肠道发酵、胀气,急性期应忌食牛肉等易产气食物,并尽量减少蔗糖的摄入。

(4)应注意饮食卫生。忌食高脂肪的油煎、炸及熏、腊的鱼肉,含纤维素较多的蔬菜、水果,食物和调味品等。

(5)急性胃肠炎患者应多补充一些矿物质元素,如钙、镁、钠等,以免体液丢失过多,造成电解质紊乱。

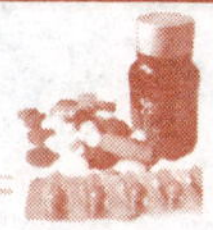

(6)若经自我治疗效果不好,有病情加重趋势,应及时到医院就医。

(十五)消化性溃疡

消化性溃疡,人们常称之为胃溃疡和十二指肠溃疡。

1. 症状 消化性溃疡是一个慢性过程,发作具有反复性,其缓解期与发作期交替;发作时疼痛有规律性,上腹痛可为隐痛、钝痛、饥饿样痛、胀痛、烧灼样痛,长期反复发作;疼痛多在精神紧张,饮食不当,秋、冬季气候变化等情况下发作;疼痛多有规律性,与饮食关系密切,如胃溃疡常在餐后0.5~1小时疼痛,持续1~2小时渐消失;十二指肠溃疡则在餐后2~3小时开始疼痛,持续至下次进餐才消失,或夜晚睡前疼痛。可伴有恶心、呕吐、反酸、嗳气、上腹部饱胀感、消化不良、贫血、消瘦等;发作期间上腹部常有局限性压痛,但无肌紧张。

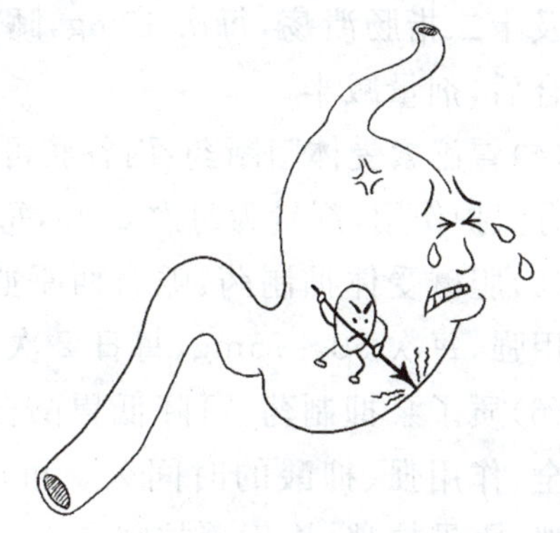

胃液分析可见十二指肠溃疡酸度增高,胃溃疡酸度可高可低,但多数正常;溃疡病活动阶段,隐血(潜血)试验多为阳性。

胃镜检查在病变处可见壁龛,黏膜纹向溃疡集中。幽门螺杆菌感染的诊断可通过胃镜取胃黏膜组织做组织学染色(银染法)、^{13}C尿素酶呼气试验、大便多肽检测法等,后两种方法可免做胃镜。

2. 依症用药 对消化性溃疡治疗的目的是:①缓解或消除症状。②治愈和加速创面愈合。③防止严重并发症(如胃和十二指肠出血、穿孔或梗阻)。④防止溃疡复发。

(1)解除平滑肌痉挛和镇痛:口服溴丙胺太林(普鲁本辛)每次15~30mg,每日3次;或曲美布汀(舒丽启能)每次100mg,每日3次。

(2)口服抗酸药:服后可中和或吸附胃酸,解除胃酸对胃及十二指肠黏膜的刺激,减轻疼痛,有利于溃疡面的愈合。主要用于胃、十二指肠溃疡及胃酸增多症的辅助治疗。包括碳酸氢钠、碳酸钙、氢氧化铝、三硅酸镁、碳酸镁、铝碳酸镁、氧化镁及复方制剂。

(3)口服抑酸药:①西咪替丁(泰胃美)具有明显缓解溃疡疼痛和促进溃疡愈合的功效,剂量为每次 0.4g,每日 2 次或每餐前 0.2g,每日 3 次,睡前另加 0.3~0.4g。②雷尼替丁(善胃得)抑制胃酸分泌作用比西咪替丁强,常用剂量为每次 0.15g,每日 2 次,或睡前顿服 0.3g,疗程为 4~6 周。③法莫替丁(捷可达、法信丁)每次 20mg,每日 2 次;用于活动性胃及十二指肠溃疡,每次 40mg,睡前服,连续 4~6 周为 1 个疗程,待溃疡愈合后,剂量减半。

(4)胃泌素受体阻断药:丙谷胺可抑制胃酸和胃蛋白酶的分泌,对胃黏膜具有保护作用,剂量为每次 0.4g,每日 3~4 次,于餐前 15 分钟给药。

(5)胆碱受体抑制药:哌仑西平必舒胃有高度的选择性,抑制胃酸分泌作用强,每次 50~75mg,每日 2 次,于早、晚餐前 1.5 小时服用。

(6)质子泵抑制药:可降低胃酸分泌,抑制胃酸形成的最后步骤。抑酸完全、作用强、抑酸的时间久。可用的药物有兰索拉唑、奥美拉唑、喷妥拉唑、雷贝拉唑、埃索美拉唑。

(7)胃黏膜保护药:硫糖铝除中和胃酸外,尚具有黏膜保护作用,且价廉、不良反应少,口服每次 0.1g,每日 3~4 次,餐前 1 小时服用。

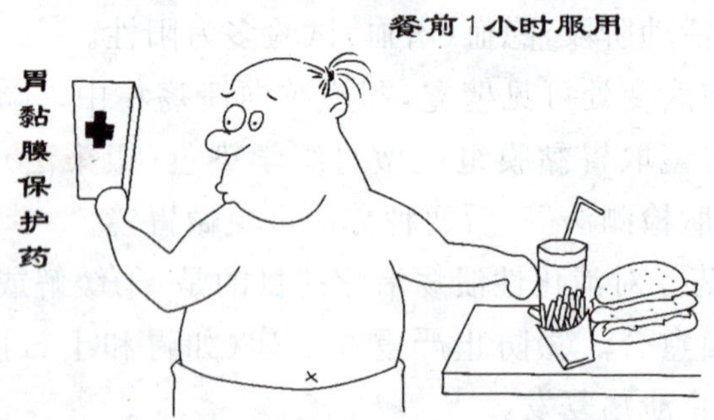

(8)较新的黏膜保护药:如前列腺素类似物(米索前列醇、恩前列素等)、替普瑞酮、瑞巴匹特等,均具有增强黏膜抗损伤能力和加速溃疡愈合的作用。替普瑞酮每次 50mg,每日 2 次,于餐前 0.5 小时服用;瑞巴匹特口服每次 0.1g,每日 3 次。铋剂(铝酸铋、碱式碳酸铋、枸橼酸铋钾、胶

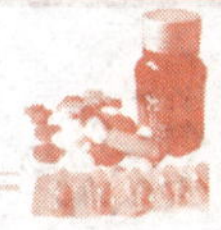

体果酸铋)能与溃疡基底膜坏死组织上的蛋白或氨基酸结合,形成蛋白质、铋复合物,覆盖于溃疡表面而起到黏膜保护作用。

3. 药膳与食疗

(1)生姜木瓜汤:生姜30g,木瓜500g,大枣30枚,醋50ml。将以上4味加水一起用砂锅文火炖熟,每日1剂,分3次食用,连服3～4剂。

(2)鲜姜煨猪肚:鲜姜250g,猪肚1个,酱油适量。将猪肚洗净,装入切成片的鲜姜,扎好,放砂锅内文火煨熟,去姜,猪肚切丝,拌酱油及调料吃,并可饮汤。每个猪肚分3日吃完,可连吃10个。

(3)马铃薯蜜膏:鲜马铃薯1 000g,蜂蜜适量。将鲜马铃薯洗净,用绞肉机加工捣烂,再用洁净纱布搅取汁,放锅中以大火煮沸,后改文火煎熬,浓缩至黏稠时加一倍量的蜂蜜,再煎至黏稠如膏状停火,冷却装瓶,空腹服用,每次1汤匙,每日2次,20天为1个疗程。

(4)包心菜粥:包心菜500g,粳米50g。先将包心菜水煮半小时,捞出菜后,入粳米煮粥,温热服,每日服2次。

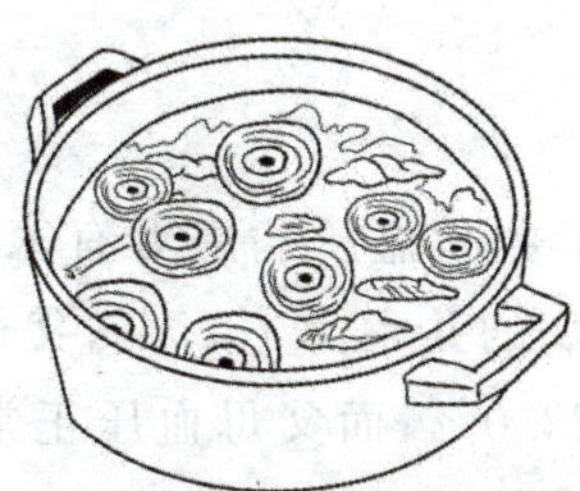

(5)喝卷心菜汁:新鲜的卷心菜汁富含促进产生黏蛋白细胞生长的谷氨酰胺,有益于保护胃黏膜。菜汁制成后立即喝下,勿储存。溃烂痛时喝一大杯,以稀释胃酸,并将它冲下胃及十二指肠。

4. 注意事项

(1)精神因素对消化性溃疡的发生、发展均有重要影响,因此乐观的情绪、规律的生活、劳逸的结合,以及避免过度的精神紧张,无论在本病的发作期或缓解期均很重要。

(2)饮食方面要一日多餐,细嚼慢咽,避免急食,有规律的定时进食,以维持正常消化活动的节律。

(3)在急性活动期,应戒烟酒,并避免咖啡、浓茶、浓肉汤、辣椒、醋等

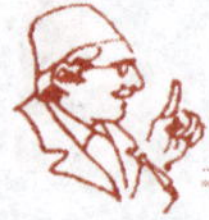

刺激性调味品或辛辣的饮料，以及损伤胃黏膜的药物。

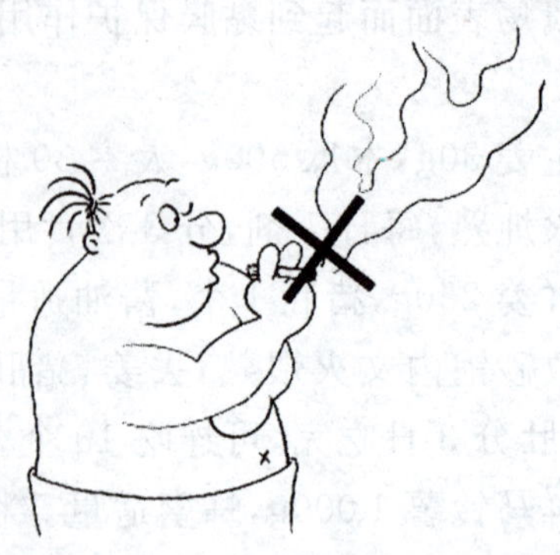

(十六)高血压病

血压是血液在血管中流动时对血管壁施加的压力，如果血压经常高于正常值(成年人的收缩压为 140mmHg，舒张压 90mmHg)以上则称为高血压病。高血压病是以动脉血压增高为主要表现的疾病，是一种常见的心脑血管疾病。

1. 病　因

(1)遗传因素：大约半数高血压病患者有家族史。如父母患有高血压病者，其子女患高血压病的几率为 45.5%；父母一方患高血压病者，子女患高血压病的几率为 28.0%；而父母血压正常者，其子女患高血压病的几率为 3%。

(2)环境因素：如工作压力等。

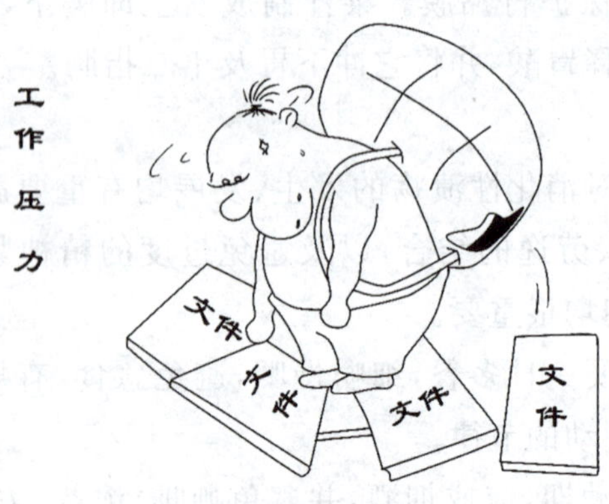

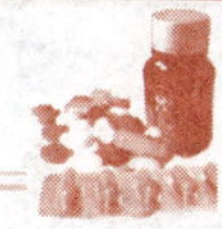

(3)其他:①超重。肥胖者发病率高。②避孕药。③年龄、性别。发病率随年龄增长而增高,40 岁以上者发病率高。④生活和饮食习惯。摄入食盐多者,高血压病发病率高。⑤吸烟、饮酒。

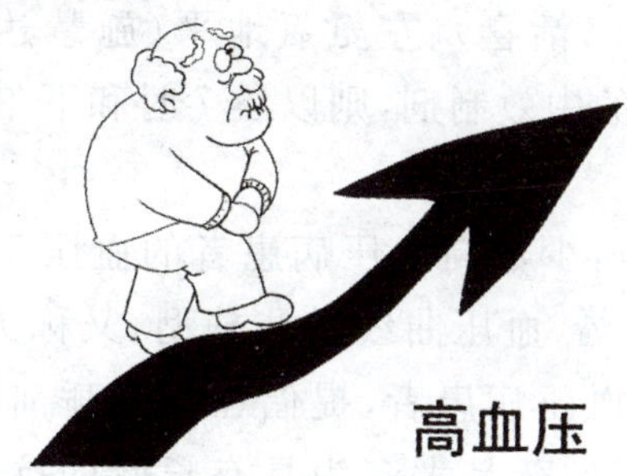

高血压

2. 症状 高血压分为原发性高血压和继发性高血压,发病机制尚未完全阐明,早期仅见全身小动脉痉挛,持久的小动脉张力增高,进而加重病情,使多种器官血流减少而发生功能障碍,尤以心、脑、肝、肾最甚。在病情发展上分为缓进型和急进型。

(1)缓进型:原发性高血压早期无症状或有头痛,会出现心悸现象,但其他症状不明显,可有脑血管间歇性痉挛、脑出血和脑动脉血栓形成。肾功能减退时,可出现多尿、夜尿,尿液中检查有蛋白、红细胞和管型细胞,尿比重低,最后可发展成为尿毒症。

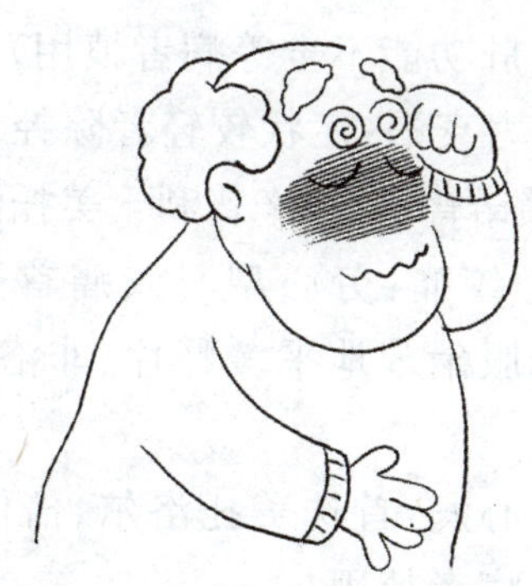

(2)急进型:即恶性高血压,多见于 30 岁左右,发病急骤,病程进展较快,血压显著升高,舒张压持续在 13.3kPa 以上。

3. 依症用药

(1)构型高血压:一般病人会出现“晨峰”现象,即早晨血压升高,晚

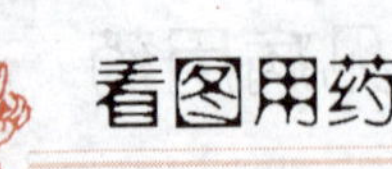

上血压降低，这种现象被称为杓型高血压。对于晨高夜低的杓型高血压病患者，提倡晨起服用长效降压药，以控制一天的血压，尤其是“晨峰”，可选药品有美托洛尔缓释剂（倍他乐克）、卡维地洛（达利全）、非洛地平（波依定）、氨氯地平（络活喜）、左氨氯地平（施慧达）、洛沙坦（科素亚）等。如服用每日2次的中效制剂，则以晨7时和下午3～4时各服用1次为好。

(2)非杓型高血压：少数高血压病患者的血压于夜间降低小于10%或大于白天血压的20%，血压曲线呈非杓型，又称为非杓型高血压。对晨低夜高的非杓型高血压病患者，提倡在晚间睡前服药，以控制夜间出现的血压高峰，可选用的药品大多为具有长效的抗高血压药，如培哚普利、地尔硫䓬缓释片、美托洛尔缓释剂、卡维地洛、氨氯地平、左氨氯地平、洛沙坦、缬沙坦等，这样可使药物的血浆峰浓度与夜间血压的高峰基本同步或相遇，达到理想的降压效果。服用缬沙坦可使73%的非杓型高血压病患者转变为杓型血压，因此对非杓型高血压病患者来说，晚间服用洛沙坦、缬沙坦、坎地沙坦、奥美沙坦酯等，将获得更好的效果。

(3)高血压病并发痛风：可选择血管紧张素Ⅱ(AngⅡ)受体拮抗药。这类药物不但具有良好的降压、防治心肌增厚、改善心力衰竭的作用，还有增加肾脏血流量，加速尿液、尿酸和尿钠排出量的作用。代表药有氯沙坦、缬沙坦(有较重肾、肝功能不全等病者慎用)。

(4)高血压病并发心力衰竭：症状较轻者除控制体重，限制盐量，积极降压外，选用卡托普利、赖诺普利、福辛普利＋美托洛尔片或拉贝洛尔。

(5)高血压病并发心绞痛：劳心型心绞痛首选普萘洛尔、美托洛尔等；稳定型心绞痛者可选服硝苯地平缓释片、非洛地平，均有降压及缓解心绞痛的作用。

(6)高血压病并发冠心病：首选美托洛尔、倍他洛尔、比索洛尔，但对有哮喘、慢性阻塞性肺疾病者禁用。

(7)高血压病并发高脂血症：选美托洛尔，可降低高血压病合并高脂血症的猝死率，可降低血浆胆固醇，增加高密度脂蛋白。

(8)高血压病并发糖尿病：选卡托普利、福辛普利，兼具防止糖尿病、高血压肾病，减少尿蛋白的作用，提高病人的生活质量。

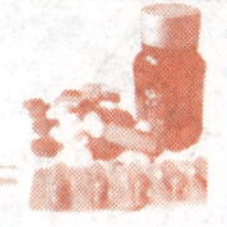

硝苯地平、尼卡地平可作为二级药或次选，其不仅影响糖代谢，且可消除低密度脂蛋白，对抗动脉硬化。

利尿药宜小剂量使用，如氢氯噻嗪日剂量不超过12.5～25mg，以避免对血脂和血糖的不利影响。

(9)预防脑卒中：要预防脑卒中的发生，可服用氨氯地平＋培哚普利、氨氯地平＋赖诺普利等。

4. 药膳与食疗

(1)凉拌蜇头芹菜：芹菜300g，小海米30g，海蜇头250g，食盐、味精、白糖各适量。将芹菜去叶，除粗筋洗净后切成节，在沸水中烫一下，沥干水分，切成丝；小海米泡涨；海蜇头切丝。然后把芹菜丝、海蜇丝、小海米一起拌匀，加白糖、食盐、味精拌匀佐餐常食。

(2)冰糖炖海参：水发海参50g，冰糖适量。将海参炖烂后，加入冰糖，再炖片刻，早饭前空腹服用。有补肾益精，养血润燥的作用。

(3)海带爆木耳：水发黑木耳250g，水发海带100g，蒜1瓣，葱、酱油、食盐、白糖、味精、植物油、香油各适量。将海带、黑木耳洗净，各切丝，备用。植物油烧热，爆香蒜、葱花，倒入海带丝、木耳丝，急速翻炒，加入酱油、食盐、白糖、味精，淋上香油，佐餐食。

(4)银耳山楂羹：银耳20g，山楂糕或山楂片40g，白糖1匙。将银耳冲洗后，放在冷水中浸泡1日，全部发透，摘洗干净，放入砂锅中，并将银耳液一起倒入。山楂糕切小方块，与白糖同时加入银耳锅内，炖半小时，至银耳烂，汁稠成羹离火，当点心吃，或临睡前食，每次1小碗，每日1～2次，2日食完。

(5)玉米须瓜皮香蕉汤：玉米须、西瓜皮、香蕉各适量。将上3味放入锅中，加适量水，煎煮为汤，温热饮服，宜常服。具有滋阴平肝，清热除烦的作用。

(6)银叶红枣绿豆汤：鲜银杏树叶30g(干品为10g)，大枣10枚，绿豆60g，白糖适量。将绿豆择去杂质，洗净；银杏树叶洗净，切碎；大枣用温水浸泡片刻，洗净备用。将切碎的银杏树叶放入砂锅内，加水2碗，小火煮开20分钟，捞弃树叶，加入大枣、绿豆、白糖1匙，继续煮1小时，至绿豆熟烂(如水不足可中间加水)，当点心食，每次1小碗，每日2次。

(7)松花淡菜粥:松花蛋1个,淡菜50g,粳米100g,食盐、味精各适量。将淡菜洗净后切成末,松花蛋切成小丁块,粳米淘净。然后把淡菜、松花蛋、粳米同置于锅内,加水适量,熬成稀粥,食用时,加食盐、味精调味,每日早、晚温热服。

5. 注意事项

(1)注意劳逸结合,保证充足的睡眠;避免过度的脑力和体力劳动,消除紧张情绪,可适当食用少量镇静药。

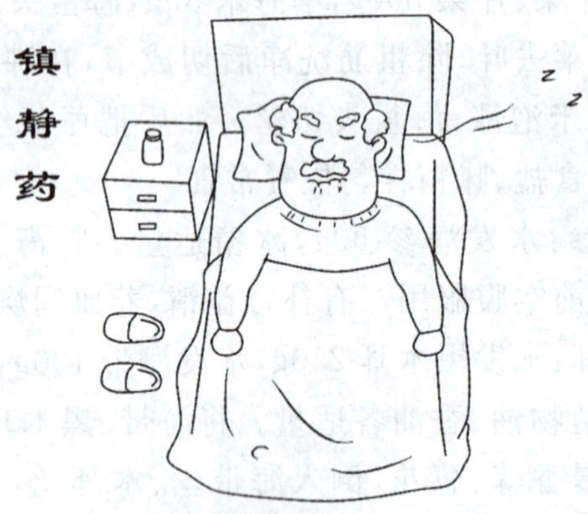

(2)适当的体育锻炼有助于血压恢复正常,但中度或重度高血压病患者应避免活动量较大的体育活动。

(3)忌烟酒、咖啡、浓茶;吃盐每日最好不超过6g;少食一些高脂肪、高胆固醇的食品,如蛋黄、奶油、猪肝、猪脑等。老年患者应注意补钙。

(4)控制体重。肥胖的轻度高血压病患者通过减轻体重往往可使血压恢复正常。

(5)对有明确高血压病家族史,或本人血压曾有过高者,应定期进行检查以利于早期发现和早期治疗。

(6)对于存在有血压升高危险因素的人群,如超重或肥胖、口服避孕药、阻塞性睡眠呼吸暂停综合征、长期精神紧张或长期生活在噪声环境或长期从事脑力劳动者,应定期监测血压。

(7)保持大便通畅,排便时不要用力屏气。

(8)高血压病患者洗澡时需要十分注意。特别是秋冬寒冷的季节,在温度很低的浴室脱光衣服,一下子进入高达42℃的热水中,有时血压

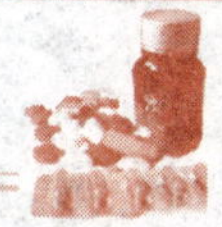

会突然升高 50mmHg。洗浴后多发生脑血栓等事故，原因就在于此。

洗浴时应事先放一下淋浴的水，把室内弄暖和，这样比较安全。室内温度以 22℃为好。不要一下子进入浴盆，要先用热水敷洒身体后再入浴盆。这不仅为了洗掉身体的污垢，也具有使身体习惯热水的效果。洗澡水要有一定温度（夏天 38℃，冬天 40℃），在里面慢慢洗 10 分钟以上比较理想。这是因为温水有缓解神经兴奋、降低血压的效果。

(9)降压药必须在医生的指导下长期服用，可以调整剂量，但要保证血压稳定。避免突然停药或减药，效果欠佳或出现不良反应须在医生指导下换药。

（十七）脂肪肝

脂肪肝，俗话说就是肝脏内脂肪太多了，包裹住肝脏，表现为肝脏内蓄积脂肪异常，在正常的肝脏组织中，含有一定数量的脂肪。

1. 病　因

(1)营养过剩：超量摄入高脂肪、高糖食品，使肝内脂肪过多；或在肝炎恢复期过分休息，并摄入过多热能，亦可形成脂肪肝。

(2)嗜酒：酒精可使肝组织变性，在短期内使脂肪在肝脏浸润或沉积，大量饮酒而不节制者，易导致脂肪肝。

(3)慢性疾病：甲状腺功能亢进症、糖尿病、高脂蛋白血症、妊娠、性腺异常、营养不良（缺乏蛋白质、胆碱、维生素）。

(4)药物：许多药物也可致肝脏脂肪的沉积，如四环素、雌激素、糖皮质激素、氯丙嗪等长期和大量服用，可造成脂肪肝。

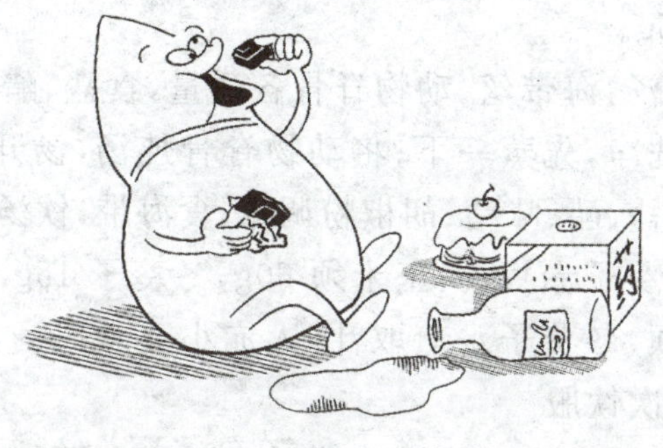

2. 症状　脂肪肝的临床表现多样，脂肪肝的病人多无自觉症状，轻度脂肪肝有的仅有疲乏感，而多数脂肪肝患者较胖，中重度脂肪肝有类似慢性肝炎的表现，可有食欲缺乏、疲倦乏力、恶心、呕吐、体重减轻、肝区或右上腹隐痛等。

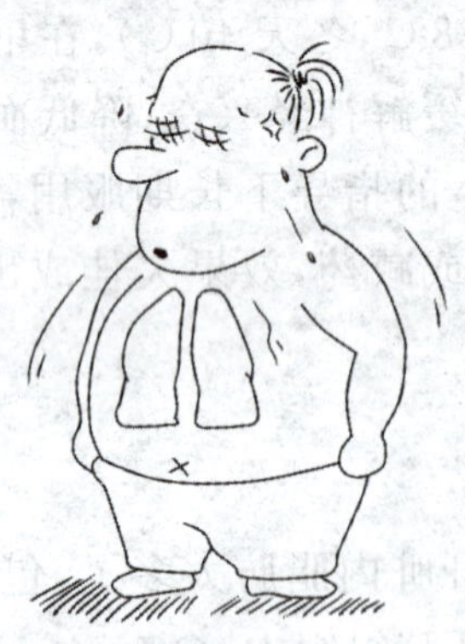

3. 依症用药

(1)肌醇可促进肝脏脂肪的代谢，每次 0.5～1g，每日 3 次，口服。

(2)硫普罗宁(凯西莱)，每次 0.1～0.2g，每日 3 次，连续 12 周可改善肝细胞功能，防止三酰甘油在肝脏的堆积；或口服复方二氯乙酸二异丙胺片(利肝能)，每次 1～3 片，每日 3 次。可减少脂肪在肝脏的沉积，促进已损伤的肝细胞的再生。

(3)对血清 γ-谷氨酰转肽酶较高者，可选择谷胱甘肽肌内注射，每次 50～100mg，每日 1 次。

4. 药膳与食疗

(1)鱼脑粉：鱼脑(或鱼子)适量。将鱼脑或鱼子焙黄研细末，温开水冲服，每次服 3～5g。

(2)骨头海带汤：海带丝、动物脊骨各适量，食盐、醋、味精、胡椒粉各少许。将海带丝洗净，先蒸一下；将动物脊骨炖汤，汤开后去浮沫，投入海带丝炖烂，加食盐、醋、味精、胡椒粉调味，食海带，饮汤。

(3)玉米须冬葵子赤豆汤：玉米须 60g，冬葵子 15g，赤小豆 100g，白糖适量。将玉米须、冬葵子水煎取汁，入赤小豆煮成汤，加白糖调味，吃豆饮汤，每天分 2 次饮服。

(4)食用荞麦面：荞麦面中降血脂的有效成分可能是其中所富含的

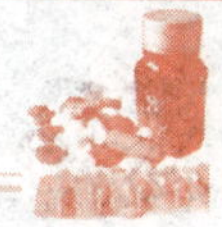

芦丁、纤维素、矿物质。

(5)饮果蔬汁：每个月做一次维持3天的禁食，只喝果汁，这样有益于肝脏解毒。禁食期间可喝甜菜汁、胡萝卜汁、黑萝卜汁及蒲公英萃取液。叶绿素及柠檬水是极佳的清肝、清血物质。定期清洁体内，尤其是肝脏，对维持健康很重要。

5. 注意事项

(1)戒酒，由饮酒所致的脂肪肝必须戒酒。单纯性脂肪肝和以酒精性脂肪肝为主要的中毒性肝病，经过戒酒治疗后，一般在2～4周肝功能指标可恢复正常。

(2)节制饮食，调整饮食结构，采用低脂肪、高蛋白、低糖、低热能和富含纤维的食品，并补充足够的维生素 B_1、维生素 B_2、维生素 B_6、叶酸、锌、胆碱、蛋氨酸。

(3)进行运动锻炼，控制体重，对高脂血症者宜降低血脂。

(4)若经自我治疗效果不好，有病情加重趋势，应及时到医院就医。

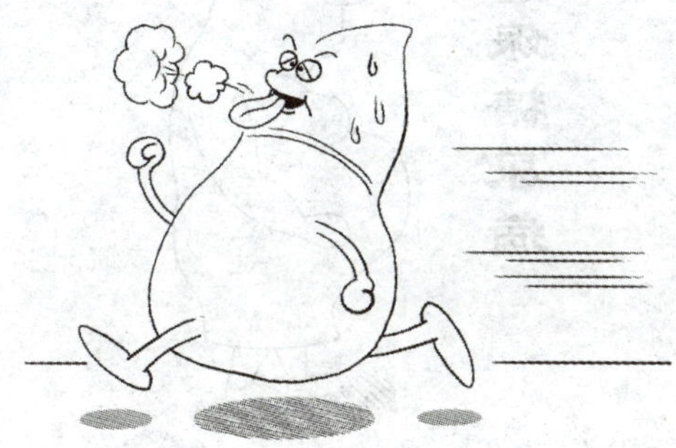

(十八)糖 尿 病

糖尿病是由于胰岛素分泌相对或绝对不足，或人体组织对胰岛素的敏感性降低而表现的以糖、蛋白质、脂肪、水和电解质代谢紊乱，持续地血糖增高、糖尿为主要症状的疾病。

1. 糖尿病的类型

(1)1型糖尿病(胰岛素依赖型)：此类型糖尿病患者大多为先天性，自身免疫反应引起胰岛炎，破坏细胞，胰岛B细胞损伤，引起绝对的胰岛素缺乏或分泌不足，或血液中可测到自身抗体。

(2)2 型糖尿病（非胰岛素依赖型）：约占糖尿病患者总数的 95%，分为肥胖和非肥胖两种类型，主要由以下 5 方面异常导致高血糖：胰岛素分泌不足；胰岛素释放延迟；周围组织对胰岛素的作用耐受；肝糖原产生增加，肥胖引起某种程度的胰岛素抵抗；高热能饮食、神经紧张、缺少运动。

(3)特殊型糖尿病：共有 8 个类型近 10 种疾病，包括某些基因变异引起胰岛细胞功能遗传性缺陷、胰岛素作用遗传缺陷、外分泌胰腺的病变（胰腺炎、胰腺创伤、胰腺手术、胰腺肿瘤）、内分泌的病变如一些激素（生长激素、糖皮质激素、胰高血糖素、肾上腺素），营养不良造成人体的蛋白质摄入不足等各种继发性糖尿病。

(4)妊娠糖尿病：由于妊娠引起，在妊娠过程中初次发现的任何程度的糖耐量异常。

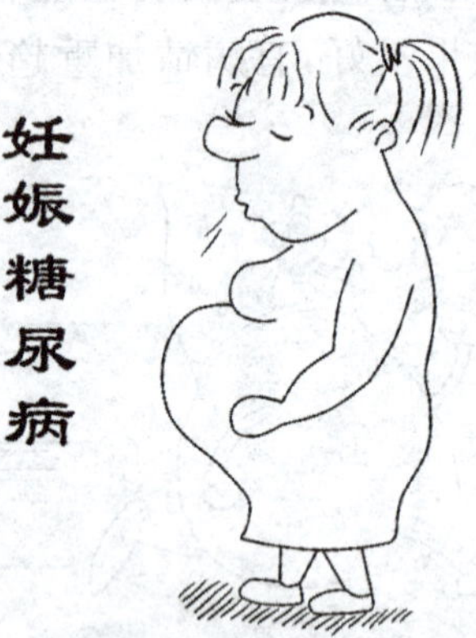

(5)老年糖尿病：是指年龄在 60 岁以上的糖尿病患者。包括 60 岁后发病和 60 岁前发病而延续到 60 岁后的老年人。绝大多数为 2 型糖尿病，仅极少数为 1 型糖尿病。

2. 症　状

(1)早期症状

①口腔。口干、口渴、饮水多、口腔黏膜出现瘀点、瘀斑、水肿、牙龈肿痛、牙齿叩痛或口腔内有灼热感。

②体重。体重缓慢减轻，且无明显的诱因。

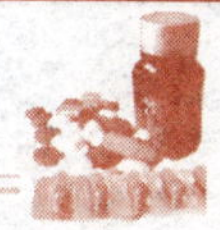

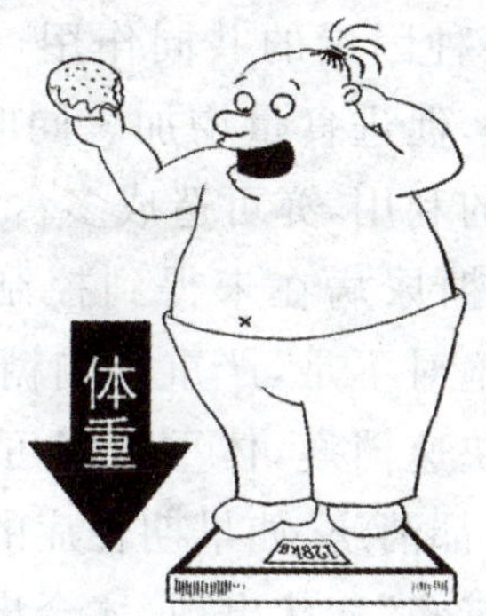

③体力。疲乏、常有饥饿感、出汗、心悸、颤抖、低血糖。

④眼睑。眼睑下长有黄色扁平新生物（黄斑瘤）。

⑤尿液。男性尿频、尿液多。

⑥皮肤。下肢、足部溃疡经久不愈；或有反复的皮肤、外阴感染；皮肤擦伤或抓破后不易愈合，或有反复发作的龟头炎、外阴炎、阴道炎。

⑦血管。动脉硬化、高血压、冠心病。

⑧生殖器官。女性发生多次流产、妊娠高血压综合征、羊水过多，或分娩巨大胎儿者。

(2)典型症状

①多饮、多尿。糖尿病患者血糖升高时、尿糖也随之升高、尿量增多。由于大量排尿而导致水分丢失，患者会感觉口干、口渴，饮水量随之增加。此外，尿液性状也会发生变化，如泡沫多、尿渍呈白色、发黏、衣服上尿渍干后会发硬。

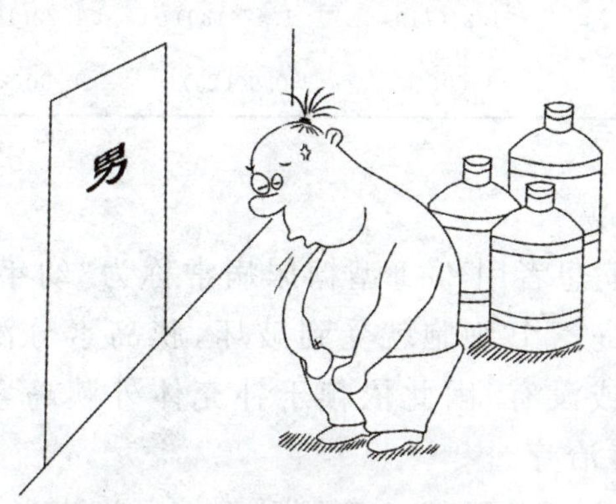

②多食。糖尿病因多种因素的共同作用，使葡萄糖的利用率降低、刺激饥饿中枢产生饥饿感，促进食量增加。同时由于糖尿病患者胰岛素水平升高，促进了葡萄糖的利用，亦可造成多食，常表现为善饥多食。

③消瘦、体重减轻。糖尿病在未得到控制时，多出现食欲亢进、多食，但由于胰岛素相对或绝对不足，严重影响糖、脂肪、蛋白质代谢；同时因多尿出现失水，可引起快速消瘦，体重下降可达几千克甚至几十千克。但是并非所有糖尿病患者都消瘦，如早期轻症的2型糖尿病患者，不仅无消瘦，还可能肥胖，直到"三多"症状出现，才会出现体重减轻。

④其他症状。常感疲乏无力、性欲减退、月经不调。中老年者常有骨质疏松，表现为腰腿痛。有神经系统并发症者可出现肢体麻木、针刺样、烧灼样疼痛，皮肤蚁走感、瘙痒等。尚可表现有阳痿、便秘、顽固性腹泻、心悸、出汗、直立性低血压等。女性患者可有外阴部瘙痒，中老年患者常有视力下降，部分患者免疫力降低，一并发感染。

3. 糖尿病患者的血糖测定指标 见表1。

表1 血糖测定指标 单位:mmol/L(mg/dl)

测定指标	理想控制	较好控制	一般控制	未能控制
空腹血糖(FPG)	<6.1(110)	<7.2(130)	<8.3(150)	>8.3
餐后2小时血糖(PBG)	<7.2(130)	<8.3(150)	<10.0(180)	>10.0
糖化血红蛋白(HbAlc)	<6%	<8%	<10%	>10%
血浆胆固醇(CH)	<5.16(200)	<5.93(230)	<6.45(250)	>6.45
血浆三酰甘油(TG)	<1.24(110)	<1.47(130)	<1.70(150)	>1.70
高密度脂蛋白(HDL)	>1.60(45)	>0.90(25)	<0.90(25)	<1.0

4. 依症用药

(1)1型糖尿病患者用药：1型糖尿病常称为"幼年糖尿病"，意味着从小时候起其胰岛素B细胞就受到破坏，胰岛素分泌功能不足，本身胰岛素分泌不足或没有，因此依赖于补充体外胰岛素，只可选用胰岛素注射，作为代替治疗。

(2)2型糖尿病患者用药：2型肥胖型糖尿病患者，经饮食和运动治

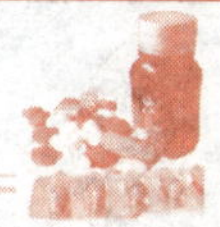

疗尚未达标者，尤其是伴高脂血症、高三酰甘油血症、高密度脂蛋白水平低者可首选二甲双胍，用药3个月后体重下降。初始剂量每次125～150mg，可增至每次500～1 000mg，每日3次，餐中服用，以后视尿糖、血糖控制情况而增减。

(3)2型糖尿病餐前、餐后出现高血糖者用药：空腹、餐前血糖高，不管是否有餐后血糖高，都应该考虑首选磺酰脲类促胰岛素分泌药，或联合服用双胍类或胰岛素增敏药。

如患者单纯的餐后血糖高，而空腹和餐前血糖不高，则宜首选α-葡萄糖苷酶抑制药阿卡波糖（拜糖平），其在抑制α-葡萄糖苷酶后，延缓在进餐后的食物在肠内的双糖、低聚糖和多糖中的葡萄糖释放，使餐后血糖和胰岛素水平均延迟或减弱，并拉平昼夜的血糖曲线，尤其适用于老年人，初始计量每次25～50mg，每日3次，随餐中第一至二口食物吞服，后视尿糖、血糖控制情况而增至每次100mg，每日3次，最大剂量每日600mg。

(4)有各种并发症的2型糖尿病患者用药：对确诊为冠状动脉疾病和2型糖尿病者，应接受他汀类治疗；对所有2型糖尿病存在其他心血管病高危因素者，均应在口服糖尿病药同时接受阿托伐他汀1日40mg。对糖尿病合并肾病者，可首选格列喹酮（糖适平、糖肾平），其不影响肾功能，发生低血糖反应的几率小，由肾脏排泄率不及5%，适用于糖尿病合并轻、中度肾功能不全者，每次30mg，3餐前各服用1次，也可1次15mg，每日3次。

(5)肝源性糖尿病患者用药：临床将肝病引发的糖尿病称为肝源性糖尿病。肝源性糖尿病的发生机制主要与糖原合成减少、胰岛素利用不足、影响糖的利用和转化有关，由此造成血糖高。尽早给予胰岛素，慎用口服降糖药。因为大多口服降糖药经过肝脏代谢，所以存在着肝细胞损害问题；而胰岛素无需用降糖，还利于干细胞修复。α-葡萄糖酐酶抑制药，如阿卡波糖等，因其主要通过抑制肠道内淀粉、多糖等糖类的吸收，起到降糖的作用，并减轻胰岛B细胞的复合及胰岛素抵抗，且主要在肠道由细菌或消化酶降解，经粪便排出，所以对肝脏影响较小。重视肝病本身的治疗。随着肝病好转，肝源性糖尿病往往相应好转。反之，只顾降糖而忽略肝病治疗，就会本末倒置，事倍功半。

5. 糖尿病患者用药须知

(1)可引起血糖代谢升高的药物

①糖皮质激素。如泼尼松、泼尼松龙、甲泼尼松、曲安西龙(去炎松)、氢化可的松、地塞米松可调节糖代谢，在中、长程应用时可出现多种代谢异常，包括高血糖。

②甲状腺激素。如左甲状腺素钠、碘塞罗宁钠可使胰岛素水平下降，糖尿病患者服用后宜适当增加胰岛素和口服降糖药剂量。

③利尿药。可抑制胰岛素释放、使糖耐量降低，血糖升高或尿糖阳性，如呋塞米、依他尼酸、氢氯噻嗪。

④氟喹诺酮类。如加替沙星可致严重或致死性低血糖或高血糖、糖尿病、糖耐量异常、高血糖昏迷、低血糖昏迷等。高血糖多在用药3天后。这些发生低血糖的患者大多为服用口服降糖药的老年糖尿病患者，而发生高血糖的患者也是老年人，但均不是糖尿病患者。

⑤非甾体抗炎药。如阿司匹林、吲哚美辛、阿西美辛等偶可引起高血糖。

⑥抗精神病药。氯氮平、奥氮平、喹硫平、阿立哌唑、利培酮、齐拉西酮、氯丙嗪、奋乃进、三氟拉嗪等可引起葡萄糖调节功能异常，包括诱发糖尿病、加重原有糖尿病和导致糖尿病酮症酸中毒。

⑦抗肿瘤药。曲妥珠单抗、利妥昔单抗可引起高血糖。

(2)注射胰岛素也要控制饮食：胰岛素降血糖的机制是将血糖运送到组织中被利用或者以糖的形式储存起来，这样，如果吃得多了，储存的也就相应增加，于是体重增加；体重增加了，所需的胰岛素也相应增加，所用的胰岛素就不得不加量，于是进入恶性循环。

(3)注射胰岛素不会成瘾：胰岛素可以说是控制血糖的最有力武器，对于糖尿病患者，补充胰岛素是一种最直接有效的治疗方法，和“成瘾性”毫无关系。以下几种情况是必须使用胰岛素的：①患1型糖尿病。②口服降糖药不能有效控制血糖时。③已经出现了严重慢性并发症。④出现需要手术、较大创伤及严重感染等情况，需要用胰岛素治疗。待伤口愈合、感染痊愈后，患者仍可以重新选择口服降糖药。因此，糖尿病患

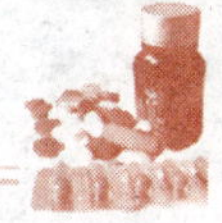

者在使用胰岛素时不需有任何的思想负担。

(4)漏服降糖药的补救方法:定时、定量、规律用药是保证血糖良好控制的基本要求。即便是偶尔一次漏服药物,都有可能引起血糖的显著波动或短期内居高不下,若是经常忘记吃药,后果就更严重了。

如果偶尔忘记服药,及时补救是最明智的选择,也是最安全的办法。如果已经到了快吃下顿饭的时间才想起来,正确的做法是在服药前先查血糖,如果血糖较高,可以临时增加原来的用药剂量,并把服药后进餐的时间适当后延,若餐后血糖仍然比较高,对于年轻患者可以适当增加运动量。

胰岛素一般要求在餐前注射,如果病人吃完饭了才想起胰岛素还没有打,补救的方法应具体情况具体对待。对于使用"超短胰岛素"治疗的病人,可以在餐后立即注射,对疗效影响不大。对于早、晚餐前注射预混胰岛素的患者,如早餐前忘记注射胰岛素,可在餐后立即注射,期间要监测血糖,必要时中午加餐;如果想起来时已快到中午,应在午餐前检查血糖,当超过 10mmol/L 时,可在午餐前注射一次短效胰岛素,切不能把早晚两次预混胰岛素合并成一次在晚餐前注射。

6. 家中注射胰岛素须知

(1)胰岛素的注射方法

①注射前半小时应将胰岛素从冰箱中取出,待药液温度接近室温时再注射。

②注射前操作者一定要洗手,并准备好胰岛素药瓶、注射器和酒精棉球等注射所需要的用品。

③注射短效胰岛素时,应先用酒精棉球消毒注射液瓶盖,然后用注射器吸取与所需胰岛素注射液等量的空气注入胰岛素瓶内,左手再将胰岛素药瓶倒转,右手持注射器抽吸胰岛素。

④如果注射中效或长效胰岛素,应将胰岛素注射液瓶平放在手心中,用双手夹住药瓶,来回滚动 10 下左右,使瓶内药液充分混匀,再按上述方法进行。

⑤自行混合两种剂型胰岛素时,必须按上面的步骤先抽短效胰岛素,再抽中效或长效胰岛素。如果把中效或长效胰岛素混入短效胰岛素

瓶内，这瓶胰岛素就不能再继续使用了。

⑥选好注射部位后，用酒精棉球消毒皮肤，待酒精干后，用一只手将注射部位的皮肤捏起约1寸，另一只手将针头的一半以45°角刺入注射部位，推注药液，然后放松提起的皮肤。针头要在皮下停留10秒钟左右再拔出，不要按揉注射部位。

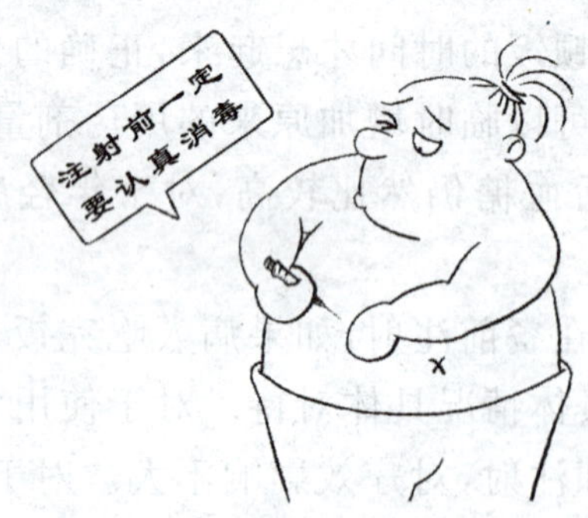

(2)减轻注射疼痛的方法

①选用专用的胰岛素注射器，其针头细而锐利，变钝后应及时更换。

②进针速度要快且果断，进针越慢痛感越强。

③注射前胰岛素需放至室温，假如胰岛素刚从冰箱里拿出，由于温度低可致注射疼痛。

④注射时要保持注射部位肌肉放松，酒精挥发干后再注射，如果消毒皮肤的酒精未干就进行注射，酒精从针眼被带到皮下，也能引起疼痛。

⑤每次注射都应与注射部位保持几厘米的距离，避开皮肤感染处及皮下硬结。

7. 药膳与食疗

(1)清蒸茶鲫鱼：鲫鱼500g，绿茶适量。将鲫鱼去鳃、内脏，留下鱼鳞，洗净，腹内装满绿茶，放盘中，上蒸锅清蒸透即可食鲫鱼肉，每日1次。

(2)蒜烧南瓜(青南瓜)：南瓜1 000～5 000g，大茴香、蒜、香油各适量，食盐少许。南瓜洗净切成约3厘米见方的块，蒜去皮。净锅放入香油，用旺火烧至七成热，倒入南瓜翻炒片刻，然后放入大茴香、蒜瓣及适量水，改用中火熬至南瓜熟饮，加食盐即可单食或佐餐食，每天分2次食完。

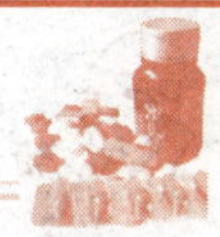

(3)菠根银耳汤:鲜菠菜根 150g,银耳 30g。将鲜菠菜根去杂质,洗净;银耳用冷开水浸泡至发软。将二者同时放入锅中,加适量水煮半小时即可食银耳饮汤,每日 1 次,连续用 1 周。

(4)降糖茶:老茶树叶 10g,将老茶树叶研成粗末,用沸水闷泡 10 分钟即可不拘时饮服,并可将茶叶嚼烂服食,每日 1 剂(可冲泡 2～3 次),连续服用 15～30 日。

(5)摄取适量蛋白质:蛋白质的总摄取量应占总热能的 12%～20%。每 1g 蛋白质相当于 16.74 焦(4 卡)热能。最好摄取植物性蛋白质(来自蔬菜),每天至少要吃 1.5kg 蔬菜,喝 6～8 杯白开水。

8. 注意事项

(1)改变生活方式,减轻体重,适当运动,注意劳逸结合,避免受凉受寒,避免长时间站立。

(2)调节饮食,吃富含维生素 C、B 族维生素和钙质,如牛奶、鸡蛋、豆浆等豆制品,如有骨质疏松可以加钙片。

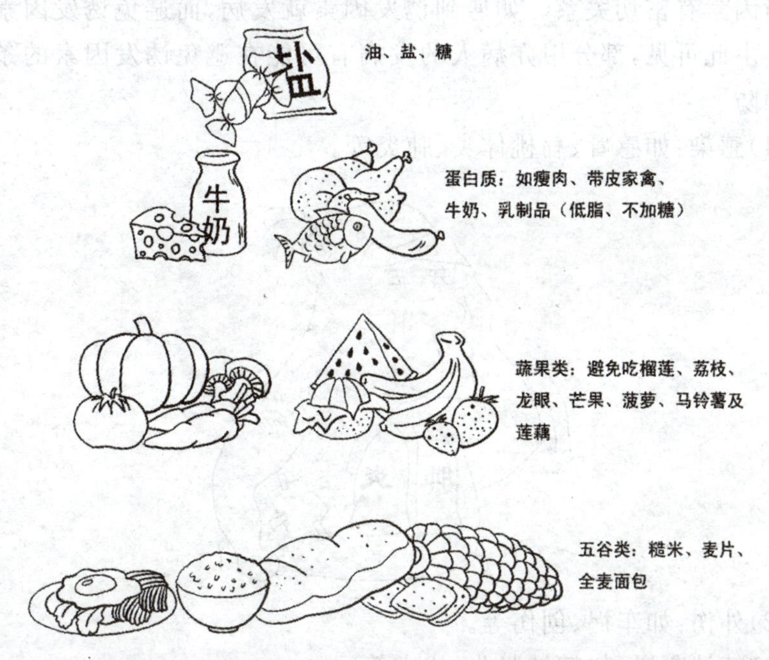

(3)有严重的高血糖症状,如食欲缺乏、腹痛、恶心、呕吐、虚脱、疲劳

等，应送医院治疗。

(4)糖尿病患者的伤口及皮肤溃烂后，容易受感染，尤其是腿及脚等部位，应及时送医院治疗。

(十九)甲状腺功能亢进症

甲状腺功能亢进症简称甲亢，指甲状腺体本身产生甲状腺激素过多而引起的甲状腺毒症。

1. 病因 甲亢的诱发与自身免疫、遗传和环境等因素有密切关系，其中以自身免疫因素最为重要。遗憾的是，甲状腺自身免疫的发生、发展过程迄今尚不清楚，因而很难找到预防的方法。

遗传因素也很重要，但遗传的背景和遗传的方式也未被阐明，故也很难从遗传方面进行预防。

环境因素主要包括各种诱发甲亢的因素，如创伤、精神刺激、感染等，虽然不少甲亢的诱发主要与自身免疫、遗传因素有关，但是否发病却与环境因素有密切关系。如遇到诱发因素就发病，而避免诱发因素就不发病。由此可见，部分甲亢病人的发病有可能在避免诱发因素的条件下得到预防。

(1)感染：如感冒、扁桃体炎、肺炎等。

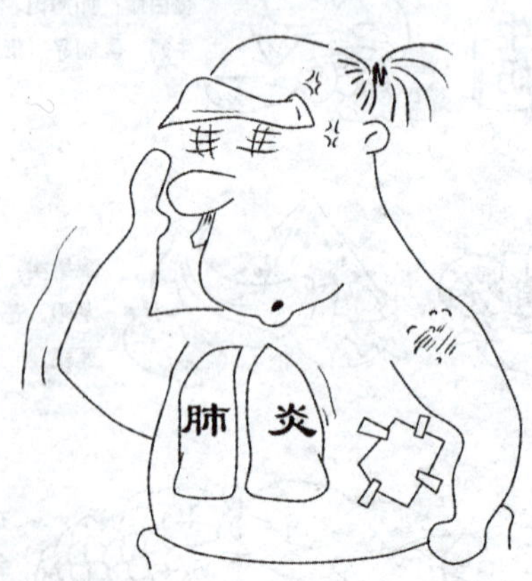

(2)外伤：如车祸、创伤等。

(3)精神刺激：如精神紧张、忧虑等。

(4)过度疲劳：如过度劳累等。

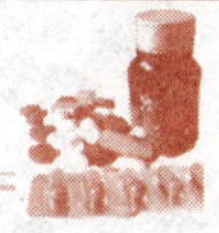

(5)怀孕:怀孕早期可能诱发或加重甲亢。

(6)碘摄入过多:如大量吃海带等海产品。

(7)某些药物:如胺碘酮等。

2. 症状 心慌、心动过速、怕热、多汗、食欲亢进、消瘦、体重下降、疲乏无力及情绪易激动、性情急躁、失眠、思想不集中、眼球突出、手舌颤抖、甲状腺肿大、女性可有月经失调甚至闭经,男性可有阳痿或乳房发育等。甲状腺肿大呈对称性,也有的患者是非对称性肿大,甲状腺肿大会随着吞咽上下移动,也有一部分甲亢患者有甲状腺结节。

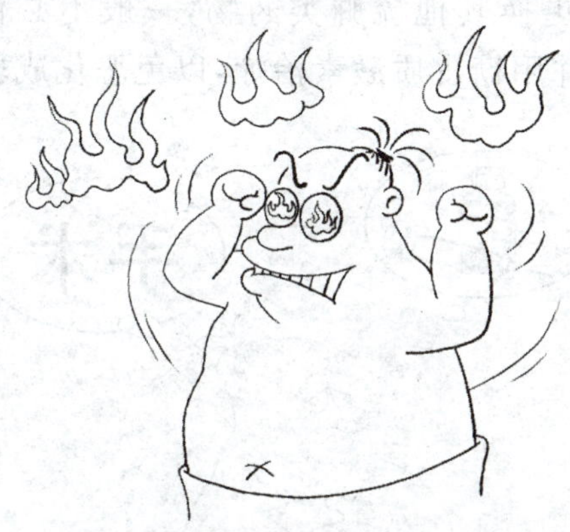

3. 依症用药 药物治疗甲亢较安全,不会对甲状腺和周围组织造成损伤。对于初发甲亢,较为年轻的患者可考虑药物治疗,但缺点是疗程较长,服药期间不可任意中断,在治疗过程中患者须定期到医院复查甲状腺功能,以便及时调整药量。

甲亢的药物治疗临床上分3期。

(1)控制期:在甲亢开始治疗时,甲巯咪唑或丙硫氧嘧啶每日6~9片,病情严重者可加量至每日9~20片,2周后甲状腺激素水平开始下降,2~3个月后甲亢症状可得到有效控制。

(2)减量期:甲亢控制后,药物要及时减量,每2~3周减量1次,每次减至原药量的1/4~1/3,整个减量期需要2~4个月。

(3)维持期:当药物减至甲巯咪唑或丙基每日1~2片、甲状腺功能维持在正常范围时,仍需要坚持服药,整个疗程需要1~2年,最后由医生根据临床停药指标决定是否停药。

4. 甲亢药物治疗须知

(1)抗甲状腺药物常见的不良反应:抗甲状腺药物的不良反应主要有白细胞减少、肝功能损害和药物性皮疹,故在用药之前和用药期间要定期复查血常规和肝功能。对于甲亢合并肝功能异常者,要分清是甲亢本身引起,还是由抗甲状腺药物所致,如果属于前者,而且丙氨酸氨基转移酶和胆红素不是很高,可以继续用抗甲状腺药物,同时给予保肝治疗,并密切观察肝功能。如属于后者,应停用抗甲状腺药物,给予保肝治疗,然后择机改用放射性碘治疗或手术治疗。对于药物性皮疹,不严重的可加用抗过敏药物或更换其他硫脲类药物,一般不必停药。倘若皮疹严重,则须立即停药,并用糖皮质激素治疗,以免恶化成剥脱性皮炎。

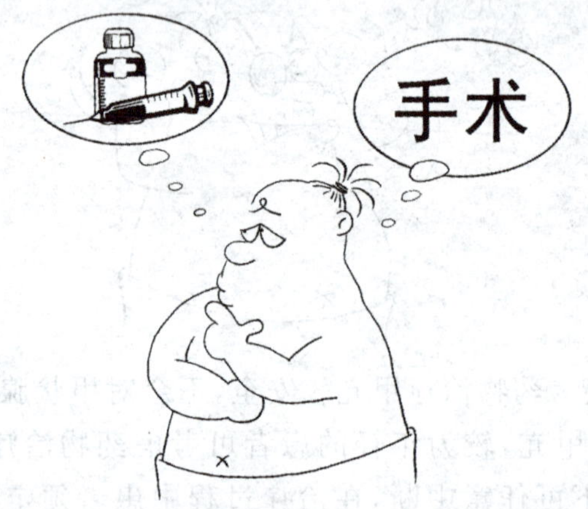

(2)影响甲亢痊愈及复发的因素

①用药不当,疗程不足。减药过快,间断用药或者停药是导致病情复发的常见原因。目前主张在甲状腺功能恢复正常后继续治疗 1.5～2 年,复查甲状腺刺激性抗体转阴,可停药,反之疗程还需加长,直至转阴,这样才不容易复发。

②强烈的精神刺激、严重感染、过度劳累、妊娠等相应刺激及高碘饮食也是引起甲亢复发的重要因素。

5. 药膳与食疗

(1)银耳太子参茶:银耳 15g,太子参 25g,冰糖适量。水煎饮用。治疗心慌、气虚气短症。

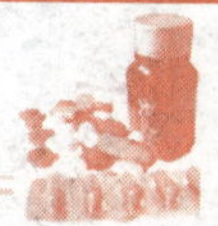

(2)桂圆莲子汤:桂圆肉4～6枚,莲子、芡实各20g。水煎汤,于睡前服,连服3～4天。治疗失眠、健忘、心慌怔忡、盗汗等。

(3)柿子膏:青柿子1 000g,蜂蜜适量。将柿子洗净,去蒂,切碎并捣烂,以纱布挤压取汁,将柿子汁放于锅内煮沸,改用文火炼为稠膏,加蜂蜜1倍搅匀,煎成稠膏,停火待冷,装瓶备用,每次1汤匙,以沸水冲服,每日2次。

(4)百合粥:取百合50g,粳米100g。共煮成粥,经常食用。适用于脾肺气虚哮喘患者。

(5)蒸甲鱼:甲鱼1只,西洋参2g,调料适量。甲鱼去内脏,加西洋参、酒、酱油、姜片等作料,上笼蒸熟,食肉喝汤。

(6)紫菜萝卜汤:紫菜50g,陈皮10g,萝卜250g。3味切碎,每天煮汤服用。有化痰、软坚、散结的功效。

(7)牡蛎海带汤:牡蛎肉100g,海带50g。加水和调料共煮,每天分2次服食。

(8)多吃花生及凉性食物:花生有益于甲亢患者,可以常吃。有火旺表现者,可多食西瓜、菜豆、芹菜、金针菜等凉性食物;有阴虚内热表现者,可食用桑葚、甲鱼、木耳、百合、枸杞子、鸭子等食品。

6. 注意事项

(1)注意休息的同时适当活动或进行体育锻炼,切忌过度劳累。

(2)中医学认为,人的精神状态与机体的脏腑气血密切相关,所以患者要保持心情舒畅,这样有利于病情的康复。

(3)饮食应以高能量、高蛋白、高维生素、适量脂肪和钠盐摄入为原则,少用辛辣刺激性作料,食物应软且易于消化,富于营养;不要多食高碘食物,如海带、紫菜、海苔及藻类食物等,防止甲亢控制不良,并且要忌烟、酒、浓茶和咖啡。

(二十)骨质疏松症

骨质疏松的概念是紧密地与骨的机械和钙代谢两个基本功能相互联系的,由于生理(年龄、绝经)和病理(运动损伤、炎症、代谢内分泌疾病)等原因使骨组织中的钙含量丢失、骨空隙增加、机械性能下降,诱发病理性骨折。

1. 病　因

(1)膳食结构不合理,饮食中长期缺钙、磷或维生素 D。

(2)大量和长期的饮酒、喝咖啡、吸烟。

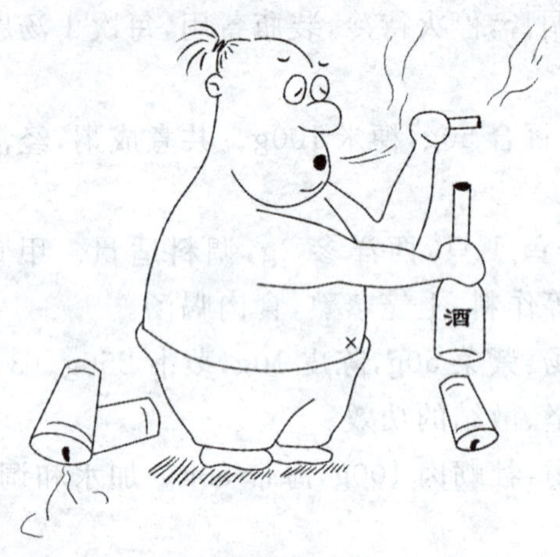

(3)妊娠及哺乳期妇女会大量流失钙。

(4)妇女在停经或切除卵巢后,体内一种能保持骨质强硬的激素——雌激素的分泌减弱。

(5)缺乏运动,户外运动少。

(6)长期服用药物,尤其是糖皮质激素。

2. 症　状

(1)疼痛:原发性骨质疏松症最常见的症状,以腰背痛多见,占疼痛患者中的 70%～80%。疼痛沿脊柱向两侧扩散,仰卧或坐位时疼痛减轻,直立时后伸或久立、久坐时疼痛加剧,日间疼痛轻,夜间和清晨醒来时加重,弯腰、肌肉运动、咳嗽、大便用力时加重。

(2)身长缩短、驼背:多在疼痛后出现。脊椎椎体前部几乎多为松质骨组成,而且此部位是身体的支柱,负重量大,尤其第 11、12 胸椎及第 3 腰椎,负荷量更大,容易压缩变形,使脊椎前倾,背曲加剧,形成驼背,随着年龄增长,骨质疏松加重,驼背曲度加大,致使膝关节拘挛显著。

(3)骨折:这是退行性骨质疏松症最常见和最严重的并发症,它不但增加病人的痛苦,而且严重限制患者活动。

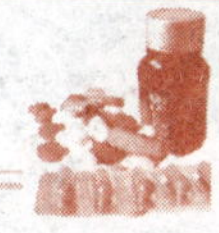

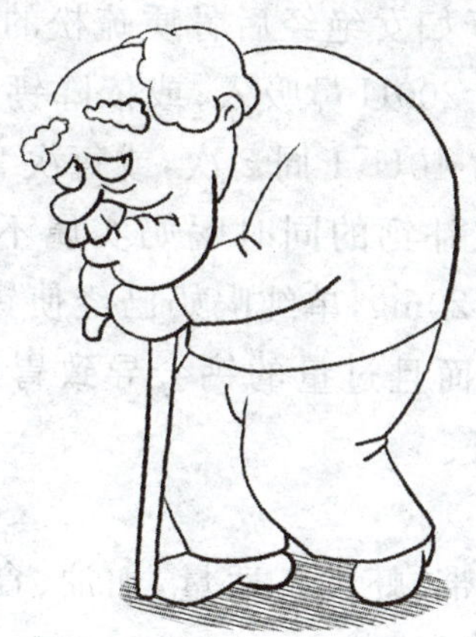

3. 依症用药

(1)老年性骨质疏松症：可选择钙剂、维生素 D 或一种骨吸收抑制剂。联合应用的疗效协同或加强，对老年人能够降低甚至逆转钙流失，增加骨密度，降低骨折的危险性。

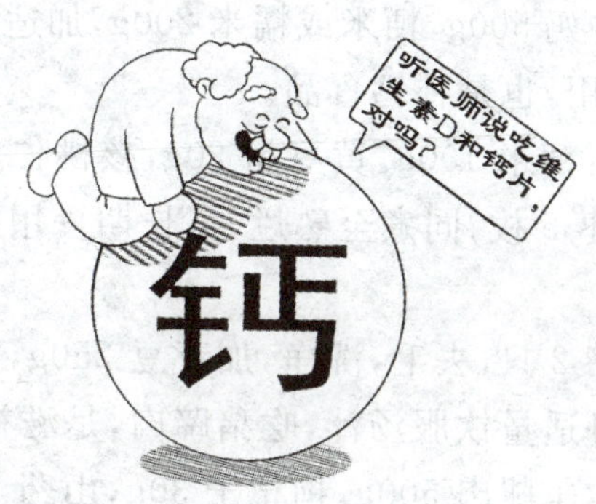

(2)妇女绝经后骨质疏松：在基础治疗即钙剂＋维生素 D 的基础上，联合雌激素或选择性雌激素受体调节剂治疗。

选择雌激素受体调节剂治疗的好处：①减轻绝经妇女血管运动失常的症状和泌尿生殖器的萎缩。②减少脊柱和髋关节发生骨折的危险性。③维持绝经期妇女脊椎骨密度。④提高绝经期妇女的生活质量，减轻疼痛和缓解症状。⑤使尿失禁、牙齿脱落、体重增加和腹部肥胖明显减少。

此外，降钙素可用于妇女绝经后骨质疏松的治疗，推荐降钙素，一般每日 100U 皮下注射，或 200U 鼻吸入；或依降钙素肌内注射用于骨质疏松症所引起的疼痛，每次 10U，1 周 2 次，或每次 20U，1 周 1 次。

4. 补钙的时机 在补钙的同时喝奶实属不宜，牛奶中含有丰富的钙，每 100ml 含钙大约 120mg，单纯喝奶已经使钙吸收接近或达到饱和，再补钙就纯属浪费了。而且过量的钙会导致胃肠钙吸收下降。在服用时间上，以睡前补钙为好。

5. 药膳与食疗

(1)海带虾皮汤：海带、虾皮各适量，加油、食盐等调味品，每日做汤食用，可以补钙。

(2)海带炖排骨：海带 200g，温水泡发洗净，切成丝状；猪排骨 500g，洗净切成段，用沸水略焯。锅内放排骨、葱、姜，加水煮沸，撇去浮沫，煮 20 分钟，加入海带及其他调料，再煮沸 10 分钟即可食用。可以补钙和碘，中老年人可经常食用。

(3)牛奶粥：取牛奶 500g，粳米或糯米 200g，加适量水煮粥，熟后加白糖适量，每天早晨食用，也是补钙食品。

(4)黄芪山药粥：粳米 100g，黄豆粉 20g，核桃仁 10g，山药 20g，黄芪 10g，黑芝麻 10g，大枣 5 枚，同煮至熟烂，可长期食用。可以滋补防衰、养精益气。

(5)猪蹄汤：猪蹄 2 只，去毛，洗净，加青豆 250g，放水适量，小火煨至熟烂，加入调料，每日适量饮服汤汁，吃猪蹄肉，是滋补佳品。

(6)羊肉枸杞汤：羊腿肉 500g，枸杞子 30g，山药 50g。羊肉先煮八九成熟时切成方块，加少许姜末，放入枸杞子、山药，加入清汤与调料，煮开后用文火炖至肉烂，即可食用。

(7)棒骨粥：取胫骨若干，洗净，先煮 1 小时，去骨后加大枣 15 枚，糯米 100g，煮成粥状，经常服用。此方最宜于老年人食用，能补肾填髓，强筋健骨。

(8)黑豆枸杞粥：黑豆 50g，粳米 100g，枸杞子 30g。加水煮粥至黑豆糜烂，加红糖调服。

(9)香蕉：经常吃香蕉可防治骨质疏松症。

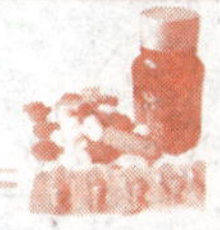

(10)醋：当熬骨头汤时，不妨加点醋，以帮助溶解骨头中的钙。0.5L高汤里的钙量，相当于1L牛奶里的钙量。

6. 注意事项

(1)补钙要多吃含钙的食品，乳制品是含钙最丰富的食品。此外，像虾皮、海带、大豆、干酪、酸奶、杏仁、果仁、鱼子酱中含钙也十分丰富；新鲜的绿色蔬菜中如油菜、芹菜、菠菜含钙也多。

(2)阳光可参与制造维生素D，即使不能行走的人也应每日到室外坐几分钟，婴儿和儿童要每日晒晒太阳，在阳光下不要用衣物完全包裹住身体。

(3)运动有助于保持骨骼强壮，也益于钙剂和维生素D的吸收。因此，每日应进行有规律的、持久和适宜的运动。

(4)不饮酒、戒烟、尽量少喝咖啡、少服镇静和催眠药。瘦小妇女和吸烟酗酒者患骨质疏松症的危险性更大。骨质疏松症的一级预防始于青春期前，要从少年开始，在16～18岁达到理想的峰骨量(PBM)，它需要钙剂、阳光、运动和营养。

(5)若骨质疏松患者跌倒或遭到碰撞后，应及时送往医院检查是否发生骨折。

(二十一)坐骨神经痛

坐骨神经痛是指沿坐骨神经分布区域，以臀部、大腿后侧、小腿后外侧、足背外侧为主的放射性疼痛。本病好发于青壮年，多急性起病，是多种疾病引起的一种症状。按照病理变化的部位又可分为根性坐骨神经痛和干性坐骨神经痛。

1. 症　状

(1)根性坐骨神经痛：病变位于椎管内，包括腰椎间盘突出症、椎管内原发肿瘤、转移瘤、腰椎管狭窄症、腰骶部脊膜炎、椎关节炎、椎管内血肿、脓肿等。多为急性或亚急性发病，腰背部酸痛、僵硬。疼痛从腰部向一侧臀部、大腿后面、腘窝、小腿外侧直至足背外侧放射；咳嗽、打喷嚏、用力排便增加腹压时，疼痛加剧；小腿外侧及足背有针刺和麻木感。

(2)干性坐骨神经痛：病变在椎管外的坐骨神经走行上，如骶髋关节

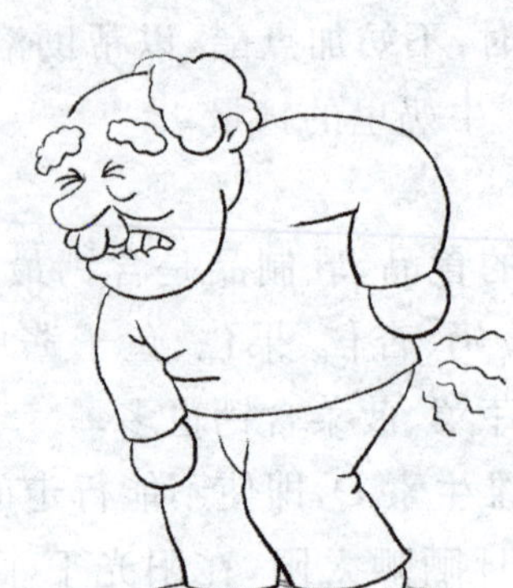

炎、盆腔感染、产前分娩损伤、妊娠子宫压迫、盆腔肿瘤、髋关节炎,以及全身疾病如糖尿病、中毒、周围血管病等。多为亚急性或慢性发病,腰背部不适不明显,主要沿坐骨神经走行的疼痛,增加腹压时疼痛不加重;小腿外侧及足背的感觉障碍较根性明显,坐骨神经病变区远端支配的肌肉无力,并可轻度萎缩。

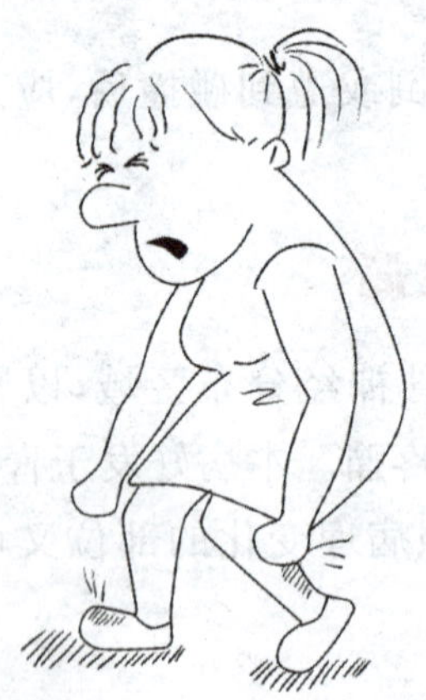

2. 依症用药

(1)双氯芬酸钠:每次 0.3g,每日 3 次,口服。

(2)急性期用泼尼松片:每次 10mg,每日 3 次,口服。

3. 坐骨神经痛宜选的中成药

(1)追风透骨丸:每次 6g,每日 3 次,口服。

(2)小活络丹:每次 6g,每日 3 次,口服。

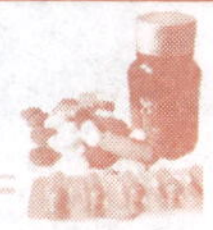

4. 注意事项

(1)久坐的人应注意保护腰部,定时运动。

(2)注意保暖与休息,改善居室条件,保持通风与干燥的环境。

(3)急性期应睡硬板床。

(4)适当进行体育锻炼,矫正不良姿势,增强体质。

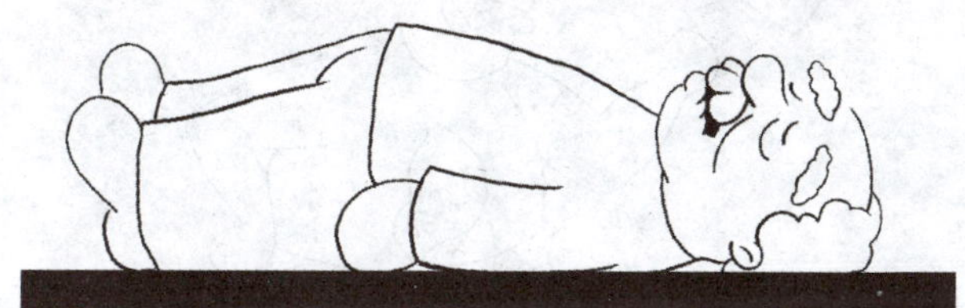

(二十二)痛　风

痛风又称"帝王症"或"富贵病",是一种体内代谢物嘌呤代谢异常所致。痛风是人体内嘌呤物质的新陈代谢发生紊乱,尿酸的合成增加或排出减少,造成高尿酸血症,血尿酸浓度过高时,尿酸以钠盐的形式沉积在关节、软骨和肾脏中,引起组织异物炎性反应,即痛风。

1. 病　因

(1)痛风可以由饮食,天气变化(如温度、气压突变),外伤等多种原因引发。

(2)饮酒容易引发痛风,因为酒精在肝组织代谢时,大量吸收水分,使血浓度加强,使得原来已经接近饱和的尿酸,加速进入软组织而形成结晶,导致身体免疫系统过度反应(敏感)而造成炎症。

酒
医师说少饮酒,
少吃含嘌呤多的
食物,如肉汤等

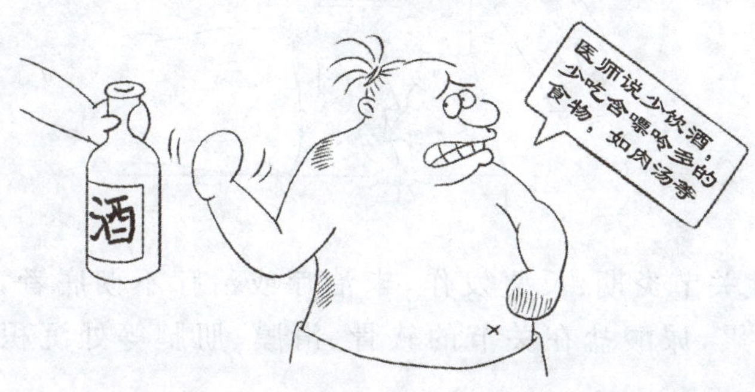

(3)一些食品经过代谢后,其中部分衍生物可以引发原来积蓄在软组织的尿酸结晶重新溶解,这时可诱发并加重关节炎。

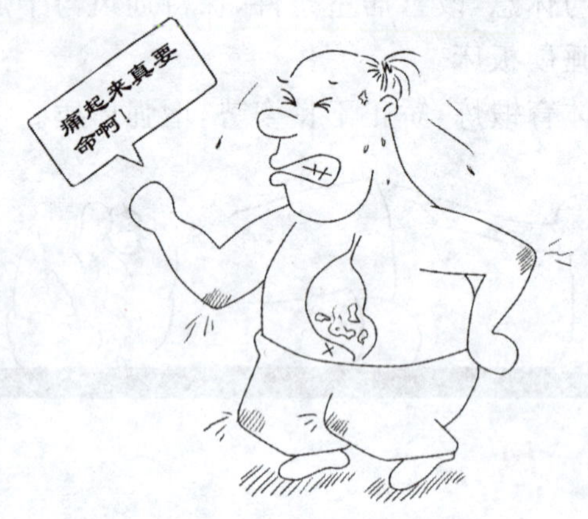

2. 症状 痛风症状的表现部位在关节和肾,尿酸钠的结晶可引起粒细胞浸润,导致关节炎症和疼痛。

(1)急性关节炎期:起病较突然,发作的单个关节出现红、肿、痛、热和功能障碍,常在夜间发作,疼痛在6小时内可达高峰。常见部位为跖趾关节,约占半数;其次为踝、足跟、腕、指关节等。在老年人中,手关节受累较多,表现为完全不能负重,局部肿胀,皮肤呈紫红色。

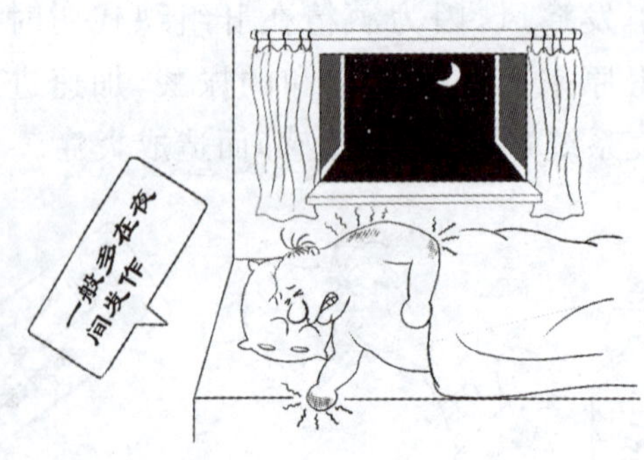

(2)慢性关节炎期:反复发作,未治疗或治疗不彻底者,可表现为多个关节受累,尿酸盐在关节的软骨、滑膜、肌腱等处沉积而形成痛风石。

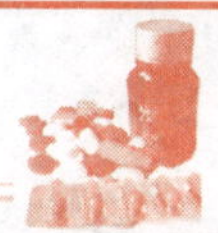

3. 可致血尿酸水平升高的药物　在正常情况下，体内生成的尿酸2/3由肾脏排出，1/3 由大肠排出。体内的尿酸在不断地生成和排泄，维持血液中一定的浓度，体内尿酸约有 1 200mg，每日新生 600mg，同时排泄 600mg，处于相对动态平衡的状态。如体内生产过多、排泄不足或在≤30℃时，尿酸盐的溶解度为 4mg/dl，此时，针形单钠尿酸盐就会在无血供（软骨）或血供相对少（肌腱、韧带、远端周围关节、耳朵等温度较低）的组织中沉积。

（1）非甾体抗炎药：阿司匹林、贝诺酯可引起尿酸升高。

（2）利尿药：氢氯噻嗪、甲氯噻嗪、贝美噻嗪、苄噻嗪等可增加近曲小管对尿酸的再吸收，减少肾小管对尿酸的分泌，可致高尿酸血症，其他利尿药阿佐塞米、托拉塞米、依他尼酸也有此反应。

（3）抗高血压药：利舍平、喷布洛尔、替米沙坦、氯沙坦、二氮嗪。

（4）抗糖尿病药：胰岛素。

（5）免疫抑制剂：环孢素、巯嘌呤、麦考酚吗乙酯、他克莫司、西罗莫司、巴利昔单抗（剂量相关效应）。

（6）抗生素：青霉素、洛美沙星、莫西沙星；抗结核药吡嗪酰胺、乙胺丁醇等，可减少尿酸排泄而引起高尿酸血症。

（7）维生素：维生素 C、维生素 B_1。

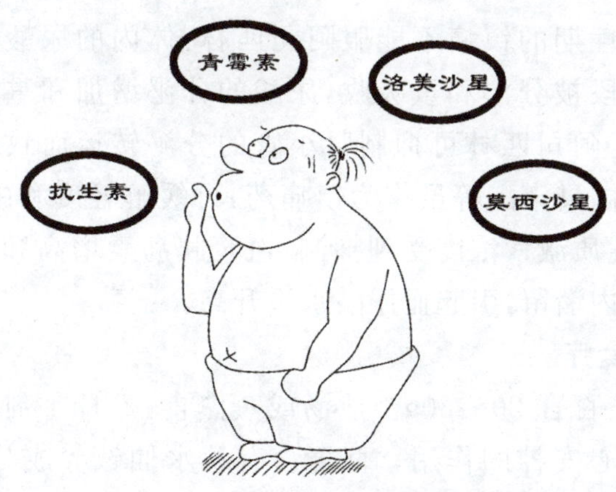

4. 依症用药

(1)痛风急性发作期宜用的药物:痛风急性发作期应尽早使用抗炎药,迅速给予秋水仙碱(阿玛因)首剂 0.5～1mg 顿服,以后每隔 2 小时给予 0.5mg,至疼痛缓解为止或第一日 1 次 1mg,每日 3 次,第 2~3 日 1 次 1ml,每日 2 次,或 4 日及以后每次 1mg,每日 1 次,于晚间睡前服用。

(2)痛风发作间歇期宜用的药物:常用促尿酸排泄药苯溴马隆(痛风利仙)每次25～100mg 最大剂量可用至 200mg,每日 1 次,餐后服用,连服 36 个月。

丙磺舒初始剂量每次 0.25g,每日 1～2 次,然后在 2 周内逐渐增至每次 0.5g,每日 2～4 次,最大剂量每日 3g。

5. 痛风用药须知

(1)痛风急性期禁用别嘌醇:别嘌醇有助于结石的溶解,促使痛风结节的消散。长期应用不仅可抑制痛风石的形成或增大,并使已形成的痛风石逐渐缩小和溶解。

但在急性期禁用抑制尿酸生成药,抑制尿酸生成药别嘌醇不仅无抗炎镇痛作用,还会使组织中的尿酸结晶减少和血尿酸下降过快,促使关节内痛风石表面溶解,形成不溶性结晶而加重炎症反应,引起痛风性关节炎急性发作。

(2)痛风急性期的镇痛不能服阿司匹林:体内的尿酸经由肾小管滤过,在近小管中段被分泌和重吸收,尿酸的分泌增加和重吸收减少则使尿酸盐减少。①阿司匹林可抑制肾小管的分泌转运而致尿酸在肾脏潴留。②阿司匹林、贝诺酯等虽作为镇痛药,可缓解轻度和中度关节疼痛,但可使血浆糖皮质激素浓度受到抑制、血浆胰岛素增高和血尿酸排泄减少,使尿酸在体内潴留,引起血尿酸水平升高。

6. 药膳与食疗

(1)百合汤:百合 20～30g。煎汤或蒸熟食,每日 1 剂,可长期服用。有润肺止咳,宁心安神的作用。百合含有秋水仙碱等成分,对痛风性关节炎有防治作用。

(2)百前蜜:百合 20g,车前子 30g。煎水约 500 毫升,加蜜 1 勺,调匀

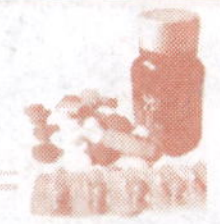

服，每日1剂。有补肺益气，健脾利尿的功效。车前子有利于尿酸排出，可防止痛风性关节炎发作。

(3)赤豆薏仁粥：赤小豆50g，薏苡仁50g。熬粥服，每日1剂。有补益脾胃，利尿渗湿的功效。有促进尿酸排出作用。

(4)土苓粳米粥：土茯苓30g，粳米50g。先将土茯苓煎成药液，再入粳米熬成稀饭，每日1剂，可经常服用。有清热解毒，利湿通络的功效。土茯苓可增加血尿酸的排泄。

(5)山慈姑蜜：山慈姑5g煎水，加蜂蜜1勺，调匀服，每日1剂。有解毒化痰，散结消肿的功效。山慈姑含有秋水仙碱等成分，适用于湿热型急性痛风发作期。

(6)桃仁粥：桃仁15g，粳米150g。先将桃仁捣烂如泥，加水研汁，去渣，再入粳米煮粥，每日1剂。有活血祛瘀，通络止痛的功效。适用于瘀血痰浊痹阻型痛风。

7. 注意事项

(1)饮食方面，限制嘌呤摄入(虾、蟹、动物内脏、豆类、啤酒、白酒等)；限制盐的摄入；少吃辣椒等调料；多吃碱性食品(蔬菜、马铃薯、水果等)；大量饮水，促进尿酸排泄；避免饮酒；避免暴饮暴食或饥饿。

(2)避免过度劳累、着凉。

(3)患者应保持良好、轻松的心态，有助于病情的好转。

(二十三)头　痛

头痛是生活中最常见的症状，是人体在受到伤害性刺激后发出的一种保护性反应，同时也是很多疾病的前驱症状，应及时到医院进一步检查处理。如为一般性头痛可自行处理。

1. 病因　引起头痛的病因很多，如感染性发热、脑膜炎、鼻窦炎、感冒。同时，头痛也是某些特殊情况的信号，如高血压、动脉硬化、脑外伤、中风等。

头痛分为轻、中、重度，人体伴随疼痛的刺激，常引起一些生理功能的紊乱，如失眠、恐惧、紧张、焦虑、耳鸣、头晕、恶心、呕吐、肢体功能受限等反应。

头痛是疾病的
一种症状，一
定要认真对待，
早去医院检查

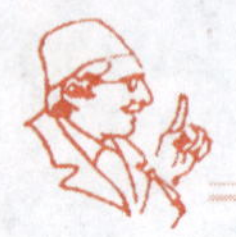

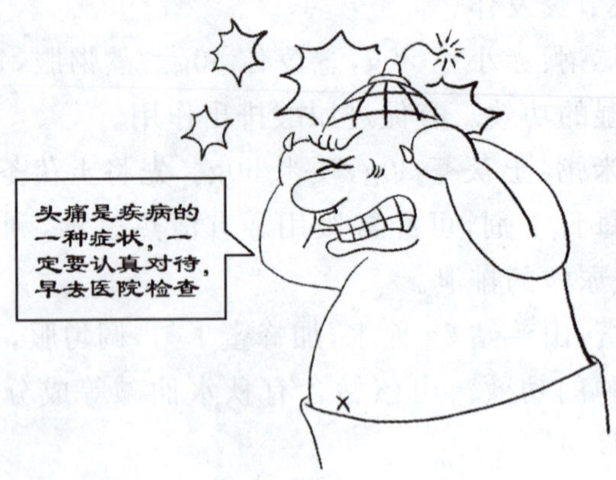

2. 头痛可能预示的疾病　头痛是许多疾病的先兆症状，包括：

(1)急性感染性发热，常伴有头痛、发热、头晕。

(2)高血压、动脉硬化病者突然发生剧烈头痛，提示有脑血管意外的可能。

血压

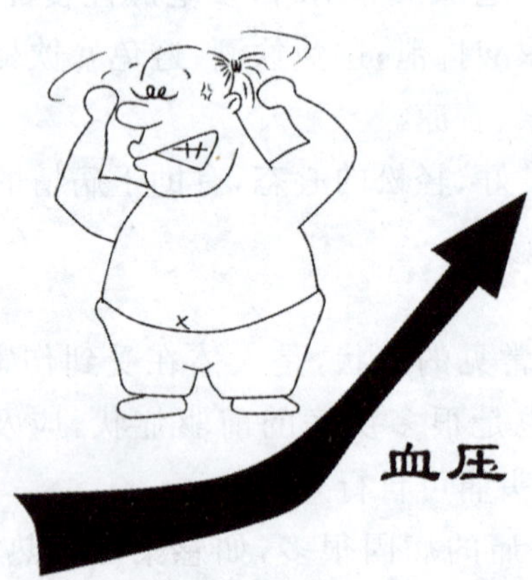

(3)剧烈头痛和精神症状的改变，可能有内脏出血。

(4)早晨头痛，且由咳嗽和打喷嚏引起者，可能是脑肿瘤。

(5)头痛、头晕、呕吐或口角麻木、失语可能是脑卒中、脑肿瘤的前兆。

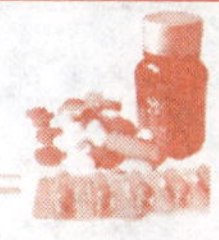

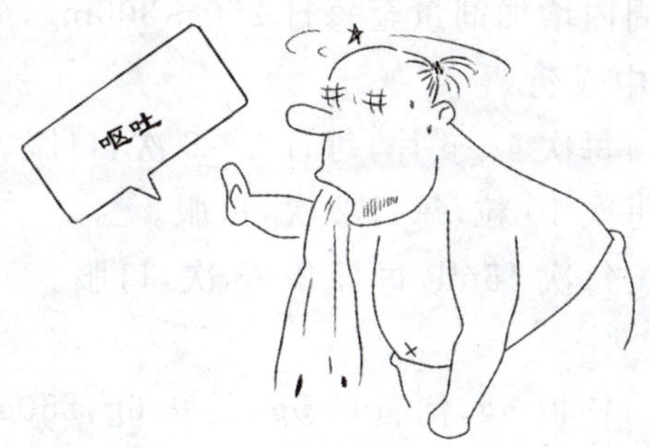

(6)头痛伴恶心且一侧瞳孔改变,可能有动脉瘤。

(7)头痛伴对光敏感、恶心、呕吐,可能为偏头痛。

(8)头痛伴一侧瞳孔扩大、恶心、复视、眼后部剧痛、精神紧张,可能有脑出血。

(9)头痛伴颈僵硬、恶心、发热和全身痛,可能有脑膜炎。

(10)头痛伴有一只眼视力突然改变不能看全视野,并且头晕是脑卒中、脑血管损伤的表现;一只眼突然失明,伴头痛、头晕,提示颈动脉发生病变或有损伤。

3. 依症用药

(1)可首选对乙酰氨基酚(必理通、泰诺、百服宁):成人每次 0.3～0.6g,头痛发作时服,成人每日量不宜超过 2.0g。

(2)阿司匹林(拜阿司匹林咀嚼片、散利痛、去痛片、解热镇痛片):有明显的镇痛作用,成人每次 0.3～0.6g,每日 3 次或疼痛时服。

(3)布洛芬(芬必得):镇痛作用较强,口服成人每次 0.2～0.4g,每 4～6 小时 1 次,每日最大剂量 2.4g。

(4)紧张性头痛:长期精神比较紧张者,推荐应用地西泮(安定)片。推荐合并服谷维素、维生素 B_1,每次各 10mg,每日 3 次。

(5)反复性偏头痛:推荐应用抗偏头痛药,如麦角胺咖啡因片、罗通定片、天麻素、苯噻啶、舒马曲坦、佐米曲普坦。

(6)三叉神经痛:可首选服用卡马西平,成人第一日每次 100mg,每日 2 次;以后每 12 小时增加 100mg,直至疼痛消失,少数成人每日最大剂量可达 1.2g。无效时可继服或联合服用苯妥英钠,初始时每次 100mg,

每日2次，在1～3周内增加剂量至每日250～300mg，分3次服用。

4. 头痛宜选的中成药

(1)天麻头痛片：每次4～6片，每日2～3次，口服。

(2)脑立清丸：每次10粒，每日2次，口服。

(3)脑乐静糖浆：每次15ml，每日2～3次，口服。

5. 药膳与食疗

(1)天麻炖鱼头：核桃5g，何首乌5g，天麻6g，250g鱼头1个。将上述材料放入锅中炖1～2小时，调味饮用。天麻可扩张血管，具有改善头痛的作用。

(2)黄酒核桃泥：取5～6颗核桃仁，将其捣碎成泥粉状，加入50ml黄酒，5g白糖，然后隔水小火蒸10分钟左右即可。对于缓解顽固性头痛很有效果。

(3)姜汁：取一大块生姜(连皮)，洗净，用纱布包裹之后捣烂，挤压出姜汁，加入热开水和蜂蜜，调味饮用。姜汁可减轻头痛引起的恶心呕吐的症状。

(4)枸杞蜂蜜饮：葡萄60g，枸杞子60g，绍兴酒、蜂蜜各适量。将葡萄、枸杞子泡入酒内10～20天，去渣，加蜂蜜适量，每日早晚各服1小杯。

6. 注意事项

(1)轻度头痛一般可服用镇痛药，如索米痛片等；如有剧烈头痛，必须卧床休息，并到医院做进一步检查。

(2)环境要安静，室内光线要柔和。

(3)可按头痛的部位给予按摩治疗，如前额痛可取印堂、合谷、阳白穴；两侧痛可取百会穴；后顶痛可取风池、外关等穴位。

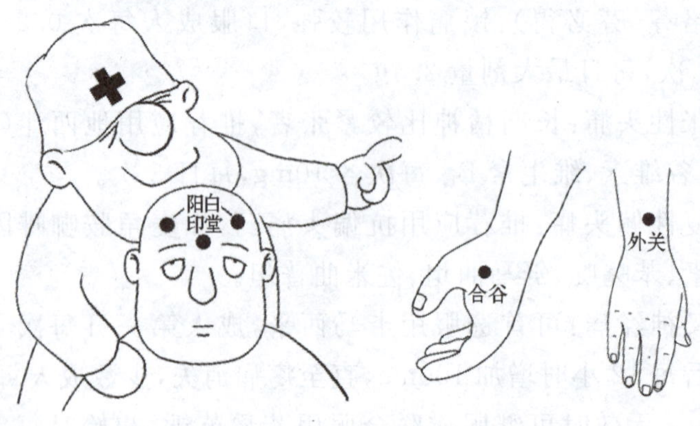

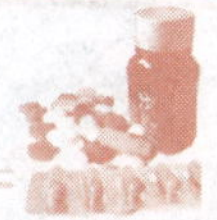

(4)有头痛、眩晕、心烦、易怒、失眠、面红、口苦等症状的病人，应加强其精神护理，消除病人易怒、紧张等不良情绪，以避免诱发其他疾病。高血压病病人应注意休息，保持安静，按时服用降压药。

(5)对一些病因明确疾病引起的头痛应先控制病情，以缓解疼痛。

(6)突然出现剧烈头痛，兼有手足冰冷、呕吐者，不属自疗范围，应及时送往医院。

(二十四)偏 头 痛

偏头痛与头痛不同，其是由血管的舒缩功能不稳定及体内一些物质临时改变所致的暂时性头痛。特征是反复发作和有家族史，痛前常在视觉、感觉上有先兆。

1. 病因 偏头痛的病因复杂，目前尚不得知，可能与循环、内分泌(雌激素、黄体酮及催乳素水平过高)、生化因素，脑血管扩张和其他因素，包括心理、精神、神经和饮酒、喝咖啡、使用富含酪胺的食品有关。

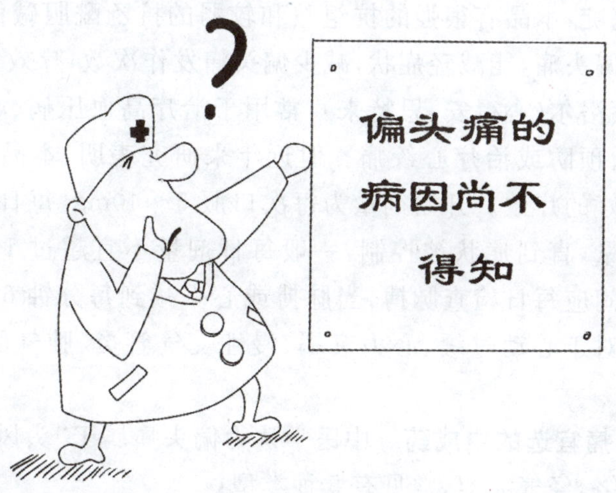

2. 症状 偏头痛始于儿童，60％为青年女性，年龄在 10～30 岁。头痛通常是持续性的或搏动性的，且在额部和颞部最重，头痛为单侧的，常在睡醒时发生，同时伴恶心、呕吐、怕光、怕声、对刺激过敏、腹泻、头晕、水肿、脸色苍白或出汗等。

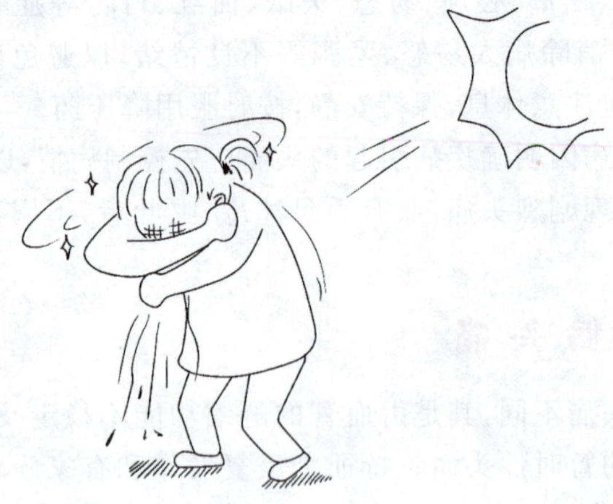

3. 依症用药

(1)偏头痛发作时,可立即舌下含服1片麦角胺咖啡因,必要时隔半小时再含1片,但不能过量,否则会引起恶心、眩晕、腹痛、腹泻等不良反应。

(2)苯噻啶:本品有很强的抗组胺和较弱的抗乙酰胆碱作用,主治典型或非典型偏头痛,能减轻症状,减少偏头痛发作次数,疗效显著。

(3)普萘洛尔(心得安、思特来):常用于治疗高血压病、心动过速、心脏期前收缩、预防或治疗心绞痛。但近年来研究表明,本品用于治疗偏头痛也有很好的疗效。开始剂量为每次口服5~40mg,每日2~3次,以后可逐渐增量,直到症状被控制,一般每日剂量不宜超过160~320mg,应用本品期间应每日检查脉搏,当脉搏或心率减到每分钟60次以下,应停药。本品对于心动过缓、心力衰竭、慢性支气管炎、肺气肿、低血压者忌用。

4. 偏头痛宜选的中成药　中医学认为偏头痛属于"头风",其发病机制为邪阻脉络,经气凝涩,常见有5种类型:

(1)风寒入络型:头痛突然发作,常于在受寒后加重,面色暗淡,舌淡,苔薄。治宜祛风散寒止痛。可选灵仙茶,每次2g加水泡茶饮,每日2次,连续30日。

(2)风热上犯型:表现为偏侧头痛、烦躁、面红、口苦、牙龈肿胀、小便色黄,苔薄黄偏干。治宜疏风清热止痛。可外敷川白石散(生石膏1g,白

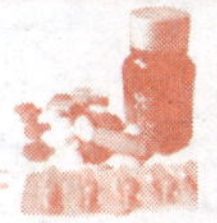

芷 0.5g，川芎 0.5g），研细置于肚脐内，再用伤湿止痛膏封盖。

(3)瘀血阻络型：可见偏侧头痛，经久不愈，痛点固定，痛如针刺，舌有紫气。治宜活血化瘀，通络止痛。取血竭粉 0.1g，以食醋调制成膏，涂敷于伤湿止痛膏中间，分别贴于两侧太阳穴上，每日 1 次，连续 5 日为 1 个疗程；或以带壳银杏 60g，捣裂后入砂锅，加水 500ml，以文火煎至 300ml，早晚分服，每剂可连续煎煮 3 次，连服 3 日。

(4)肝阳上亢型：症见一侧颞额部波动性头痛，面红耳赤，头晕肢麻，耳鸣寐差，舌红，苔薄红。治宜平肝熄风。

(5)痰浊上扰型：偏瘫疼痛时发时止，常缠绵不已，脘腹胀满，舌苔白，脉滑。治宜化痰降逆止痛。

5. 有效缓解偏头痛的方法

(1)冰袋冷敷：将冰块放在冰袋里或用毛巾包好，敷在头痛部位。等冷却的头部血管收缩后，症状自然会减轻。

(2)躺下来休息一会儿：如果有条件的话，在偏头痛发作时，不妨在光线较暗、四周安静的房间里休息一会儿。一般来说，只要睡上半个小时，偏头痛就会有所减缓。

(3)按摩头部：用双手按住左右两侧太阳穴，减轻血管膨胀。

(4)饮用绿茶：绿茶中的物质对缓解偏头痛有效果，可以适量地饮用绿茶来克服严重的偏头痛。

(5)静心冥想：使用瑜伽和冥想是治疗偏头痛的新方法。你可以购买一盘此类的 CD，在头痛发作时随着音乐闭目冥想一会儿，让大自然的和谐之音使你忘却病痛。

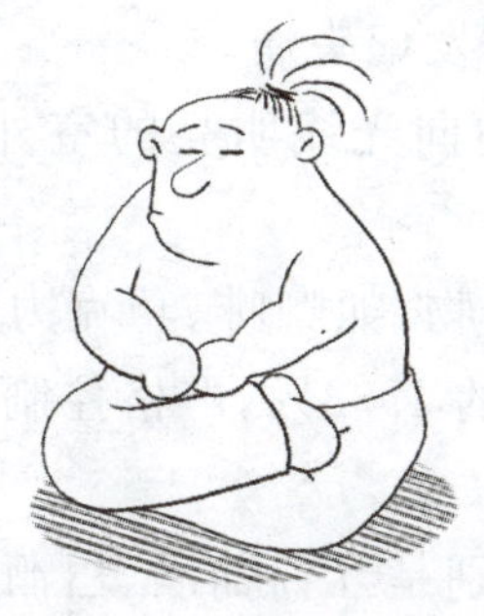

(6)头缠毛巾:看起来可能会很可笑,不过这的确是治疗偏头痛的好方法。疼痛时,使用毛巾或柔软的布条松紧适宜地缠在太阳穴周围,如此可达到抑制血管扩张、缓解疼痛的目的。

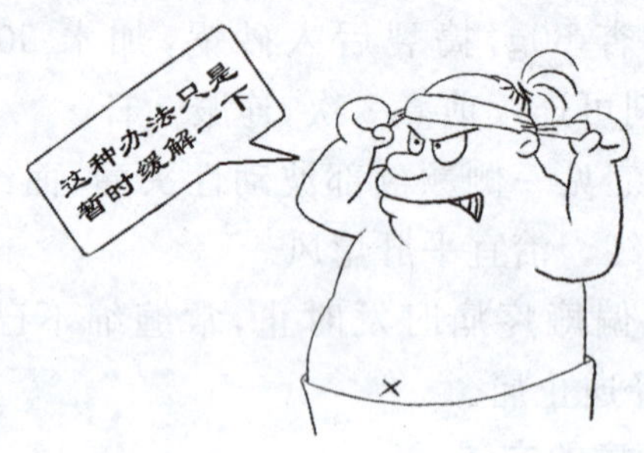

6. 药膳与食疗

(1)驱热菊:每天服用250mg或2～3片新鲜叶子。

(2)泛酸(B_5)或天然蜂王乳:每次100mg,每天2次。蜂王乳富含泛酸,帮助肾上腺应付紧张的状况。

(3)少食多餐:少量多餐可以稳定血糖浓度,以免引发偏头痛;饮食中应包含杏仁果、杏仁奶、水田芥、香芹、茴香、蒜头、樱桃、凤梨。

(4)少吃盐、巧克力:有些人摄取高量的盐会引发偏头痛。吃巧克力不仅易发胖,它也含干酪胺,这是引起头痛的主要可疑物。幸好许多年轻人对此化学反应已具有耐受性。

7. 注意事项

(1)偏头痛患者要避免直视汽车玻璃的反光,因为玻璃直接反射太阳光,强烈的光线会直接诱发偏头痛。

(2)避免从较暗的室内向光线明亮的室外眺望;不可对视光线强烈的霓虹灯。

(3)忌食含高酪胺的食物,如咖啡、巧克力、奶制品等;动物脂肪其诱发偏头痛占全部食物因素的49.8%,严格控制食用此类食物可防止偏头痛发作。

(4)勿饮酒精饮料,特别是红葡萄酒、白酒、柠檬汁、柑橘、冰淇淋等;也禁止食用含有阿斯巴甜添加剂的食物,如酸奶、可乐、冷饮等甜食工业

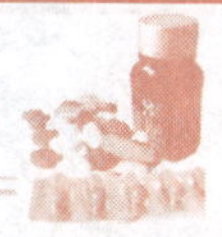

饮料、食品。

(5)若经自我治疗效果不好，有病情加重趋势，应及时到医院就医。

(二十五)眩　晕

眩晕是空间定位错觉引起的人自身或周围物体运动的一种幻觉。正常人经常处于运动之中，为了保持平衡需要有健全的神经调节。外界的感觉刺激通过小脑和皮质下中枢，产生不经意识的协调反射；刺激还可由皮质下中枢上传至大脑皮质，使人体能够有意识地保持平衡。

1. 症状　患者会感觉周围景物或自身旋转，称为真性眩晕；若患者只头晕、头重脚轻，摇晃浮沉感，而无旋转感，则称为假性眩晕。

眩晕常同时伴有恶心、呕吐、面色苍白、出冷汗、心动过缓、血压低等一系列症状。

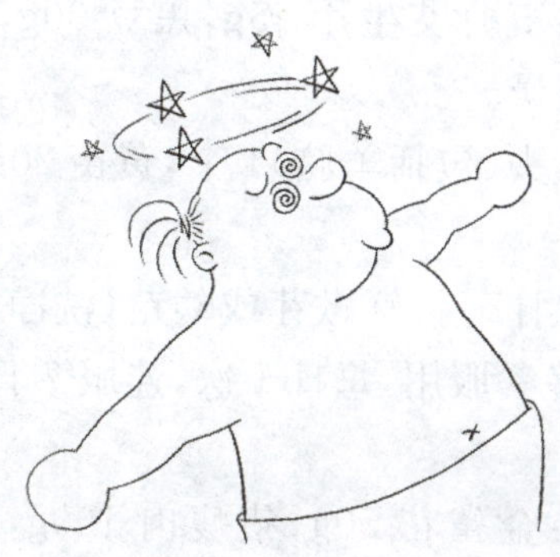

2. 依症用药

(1)晕动病时可首选茶苯海明口服，其兼有抗眩晕、止吐及镇静作用，脑缺血者慎用。每次 50mg，于乘车、船、飞机前 0.5～1 小时服用，必要时可重复 1 次。另外，也可服氢溴酸东莨菪碱(解痉灵)，既能抗眩晕，又有止吐作用，服药后半小时见效。但此药不良反应大，前列腺肥大及青光眼者禁用。

现在一般多选用东莨菪碱的贴片或贴膜(使保定)，使用更方便，成人每次 1 贴，儿童每次 3/4 贴，10 岁以下儿童每次 1/2 贴。一般在旅行前 5～6 小时贴于耳后皮肤。

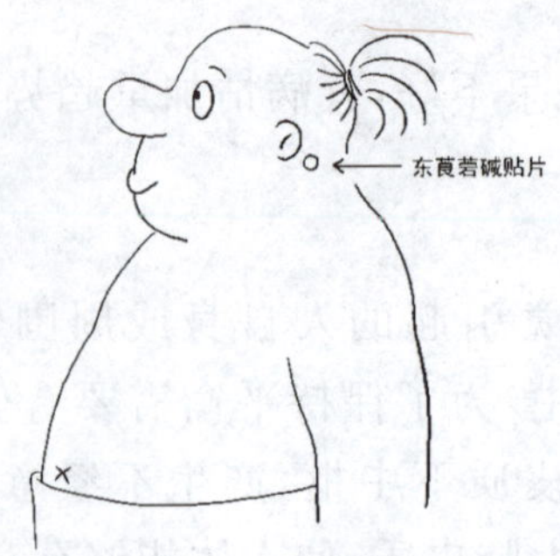

(2)弱镇静药如地西泮(安定),可辅助达到镇静和稳定情绪的作用,对情绪暴躁者可以一次性服用5～10mg。

3. 药膳与食疗

(1)天麻炖猪脑:天麻10g,猪脑1个。洗净,同放炖盅内,加水适量,隔水炖熟服食。用于治肝阳上亢所致眩晕。

(2)五月艾煮鸡蛋:五月艾生用45g,黑豆30g,鸡蛋2个。加水共煲熟服食。用于治血虚眩晕。

(3)羊头黄芪汤:羊头(包括羊脑)1个,黄芪20g。水煎服食。用于治肾精不足所致眩晕。

(4)甘菊粳米粥:取甘菊新鲜嫩芽或幼苗(洗净)15～30g,粳米60克,冰糖适量。共煮粥,早晚餐服用,每日1次,连服7日。适用于高血压病肝火亢盛之眩晕。

(5)金雀花瘦肉汤:金雀花50g,猪瘦肉100g,食盐适量。将猪肉洗净,切小块,同金雀花加适量水及食盐,炖煮至猪肉熟烂,三餐随意食猪肉饮汤。适用于眩晕、头痛等症。

(6)四味止眩汤:松子仁、黑芝麻、枸杞子、杭菊花各15g,白糖适量。将上述药物共洗净,松子仁、黑芝麻捣碎,然后一同入锅加水适量,用中火煮沸后,改文火煨至松子仁熟软,加入白糖服用,每日1次,连服10日为1个疗程。此汤滋补肝肾,清热养血,明目,止眩晕。适用于肝肾虚损引起的头晕眼花等症。

(7)芹菜苦瓜汤:芹菜500g,苦瓜60g。同煮汤饮用;或用芹菜250g,苦瓜30g,用沸水烫2分钟,切碎绞汁,加砂糖适量,开水冲服,每日1剂,连服数日。适用于高血压病阴虚阳亢之眩晕。

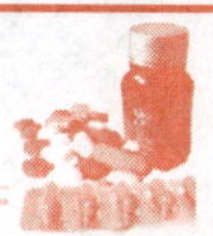

(8)葛根粳米粥:鲜葛根适量,洗净,切片;沙参、麦冬各 20g,经水磨后澄取淀粉,晒干,每次用葛根沙参麦冬粉 30g 与粳米 60g 煮粥吃,每日 1 剂,可以常食。适用于高血压病阴阳两虚之眩晕。

(9)防眩晕茶:绿豆皮、扁豆皮各 10g,茶叶 5g。将绿豆皮、扁豆皮炒黄,与茶叶一起,开水冲沏即可,每日代茶饮。此方清热化湿。适用于头晕目眩等症。

4. 注意事项

(1)服用抗眩晕药后要稍事休息。抗眩晕药引起的不良反应最常见的是镇静,如在白天嗜睡、头晕。多数患者都能在数日内耐受,但如同时服用其他中枢神经抑制药(如镇静药、催眠药、抗抑郁药),可使嗜睡加重。因此,在服用后宜稍事休息。服后不宜驾车、操作机械或高空作业。

(2)服药时不能饮酒。

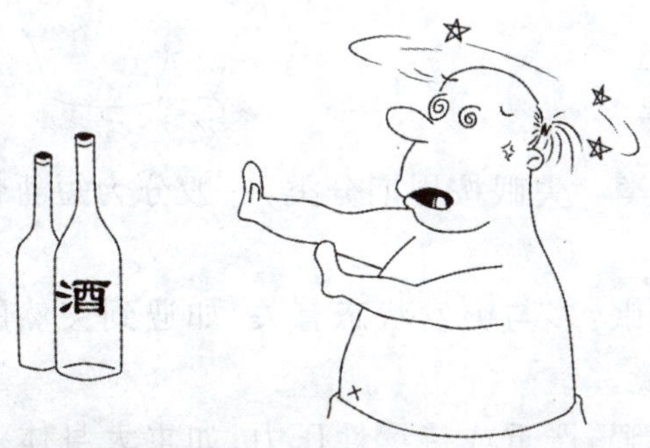

(3)妊娠及哺乳期妇女、婴幼儿及老年人应慎用。

(4)若感到眩晕严重、呕吐不止、血压升高或降低并严重脱水,请及时去医院诊治。并在发作时卧床,保持安静。对呕吐严重者,需要静脉注射 25%葡萄糖注射液。

(5)自我保养。平时要注意加强平衡功能的锻炼,如游泳、划船、单杠等运动。

(6)乘坐车船前不宜吃得过饱或空腹,停车时应尽量下来活动活动,最好坐在车、船的前部,并靠近窗口处,体位向前和向远方注视。

(二十六)失 眠

人的一生中大约有 40%的时间是在睡眠中度过的,并且需要充足的、有质量的睡眠。失眠是常见的症状或习惯，有 20%～40% 的成年人在不同程度上感到睡眠有障碍，其中女性多于男性。

1. 病因　可能是由精神障碍、情绪激动、性格脾气、吸毒、饮酒、呼吸障碍等造成的，也可能与睡眠相关的肌痉挛、下肢不宁综合征或药物和环境有关。

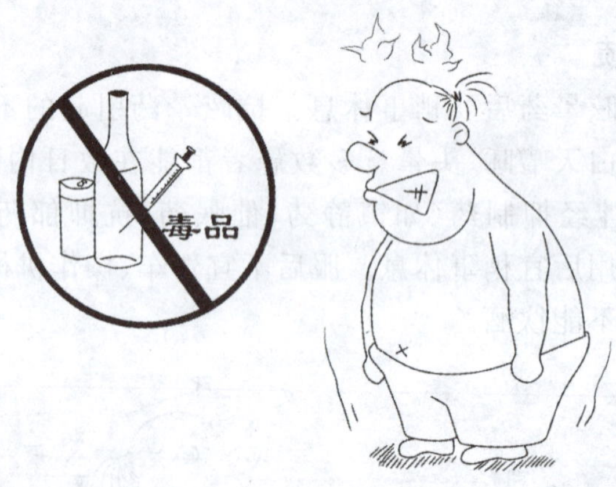

2. 失眠的种类　失眠按周期分类，一般分为短暂性、短期性或长期性失眠。

(1)短暂性失眠：多与突发状态有关，如遇到突然的打击或刺激，或外出改变生活环境。

(2)短期性失眠：严重或持续性压力，如重大身体疾病或开刀，亲朋好友的过世，严重的家庭、工作或人际关系问题等，可能会导致短期性失眠，这种失眠与压力有明显的相关性。

短期失眠

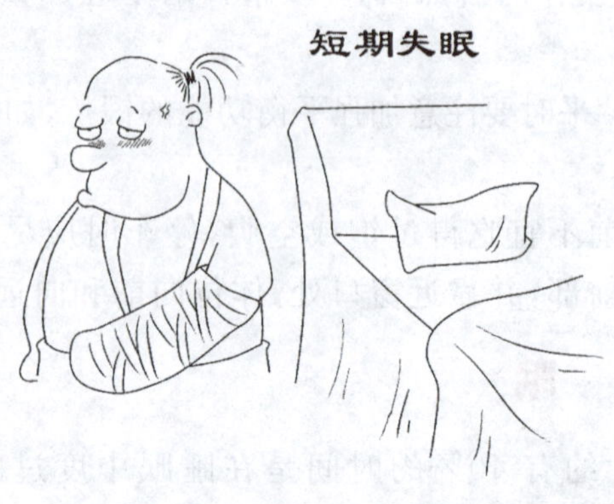

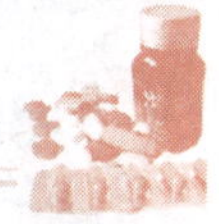

(3)长期失眠：多由于精神障碍所致，如严重的抑郁症、精神分裂症或药物成瘾，持续时间较长。

3. 失眠的症状

(1)入睡困难，不能熟睡，睡眠时间减少。

(2)早醒，醒后无法再入睡，或睡过之后精力没有恢复。

(3)频频从噩梦中惊醒，自感整夜都在做噩梦。

(4)容易被惊醒，有的对声音敏感，有的对灯光敏感。

(5)很多失眠的人喜欢胡思乱想，长时间的失眠会导致神经衰弱和抑郁症，而神经衰弱患者的病症又会加重失眠。

(6)失眠会引起人的疲劳感、不安、全身不适、无精打采、反应迟缓、头痛、注意力不能集中，它的最大影响是精神方面的，严重一点会导致精神分裂和抑郁症、焦虑症、自主神经功能紊乱等功能性疾病，以及各个系统疾病，如心血管系统、消化系统等。

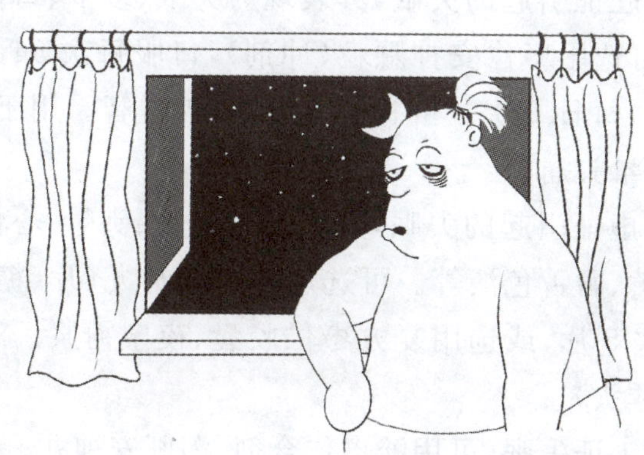

4. 依症用药

(1)失眠的治疗首先要确定病因及病程，首选非药物治疗，即对大多数短暂性失眠者，一旦其失眠的原因被解除，失眠即可缓解或消失。

(2)对入睡困难的患者常选用艾司唑仑(舒乐安定)，起效快，作用时间长，保持生理睡眠，醒后无不适感。

(3)睡眠也是一种习惯，有其生物钟规律，失眠者可考虑改变生活习惯或精神调节；短期失眠者可减缓紧张因素，或改变个体的适应能力。

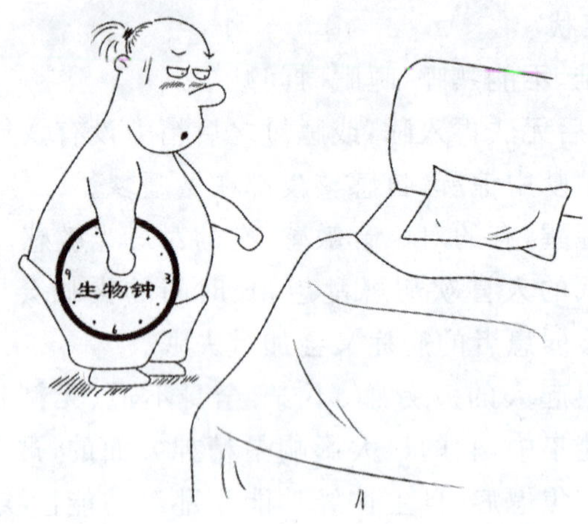

5. 失眠宜选的中成药

(1)阴虚火旺证引起的失眠，其表现为失眠、多梦、口渴、盗汗、健忘、面颊舌红等。可选用枣仁安神颗粒(冲剂)，口服每次 5g，或选用神衰康胶囊，每次 5 粒，每日 2 次。可补心养肝，安神益智。用于神经衰弱引起的失眠健忘，头晕头痛。

(2)心血亏虚证引起的失眠，其表现为失眠、头晕、心慌、多梦、健忘、面色苍白或萏黄、唇舌色淡等。可选用养血安神丸(片、糖浆剂)，水丸每次 6g，片剂每次 5 片，或选用复方枣仁胶囊、夜宁糖浆。滋阴养血，宁心安神。用于心悸头晕。

(3)肝郁化火证失眠，可用酸枣仁合剂、泻肝安神丸。

(4)痰热内扰证失眠，可用礞石滚痰丸。

(5)心胆气虚证失眠，可用睡安胶囊、豆蔻五味散。

6. 药膳与食疗

(1)紫菜猪心汤：紫菜 30g，猪心 1 个。猪心切片，与紫菜入锅加适量水，同煮至熟烂，吃猪心，饮汤，宜常使用。此方具有养心安神的功效。适用于失眠症。

(2)小麦红枣粥：小麦 50g，粳米 100g，大枣 5 枚，龙眼肉 15g，白糖

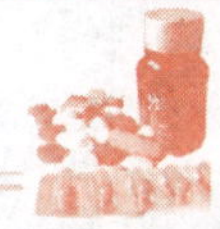

20g。将小麦淘洗净，加热水浸胀；粳米、大枣洗净；龙眼肉切成细粒。然后将小麦、粳米、大枣、龙眼肉粒放入锅中，共煮成粥。起锅时加入白糖，温热时食用，每日2～3次，4～7日为1个疗程。此粥可以养心益肾，补益脾胃，清热止汗，除烦安神。适用于心气不足，怔忡不安，烦热失眠，妇女脏躁，自汗，盗汗，脾虚泄泻等症。注意：内有实热，外感表证均不宜用。

(3)玫瑰花烤羊心：鲜玫瑰花50g(或干品15g)，羊心50g，食盐适量。将鲜玫瑰花放入小铝锅中，加食盐、水煎煮10分钟，待冷备用。将羊心洗净，切成块状，穿在烤签上边烤边蘸玫瑰花盐水，反复在明火上炙烤，烤熟即可热食，可边烤边食。此方具有补心安神的功效。适用于心血亏虚所致的惊悸失眠及郁闷不乐等症。

(4)莲子心茶：莲子心30枚，加少许盐水煎，每晚临睡前服。宁心安神。可治烦躁失眠。

(5)百合莲子银耳羹：百合250g，莲子50g，银耳25g。将上药洗净后清水泡软为度，加水500ml，加冰糖适量，放入大碗中上锅隔水蒸约1小时即可经常食用。滋阴润肺，养心安神。

(6)桂圆枸杞桑葚汤：桂圆肉30g，枸杞子15g，桑葚15g。上药共入砂锅中，加水500ml，煮约40分钟，滤汁再煎20分钟。两次煎汁混合，分早晚两次服下，每日1剂。功效补中益气。对失眠心烦、神疲食差有效。

(7)桑葚远志茶：桑葚50g，远志5g，冰糖适量。水煎服，每日1剂。常用于阴虚阳亢、心肾不交的失眠患者。

7. 注意事项

(1)睡前不要喝咖啡、浓茶及吸烟等，这些物质对入眠有一定的负面影响，可以喝些牛奶、淡淡的绿茶。

(2)经常食用大枣、薏苡仁、玉米、小米等补气血的食物做的粥或糖水，因为经常失眠会让人气血不足、发虚。

(3)创造有利于入睡的条件反射机制。如睡前半小时洗热水澡、泡脚、喝杯牛奶等，只要长期坚持，就会建立起“入睡条件反射”。

(4)限制白天睡眠时间，除老年人白天可适当午睡或打盹片刻外，应避免午睡或打盹，否则会减少晚上的睡意及睡眠时间。

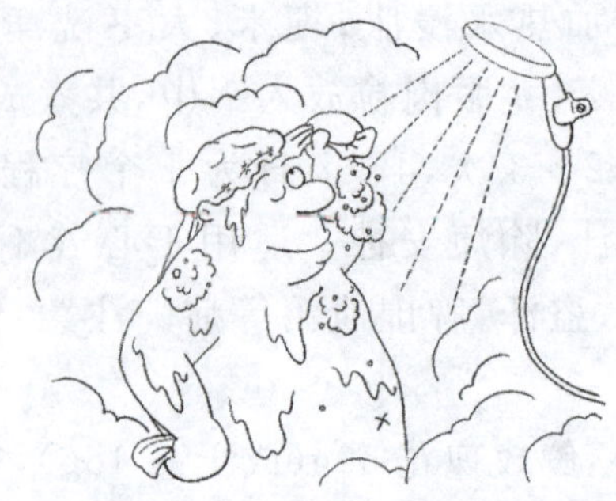

(5)当感到自己不能摆脱负性心理困扰的时候，向心理医生进行咨询和治疗就很有必要。

(6)顽固性失眠患者应去看心理门诊，能够尽早发现一些较为严重的心理疾病，如焦虑症、抑郁症、精神分裂症等。

(二十七)老年痴呆症

老年痴呆症即所谓的阿尔茨海默病，是一种慢性进行性精神衰退性疾病，起病年龄在60岁以上。

1. 病因 据世界卫生组织报道，65岁以上老年人中10%有智能障碍，其中半数人会发生痴呆，其致病原因尚未完全阐明，但与下列因素有关：

(1)遗传因素，家族中有类似的患者。

(2)衰老过程过快，老态龙钟，大脑皮质萎缩，人体内分泌功能减退。

(3)大脑重量减轻，脑血液循环出现障碍。

(4)老年痴呆患者体内叶酸和维生素 B_6 的浓度较低，极易诱发更年期抑郁症。

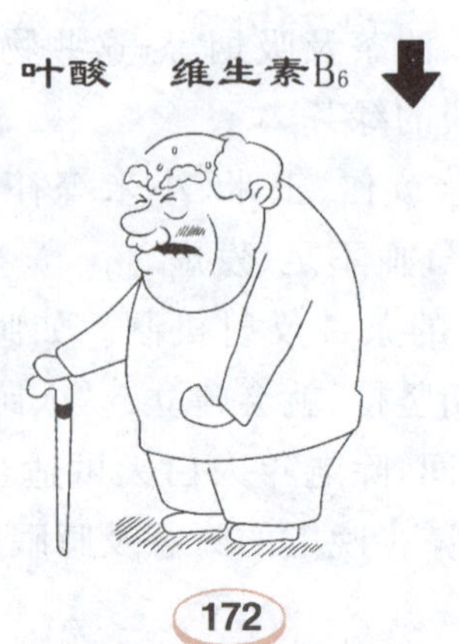

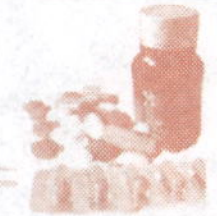

(5)体内缺乏维生素 B_{12} 和叶酸,是易导致老年痴呆症的原因之一。

2. 症状 老年痴呆症起病缓慢、隐匿,多数患者的发病时间难以确定,少数患者在环境的刺激下,症状逐渐明显。老年痴呆的主要症状:

(1)早期:①可有人格改变,郁郁寡欢不愿与他人交往,对他人缺少感情。②生活习惯怪异刻板,拒绝任何新的安排,常因记忆减退找不到物品而归咎于他人。③有被害、羞辱感,人格的羞耻感、责任感、光荣感有不同程度的减退。④睡眠规律改变,对近期事情记忆缺损发生较早,判断和计算能力下降,不能胜任家务。

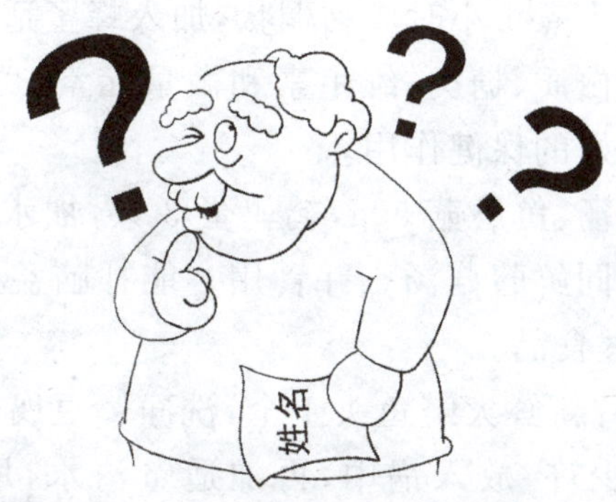

(2)晚期:严重者渐渐不知道自己的姓名和年龄,进食不知饥饱,出门不知地址,生活不能自理,终日卧床,大小便失禁、发声含糊、语言杂乱无章,意识模糊,称为老年性谵妄。

3. 依症用药

(1)口服胆碱酯酶抑制药:包括利斯的明(艾斯能)、多奈哌齐(安理申)、加兰他敏(强肌片)、石杉碱甲(哈伯因)、他克林(派可治)。

(2)抗氧化剂与其他神经递质有关药物:维生素 C、维生素 E、银杏叶制剂。维生素 C 和维生素 E 分别每次 50～100mg,每日 3 次。

(3)脑细胞代谢赋活药:麦角碱衍生物、尼麦角林(脑通)、吡拉西坦(脑复康)、茴拉西坦(三乐喜)、曲克芦丁(维脑路通)等,可改善脑功能,促进脑代谢，赋活脑代谢至正常水准。

(4)脑血循环促进药：银杏叶提取物、双氢麦角碱(喜得镇)、尼麦角林、阿米三嗪/萝巴新(都可喜)、川芎嗪、桂利嗪、氟苯桂嗪等可扩张脑血管，增加脑血流量和脑组织的氧含量。钙通道阻滞药尼莫地平可对抗抑郁，改善老年人抑郁和痴呆者的意识和记忆功能，对老年性抑郁症疗效尤佳。

(5)雌激素替代治疗：更年期用激素替代治疗的女性，其痴呆的发生率低。这可能是由于女性激素改变了在痴呆神经元破坏中起重要作用的炎症过程。

4. 药膳与食疗

(1)木耳红枣羹：黑木耳15g，大枣10枚。2味用水浸泡，去杂质，洗净后加水适量，用文火煮1小时成黏稠状，加入蜂蜜适量，分2天食用。2味营养丰富，含有蛋白质、糖类、维生素和微量元素，可滋阴补血，益气安神，对心脑疾病有良好的保健作用。

(2)鲜蘑鹌鹑蛋汤：鲜蘑菇50g，鹌鹑蛋3只，加水200ml，一起煮汤，加入调料，连鹌鹑蛋同鲜蘑菇汤一并食用。能补脑益智，降脂稳压，是老年人食疗理想的保健食品。

(3)鲢鱼豆腐汤：新鲜大鲢鱼头1个，洗净。豆腐适量，切成小块，加入食盐、姜末、辣椒少许，放入锅中，再加适量清水，用中火煮熟即可食用。能补脑健身，是老年人佐餐佳品。

5. 注意事项 凡经医生诊断为老年痴呆的病人，无论病程长短，常常需要接受药物治疗，一般以口服给药为主。在家照料老年痴呆病人服药应注意以下几点。

(1)痴呆老人常忘记吃药、吃错药，或忘了已经服过药又过量服用，所以老人服药时必须有人在旁陪伴，帮助病人将药全部服下，以免遗忘或错服。

(2)对伴有抑郁症、幻觉和自杀倾向的痴呆患者，家人一定要把药品管理好，放到病人拿不到或找不到的地方。

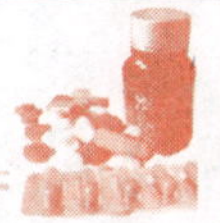

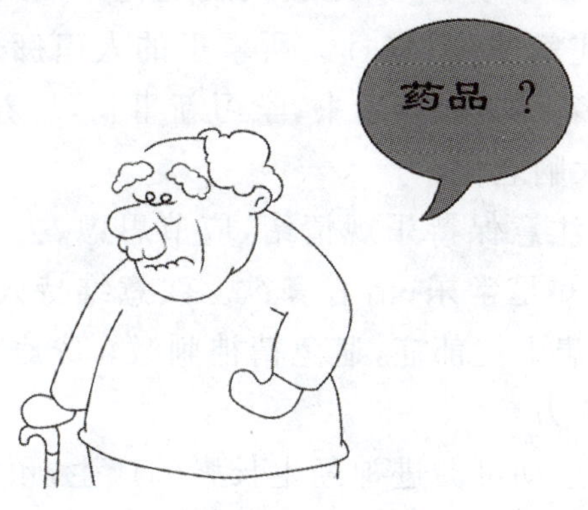

(3)痴呆老人常常不承认自己有病,或者常因幻觉、多疑而认为家人给的是毒药,所以他们常常拒绝服药。这就需要家人耐心说服,向病人解释,可以将药研碎拌在饭中吃下,对拒绝服药的病人,一定要看着病人把药吃下,让病人张开嘴,看看是否咽下,防止病人在无人看管后将药吐掉。

(4)痴呆患者服药后常不能诉说其不适,家属要细心观察患者有何不良反应,及时调整给药方案。

(5)卧床病人、吞咽困难的病人不宜吞服药片,最好研碎后溶于水中服用。

6. 老年痴呆的非药物治疗

(1)情志治疗:鼓励老年人多参加社会活动,有轻度症状的患者应进行力所能及的体力活动,多动手动脑,稳定情绪,减少不良刺激,听音乐,读书看报。

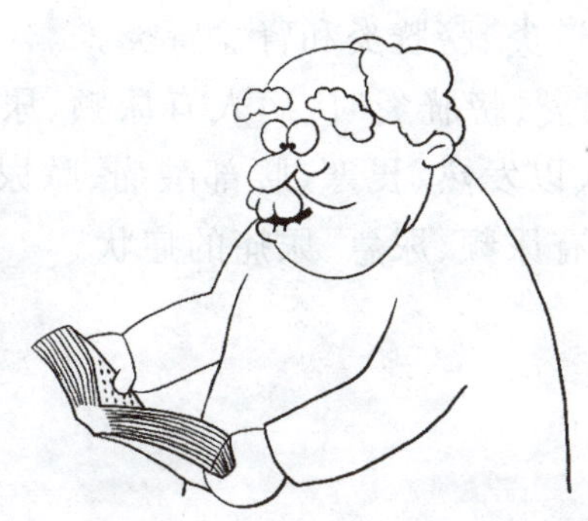

(2)智力训练:勤于动脑,以延缓大脑老化。常用脑,可保持头脑灵敏,锻炼脑细胞反应敏捷度,整日无所事事的人患痴呆症的比例高。老年人应保持活力,多用脑,如多看书,学习新事物,培养多种业余爱好,可活跃脑细胞,防止大脑老化。

(3)精神调养:注意保持乐观情绪,应节思虑、去忧愁、防惊恐,要宁静无惧,与世不争,知足常乐,清心寡欲。注意维持人际关系,避免长期陷入忧郁的情绪及患上忧郁症,避免精神刺激。家庭和睦可以保持心情愉快,能增强抗病能力。

(4)体育锻炼:运动可促进神经生长素的产生,预防大脑退化。适当的体育锻炼有益于健康,如坚持散步、打太极拳、做保健操或练气功等,有利于大脑抑制功能的解除,提高中枢神经系统的活动水平。但要循序渐进,量力而行,持之以恒,方可达到理想效果。除整体性全身活动外,尽量多活动手指。

(5)起居饮食:起居饮食要有规律,不能变化无常。一般应早睡早起,定时进食,定时排便,注意保持大便的通畅。在膳食上,一般要注意以下几点:①强调饮食要定时、定量、定质,高蛋白、高不饱和脂肪酸、高维生素,低脂肪、低热能、低盐和戒烟、戒酒。②避免使用铝制饮具。③补充有益的矿物质。

(二十八)尿路感染

尿路感染是指微生物侵犯泌尿系统而引起的尿路炎症反应。细菌、病毒、真菌或很多寄生虫都可引起尿路感染,可以伴有临床症状,也可以无临床症状。包括尿道炎、膀胱炎和肾盂肾炎。

1. 症状 患尿道炎、膀胱炎时,病人有尿频、尿急、尿道刺激痛的症状;患肾盂肾炎时病人以发热、畏寒、腰部酸痛、脓尿和菌尿为主要表现,有些病人也会同时伴有尿频、尿急、尿痛的症状。

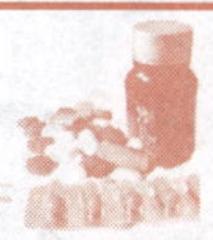

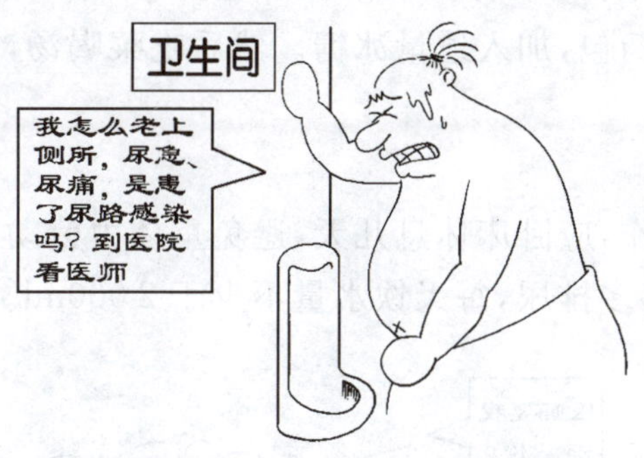

2. 依症用药

(1)诺氟沙星胶囊：每次 0.5g(2 粒)，每日 3 次，口服(18 岁以下人群勿用)。

(2)复方磺胺甲唑片：每次 2 片，每日 2 次，口服(对磺胺类药物过敏者禁用)。

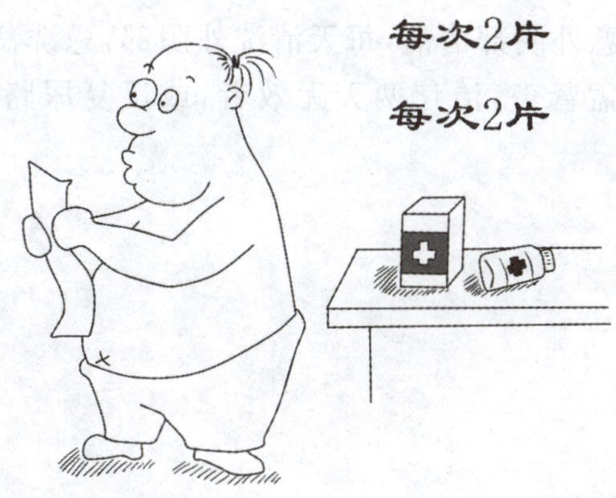

3. 尿路感染宜选的中成药

(1)三金片：每次 3～5 粒，每日 3 次，口服。

(2)清热通淋胶囊：每次 2～3 粒，每日 3 次，口服。

(3)尿感宁冲剂：每次 1 袋，每日 3～4 次，口服。

4. 药膳与食疗

(1)绿豆粳米粥：绿豆、粳米各 15g，加水适量煮粥，加冰糖调味食之。可治尿道感染。

（2）车前子发菜汤：车前子 10g，用布包好；发菜 10g，加水适量，共同煎煮半小时，捞去药包，加入适量冰糖。然后吃菜喝汤，每天 1 次，持续半个月，疗效显著。

5. 注意事项

（1）急性期发作，应卧床休息几天，避免重体力劳动，切忌下水劳动。

（2）要多饮水，多排尿，每天饮水量不少于 2 000ml。

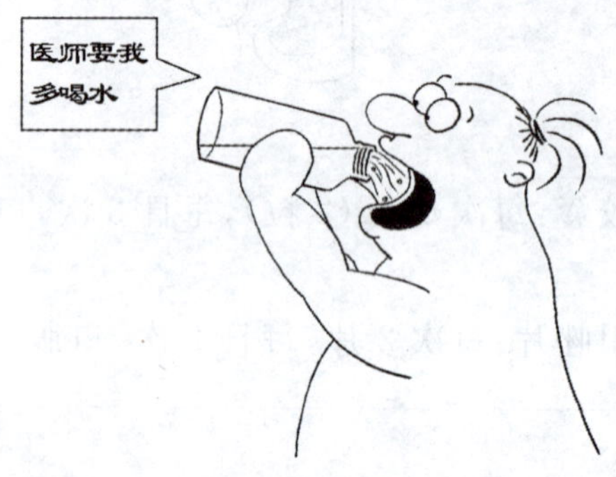

（3）女性应注意外阴部清洁，每天清洗外阴部，忌洗盆浴。

（4）怀疑为肾盂肾炎，治疗两天无效者，或反复尿路感染者，应及时去医院就医。

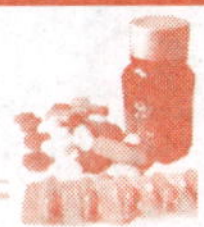

五、外科常见病用药

(一)落　枕

落枕是由于睡眠姿势不良，头颈长时间处于过度偏转的位置或枕位不适当所致。

1. 症状　起床后，感到颈部活动受限且有牵拉样疼痛，活动颈部时疼痛加剧。

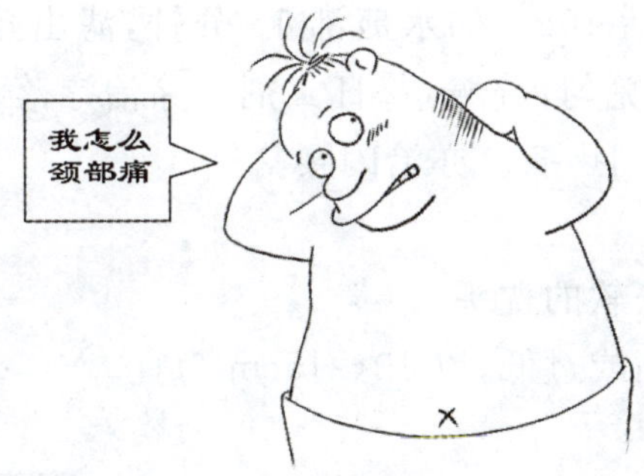

2. 依症用药

(1)局部治疗：可参照腰及四肢关节扭伤，用好的治疗喷剂喷于患处，喷药前先进行局部按摩。

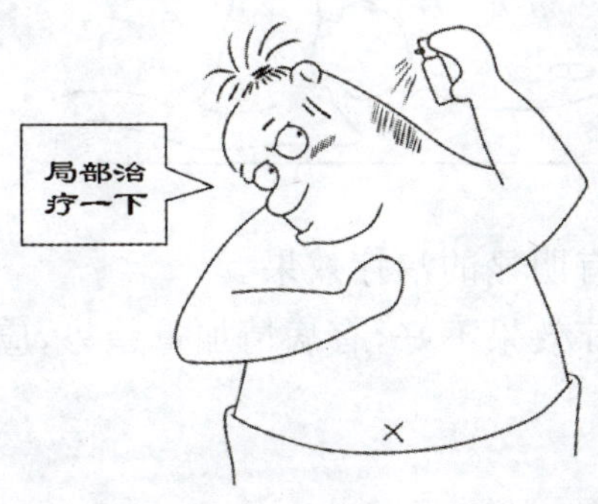

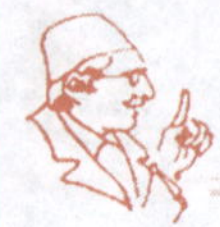

(2)全身治疗:可参照腰及四肢关节扭伤,酌情选用双氯芬酸、布洛芬、安乃近等,进行对症治疗,以减轻疼痛。

3. 落枕宜选的中成药 舒筋活血片,每次2片,每日3次,口服。

4. 药膳与食疗

(1)葛根赤小豆粥:葛根15g,赤小豆20g,粳米30g。葛根水煎,去渣取汁,与赤小豆、粳米,共煮粥服食。适用于颈项僵硬者。

(2)枸杞牛肉粥:黄牛肉丁50g,糯米100g。共煮粥,待粥将煮好时放入枸杞子20g,在共煮成粥加味后服食。适用于颈项不利,下肢痿软者。

(3)紫菜决明子饮:紫菜15g,决明子15g,菊花适量。共同水煎,频饮服。适用于颈椎病伴高血压、视物模糊者。

(4)南北山渣汤:南山楂、北山楂、杜仲、川续断各50g,葛根子20g,青皮、延胡索各15g,羌活10g。加水煎沸15分钟,滤出药液,再加水煎20分钟,去渣,两煎药液兑匀,分服,每日1剂。除治疗落枕外,还治颈部筋脉拘急,不能转侧,甚则疼痛。亦治闪腰岔气。

5. 注意事项

(1)睡眠宜选用松软的枕头。

(2)枕头不宜过高或过低,以10~15cm为宜。

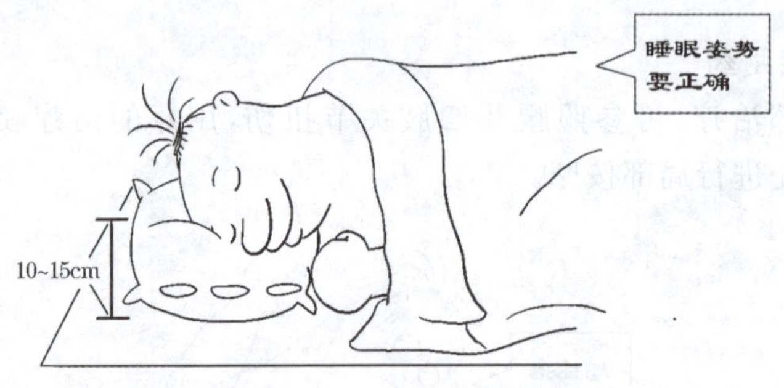

(3)按摩对落枕有明显的治疗效果。

(4)若经自我治疗效果不好,有病情加重趋势,应及时到医院就医。

(二)颈椎病

颈椎病是颈椎间盘退行性变所致脊髓、神经、血管损害而引起的综

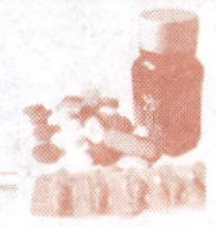

合征。颈椎病多发生在中老年人，脑力劳动者明显多于体力劳动者。轻度颈椎病者仅有颈肩部不适，重者可出现严重症状而影响工作和生活。

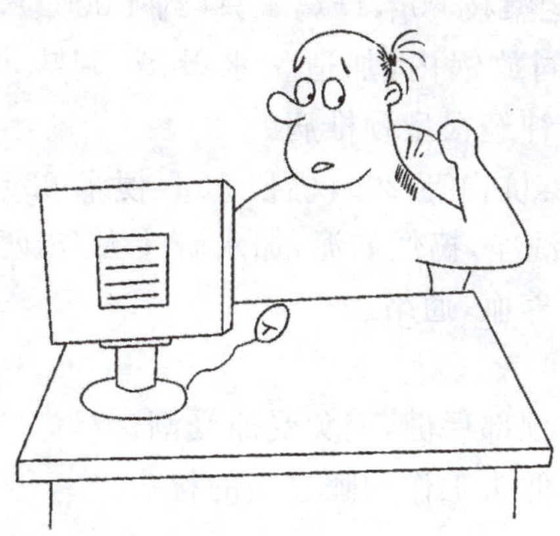

1. 症状　早期症状通常表现为头颈、肩背部疼痛，颈部易疲劳，有明显的压痛感，有些患者还会表现为头部及头顶麻木、头部跳痛；严重者还可能出现恶心、呕吐、头痛、眩晕等症状。如果出现以上症状应及时到医院治疗，避免病情加重。

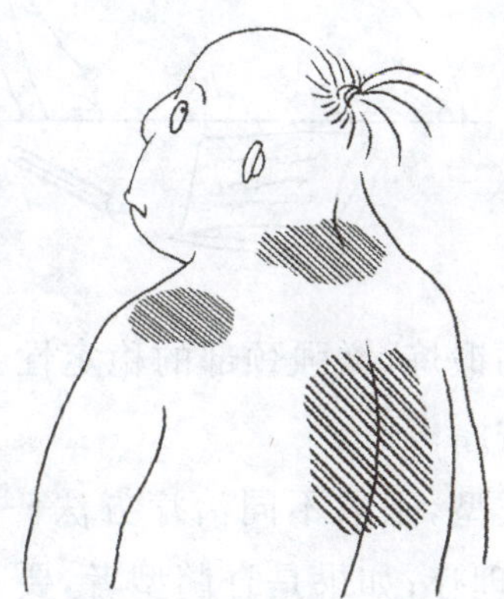

2. 依症用药

(1)阿司匹林：每次 0.1g，每日 3 次，口服。

(2)双氯芬酸钠：每次 25～50mg，每日 3 次，口服。

3. 药膳与食疗

(1)葛根煲猪脊骨：葛根 30g，猪脊骨 500g。葛根去皮，切片；猪脊骨切段，共放锅内加清水适量煲汤，饮汤食肉。益气养阴，舒筋活络。适用于神经根型颈椎病。

(2)桑枝煲鸡：老桑枝 60g，母鸡 1 只(约 1 000g)，食盐少许。将鸡洗净，切块，与老桑枝同放锅内，加适量水煲汤，调味，饮汤食鸡肉。补肾精，通经络。适用于神经根型颈椎病。

(3)杭芍桃仁粥：杭白芍 20g，桃仁 15g，粳米 60g。先将白芍水煎取液 500ml，再把桃仁洗净，捣烂如泥，加水研汁去渣，两汁液同粳米煮熟服食。饮此粥可活血，养血，通络。

4. 注意事项

(1)平时要注意颈部保健，避免受凉受潮。

(2)不要长时间低头工作和睡过高的枕头。

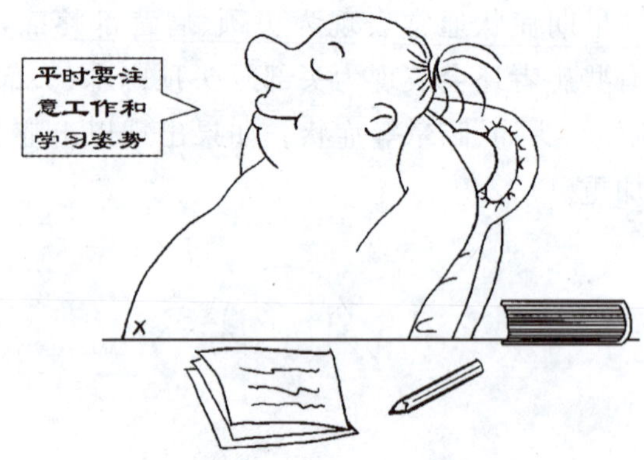

(3)加强颈部肌肉的锻炼，增强颈部的稳定性。

(4)不得随便自行按摩。

(5)根据疾病不同类型，采取不同治疗方法。如果是神经根型者，可用颌带牵引、颈托固定、理疗；如果是脊髓型者，要手术治疗。

(6)若经自我治疗效果不好，有病情加重趋势，应及时到医院就医。

(三)肩周炎

肩周炎全称为肩关节周围炎。肩周炎并非特定的疾病，而是由于某种原因使肩膀活动出现受限制的状态，是临床上的常见多发病，中医称

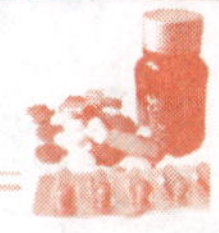

为漏(露)肩风、肩凝和冻结肩。此病又因以50岁左右者多见,故有“五十肩”之称。

1. 症状 肩周炎初发时表现为患侧肩部一处或几处疼痛不适,夜间比白天痛得厉害,劳累后更易加剧。疼痛的程度差异很大,有的钝痛,有的似刀割样痛,也有的为针刺样或牵拉样痛,疼痛范围大部分较广泛,多数疼痛延伸到上臂和肩后。疼痛厉害时,肩关节周围肌肉呈明显痉挛,严重时手不能梳头,甚至不能穿衣服。

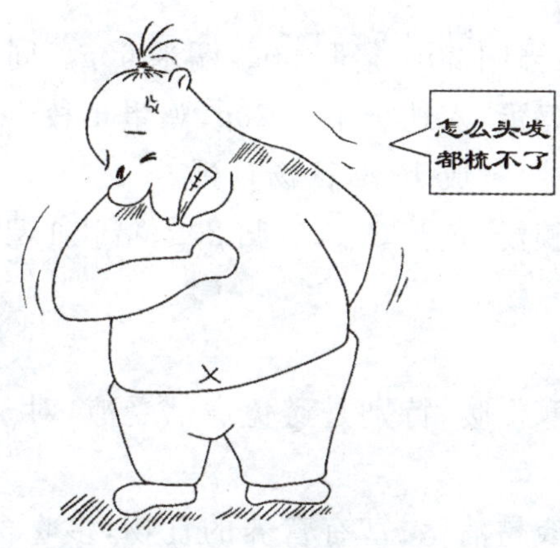

2. 依症用药

(1)阿司匹林:每次0.1g,每日3次,口服。

(2)吲哚美辛:每次25mg,每日2次,口服。

(3)双氯芬酸钠:每次1片,每日2次,口服。

3. 肩周炎宜选的中成药

(1)养血荣筋丸:每次1丸,每日2次,口服。

(2)舒筋活血片:每次2片,每日3次,口服。

4. 药膳与食疗

(1)追骨风酒:取追骨风30g,白酒60ml。追骨风入酒内浸泡5日,分数次内服。

(2)川乌粥:生川乌头约5g,粳米50g,姜汁约10滴,蜂蜜适量。把川乌头捣碎,研为极细粉末;先煮粳米,粥快成时加入川乌末,改用小火慢煎,待熟后加入姜汁及蜂蜜,搅匀后稍煮即可。具有祛散寒湿,通利关节,温经止痛之效。适用于肩周炎风湿寒侵袭所致者。

(3)归芎粥:当归头20g,川芎10g,粳米100g。将当归、川芎入砂锅内水煎半小时,去药渣,加粳米煮粥状,每日1~2次。

(4)当归胡椒瘦肉汤:胡椒12g,当归20g,猪瘦肉60g。水煎,饮汤吃肉,每日1次。

(5)北芪肉桂瘦肉汤:北芪(黄芪)30g,肉桂6g,猪瘦肉50g。水煎,吃肉饮汤,每日1次。

(6)当归猪肝粥:当归20g,猪肝50g,糯米60g。同煮粥,佐膳食用。

(7)入地金牛煲鸡蛋:入地金牛根20g,鸡蛋1枚。加水2碗共煎煮,蛋熟去壳再煮10分钟,煮成1碗,饮汤食蛋。

(8)黄芪当归猪胰汤:黄芪30g,当归20g,猪胰1具。水煎、饮汤吃猪胰,每日1次。

5. 注意事项

(1)平时注意防寒保暖,特别是避免肩部受凉,对于预防肩周炎十分重要。

(2)饮食宜吃清淡易消化、富有营养的食物,多吃含有维生素的新鲜蔬菜和水果。禁吃生冷寒凉的食物。

(3)加强功能锻炼,可经常练太极拳、太极剑、门球,或在家里进行双臂悬吊,使用拉力器、哑铃,以及进行双手摆动等运动。但要注意运动量,以免造成肩关节及其周围软组织的损伤。

(4)纠正不良姿势,对于经常伏案、双肩经常处于外展工作的人,应注意调整姿势,避免长期的不良姿势造成慢性劳损和累性损伤。

(5)注意容易引起继发性肩周炎的相关疾病,如糖尿病、颈椎病、肩部和上肢损伤、胸部外科手术,以及神经系统疾病,患有上述疾病的人要密切观察是否出现肩部疼痛症状,肩关节活动范围是否减小,并应开展肩关节的主动运动和被动运动。

(6)在发作期间应避免提抬重物,减少肩部活动,促使疼痛缓解。

(7)可进行物理疗法(如热敷)或中医按摩,以促进局部血液循环,以缓解肌肉痉挛,减轻疼痛。

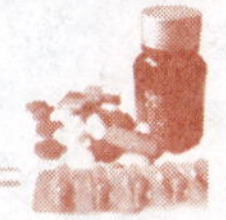

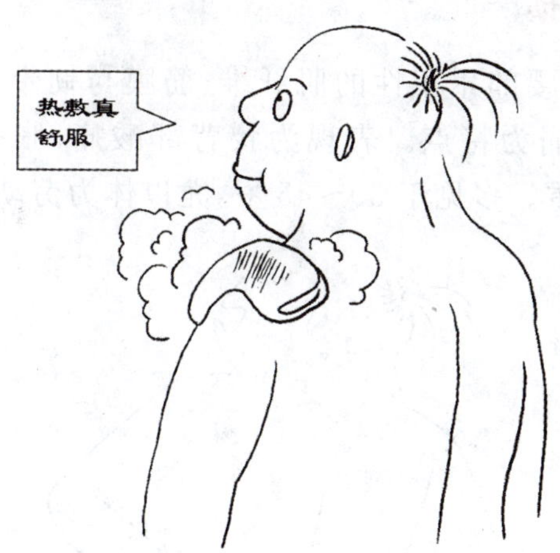

(8)保持心情舒畅及充足的睡眠。

(9)肩部功能锻炼要循序渐进，不要操之过急。如关节僵硬应主动锻炼肩关节功能，常用的方法有："锥摆"运动，弯腰 90°，患肢自然下垂，做旋转运动，范围由小到大，方向相互交替。"爬墙"运动，站立，患侧手臂向墙，手指逐渐向上爬行，直至疼痛而不能向上；或背靠墙壁站立，患肢屈肘 90°患侧手臂逐渐向墙壁靠拢，直至前臂侧接近或贴住墙壁。以上活动每日练习 2～3 次，每次 15 分钟。

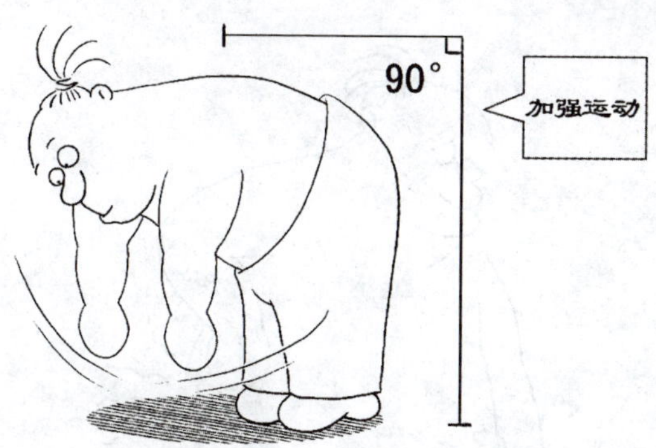

(10)治疗本病的药物对胃有刺激，应饭后服用。

(11)若经自我治疗效果不好，有病情加重趋势，应及时到医院就医。

(四)腰肌劳损

腰肌劳损是指腰部累积性的肌纤维、筋膜与韧带等软组织损伤，以发病缓慢、腰部酸痛为特点。表现为腰背部酸痛、胀痛，休息时症状减轻，劳动时症状加重。多见于30～45岁，尤以体力劳动者高发。

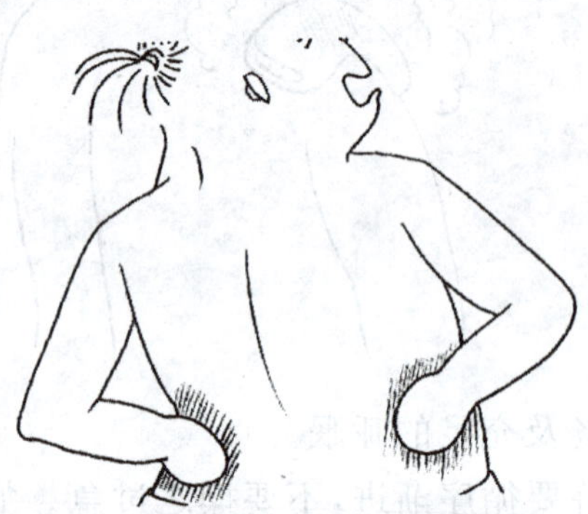

1. 症状 腰肌劳损多为慢性发病，并无明确的急性外伤史；有的患者有重体力劳动、剧烈运动或外伤史；有的患者姿势不良或曾长期弯腰工作。症状时轻时重，一般休息后好转，劳累后加重，不能久坐久站，须经常变换体位；有些患者在棘间、髂后上棘、骶髂关节或腰骶关节，以及腰椎二、三横突处有程度不同的压痛，有的患者压痛范围广泛或无固定压痛点。X线检查一般无异常发现。

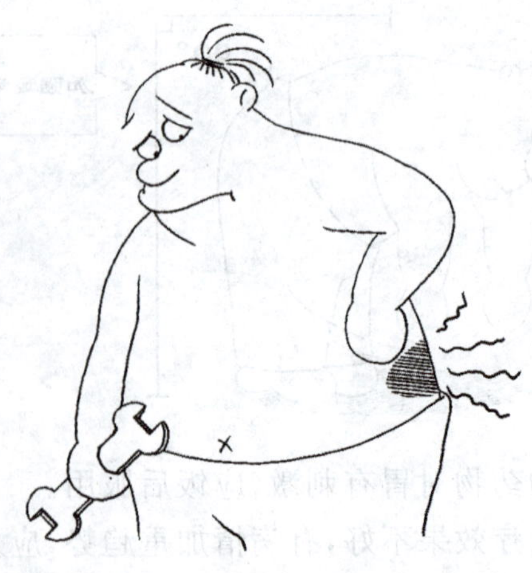

2. 依症用药

(1)双氯芬酸钠：每次25～50mg，每日3次，口服。

(2)复方氯唑沙索(鲁南贝特)：每次3片，每日3次，口服。

3. 腰肌劳损宜选的中成药 腰痛片：每次2片，每日3次，口服。

4. 药膳与食疗

(1)枸杞羊肾粥：鲜枸杞叶500g，羊肾2只，大米250g。鲜枸杞叶洗净，切碎；羊肾洗净，去筋膜、臊腺，切碎。二料与大米下锅，加水适量，用小火煨烂成粥，加调味品食用，每日1次，连服7～10天。

(2)鹌鹑枸杞杜仲汤：鹌鹑1只，去毛及内脏，枸杞子30g，杜仲15g。加水共煎，去药渣，食肉饮汤，每日1次，连服5～7天，间断服用。

(3)黄鳝杜仲汤：黄鳝250g，猪肾1只，杜仲15g。共炖熟，食肉喝汤，连服3日。

(4)猪肾黑豆汤：猪肾2只(亦可用羊肾)，黑豆100g，陈皮5g，小茴香5g，生姜2片。共煮熟，加调味品食用，隔日1次，连服5～7次。

5. 注意事项

(1)劳动中注意体位，避免在不良的体位下劳动时间过长，改善体力劳动条件，改变单一动作姿势，坚持工间锻炼，或采用围腰保护腰部。

(2)妊娠期、分娩后、月经期应注意休息，避免过度劳累。

(3)理疗和按摩是有效的治疗方法。

(4)若经自我治疗效果不好，有病情加重趋势，应及时到医院就医。

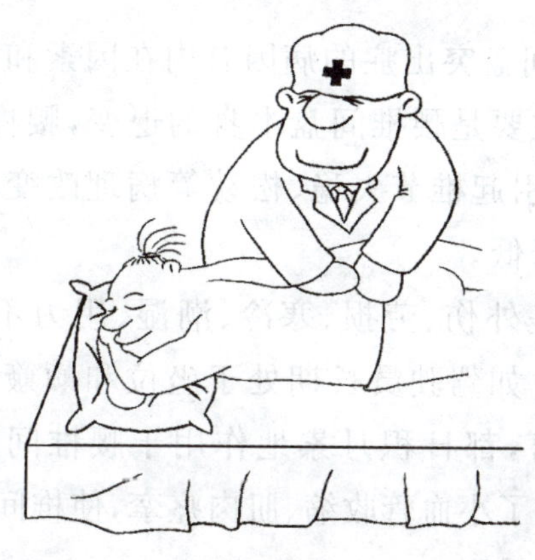

(五)腰椎间盘突出症

腰椎间盘突出症是常见的腰部疾病之一。顾名思义,主要是腰椎间盘各部分(髓核、纤维环及软骨板)尤其是髓核,有不同程度的退行性变化后,在外界因素的作用下,椎间盘的纤维环破裂,髓核组织从破裂处突出(脱出)于后方或椎管内,导致相邻的组织,如脊神经根、脊髓受到刺激或压迫,从而发生腰痛、一侧下肢或双侧下肢麻木,脊柱运动受限等症状。

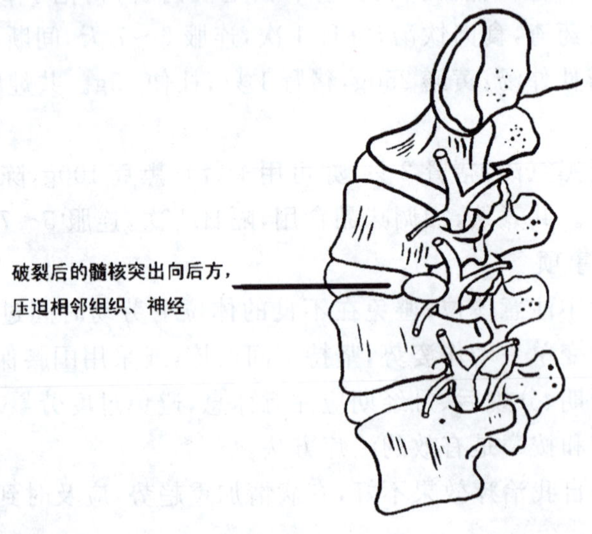

1. 病因 腰椎间盘突出症的病因有内在因素和外在因素。

(1)内在因素:主要是腰椎间盘本身的退变,腰椎的退变表现为含水量的降低,并因失水引起椎节失稳、松动等病理改变;纤维环的退变主要表现为坚韧程度的降低。

(2)外在因素:是外伤、劳损、寒冷、潮湿、用力不当、用力过度、姿势或体位的不正确等。如驾驶员长期处于坐位和颠簸状态,长期而反复的外力造成的轻微损害,都日积月累地作用于腰椎间盘,加重了退变的程度。寒冷或潮湿引起了小血管收缩、肌肉痉挛,使椎间盘的压力增大,也可能造成退变的椎间盘破裂。

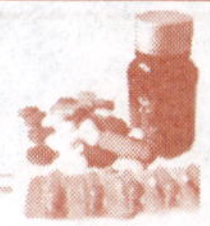

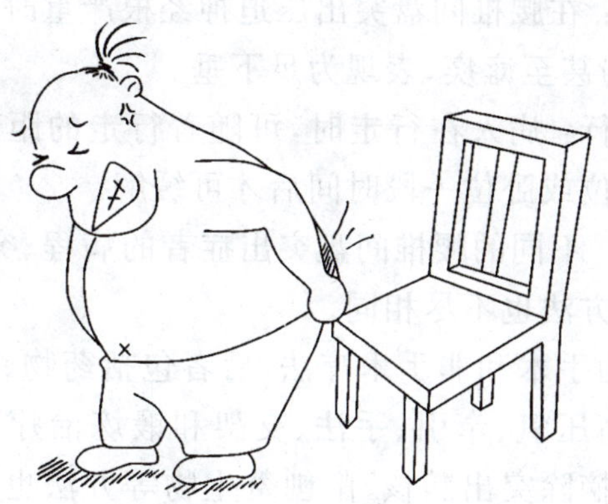

2. 症状 腰椎间盘突出后，可继发地产生脊柱生理前凸变直或侧弯、脊神经根受损、椎间隙变窄、椎体边缘骨质增生、椎间关节退变和椎管狭窄等一系列变化，而致许多病人的症状迁延和反复。病人可因髓核突出的部位、大小、病程长短，以及个体差异的不同而表现出不同的症状。

(1)腰痛：表现在下腰部及腰骶部，常见持续性的钝痛，平卧位时可减轻，久站后加剧。

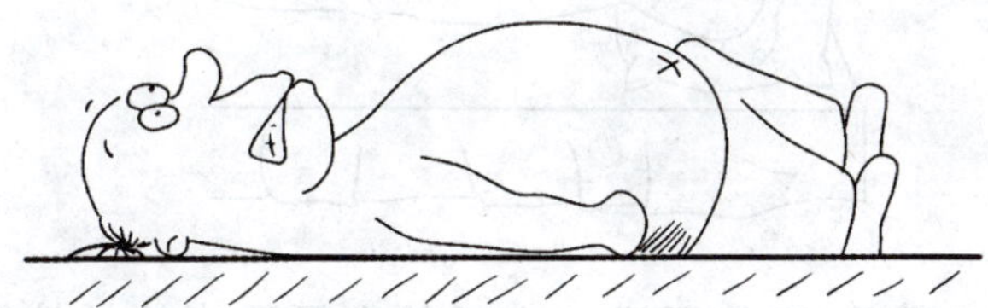

(2)另一种腰痛：发生急骤，呈痉挛样剧痛，造成腰部活动受限，此种疼痛往往发生在髓核大部分突出，突然压迫神经根，使根部血管同时受压而造成缺血。

(3)下肢放射痛：疼痛沿臀、大腿及小腿后侧至足跟或足背，呈放射性刺痛，严重者可呈电击样疼痛。

(4)下肢麻木：一般与下肢反射痛相伴出现，麻木的区域与受累的神经根相对应。下肢的感觉异常主要表现为发凉及发冷，患肢温度降低，尤以脚趾末端最为明显。

(5)肌力减弱：在腰椎间盘突出压迫神经根严重时，可产生神经麻痹而致肌肉力量减弱甚至瘫痪，表现为足下垂。

(6)间歇性跛行：病人在行走时，可随着行走的距离增加而加重腰、腿的症状，并在坐位或卧位一段时间后才可缓解。

3. 依症用药 不同的腰椎间盘突出症者的病程、突出部位和严重程度不同，因此治疗方法也不尽相同。

治疗方法分为手术和非手术疗法，后者包括药物、推拿、按摩、封闭、休息、髓核溶解、高压氧、牵引、手法、支架和锻炼治疗等。此外，经皮关节镜下注射药物、摘除突出髓核、削刨赘生物等方法也在临床运用之中，给腰椎间盘突出症者带来了希望。

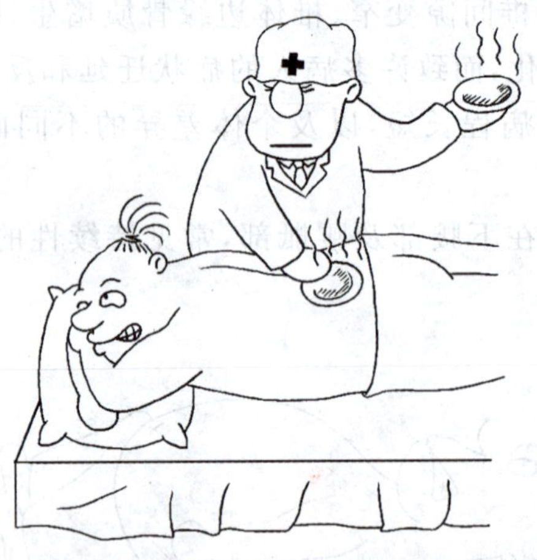

对疼痛难以忍受、不能平卧和入睡的人可适当给予抗炎镇痛药，如地塞米松(氟美松)每次0.75mg，每日1次；布洛芬每次200mg，一日3次以缓解疼痛。

在腰椎间盘突出症急性期，脊神经根轴处水肿较明显，是引起剧痛的原因，为消除局部水肿，可服氢氯噻嗪(双氢克尿塞)等利尿药，或静脉滴注甘露醇等脱水药。

对退行性改变基础上发生的腰椎间盘突出症者，特别是老年人，可服用硫酸软骨素A(康得灵)每次600mg，每日3次，连续1个月。如若腰椎间盘突出症后已有不同程度的肌肉萎缩，可选服维生素E，每次

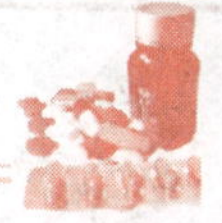

100mg，每日 1 次。

4. 注意事项

(1)保持腰椎的正确姿势，坐姿时要选择高且有靠背的椅子，卧位应选择硬板床。

(2)注意腰部保暖，避免受凉。

(3)已经患有腰椎间盘突出症的患者，平时应佩戴腰围，限制腰部活动，避免加重病情或复发，卧床休息时可解掉腰围。

(4)功能锻炼可改善局部血液循环，减轻和消除腰椎间盘周围软组织的水肿。如腰部的伸展运动、鱼跃式腰背肌锻炼。

(5)若经自我治疗效果不好，有病情加重趋势，应及时到医院就医。

(六)乳腺增生

乳腺增生是女性乳房最常见的疾病，也称为囊性小叶增生或乳腺腺病，多发于 25～40 岁女性，其发生可能与内分泌有关。乳腺增生恶变率为 2%。

1. 病因 乳腺增生分为乳腺小叶增生和乳腺导管的囊性增生。其发病的因素很多，主要有 4 个方面的原因。

(1)月经不调，怀孕和产后气血损伤。

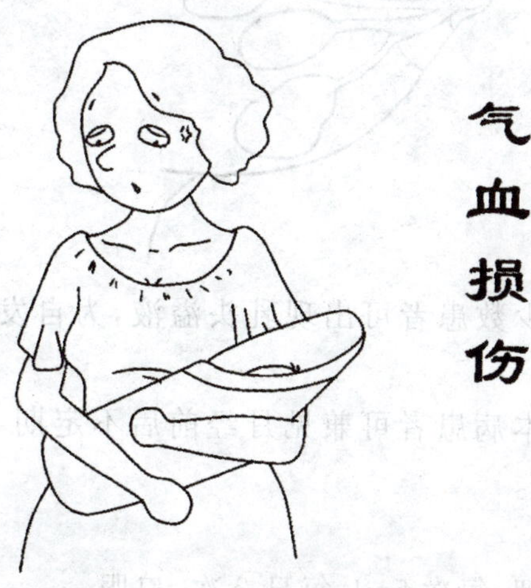

(2)家庭和工作压力增大,以及精神有创伤。

(3)与生活环境有关,如环境污染、噪声等。

(4)生育晚、不施行母乳哺养等。

2. 症　状

(1)乳房疼痛:常为一侧或两侧乳房胀痛或刺痛,以一侧偏重多见,疼痛严重者不可触碰,甚至影响日常生活及工作。疼痛以乳房肿块处为主,亦可向患侧腋窝、胸肋或肩背部放射,有些则表现为乳头疼痛或瘙痒。

(2)乳房肿块:肿块可发于单侧或双侧乳房内,单个或多个,多发于乳房外上象限,亦可见于其他象限。肿块有片块状、结节状、条索状、颗粒状等形状,其中以片块状为多见。

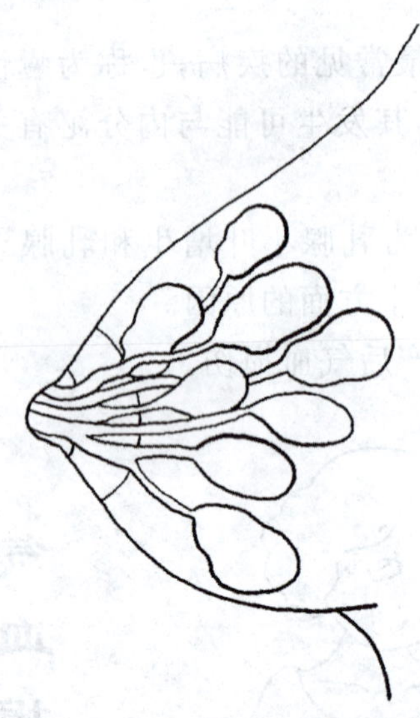

(3)乳头溢液:少数患者可出现乳头溢液,为自发溢液,草黄色或棕色浆液性溢液。

(4)月经失调:本病患者可兼见月经前后不定期,量少或色淡,可伴痛经。

3. 依症用药

(1)5%的碘化钾:每次 5ml,每日 3 次,口服。

(2)三苯氧胺:每次 10mg,每日 2 次,口服,共服 3 个月。

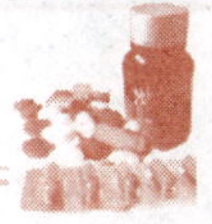

4. 乳腺增生宜选的中成药

(1)逍遥丸:每次 8 粒,每日 3 次,口服。

(2)乳康片:每次 3 粒,每日 3 次,口服。

(3)乳癖消:每次 5 粒,每日 3 次,口服。

5. 药膳与食疗

(1)海带猪肉汤:海带(清水洗去杂质,泡胀后切块)65g,猪瘦肉 65g,共煮汤。

(2)刀豆木瓜肉片汤:猪肉、刀豆各 5g,木瓜 100g,葱花、姜末、黄酒、食盐各适量。先将猪肉洗净,切成薄片,放入碗中加食盐,湿淀粉适量,抓揉均匀,备用。将刀豆、木瓜洗净,木瓜切成片,与刀豆同放入砂锅,加适量水,煎煮 30 分钟,用洁净纱布过滤,取汁后同入砂锅,视滤液量可加适量清水,大火煮沸,加入肉片,拌匀,倒入黄酒适量,再煮至沸,加葱花、姜末适量,并加少许食盐,拌匀即成。

(3)玫瑰蚕豆花茶:玫瑰花 6g,蚕豆花 10g。2 味分别洗净,沥干,一同放入茶杯中,加开水冲泡,盖上茶杯盖,闷 10 分钟即成。

(4)萝卜拌海蜇皮:白萝卜 200g,海蜇皮 100g,植物油 50ml,葱、白糖、香油、食盐各适量。将白萝卜洗净,切成细丝,用食盐拌透;将海蜇皮切成丝,先用凉水冲洗,再用冷水漂清,挤干,与萝卜丝一起放碗内拌匀。炒锅上火,下植物油烧热,放入葱花炸香,趁热倒入碗内,加白糖、香油拌匀即成。

6. 注意事项

(1)保持心情舒畅、情绪稳定,生活规律,劳逸结合;保持性生活和谐,可调节内分泌失调;保持大便通畅会减轻乳腺胀痛。

(2)合理饮食,防止肥胖,少吃油炸食品、动物脂肪、甜食及过多进补食品,要多吃蔬菜、水果及粗粮。

(3)避免使用含有雌激素的化妆品和药物。

(4)月经前有乳房胀痛者,可选用中药调理、西药治疗,以减轻症状,避免疾病恶化。

(5)要定期进行自我检查;还应配合做一些乳房自我保健按摩。

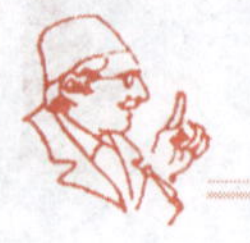

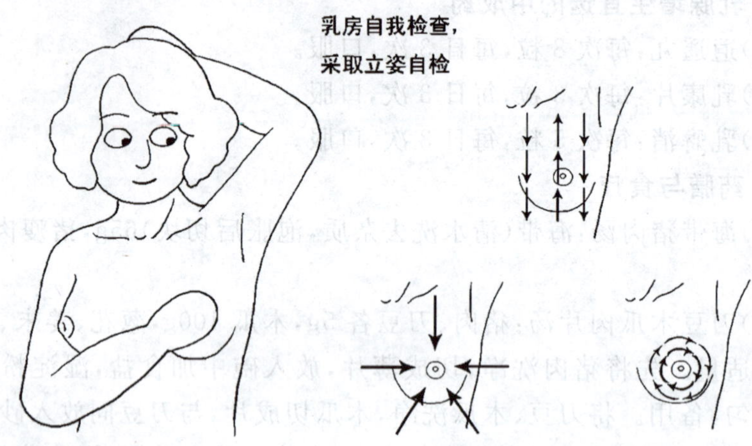

(6)若经自我治疗效果不好，有病情加重趋势，应及时到医院就医。

(七)急性乳腺炎

急性乳腺炎是因细菌感染而引起的乳腺急性化脓性炎症。多见于初产妇，于产后3～4周后发生率为高。

1. 病因 乳腺管阻塞、乳汁滞留，或因婴儿吸乳时损伤乳头等是导致发病的主要原因。中医称其为“乳痈”，认为是肝气郁积、胃热蕴滞、热毒炽盛所致。

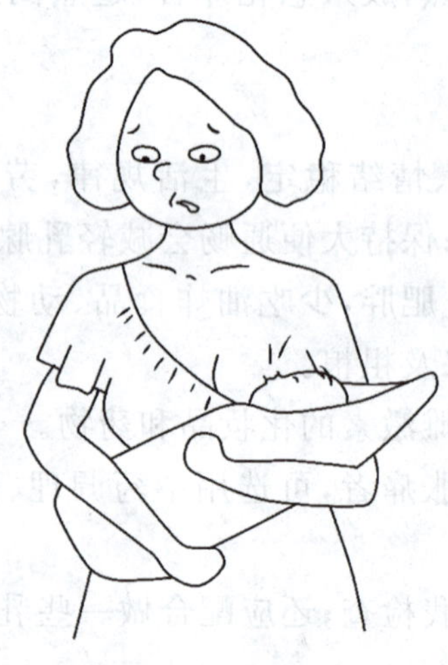

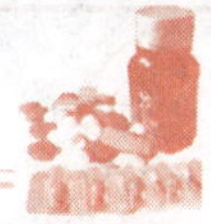

2. 症状 发病急，发冷发热，病侧乳腺疼痛。用手检查时，在病变处可摸到硬结，有明显的触痛。炎症继续扩散可出现红肿，最后形成脓肿。

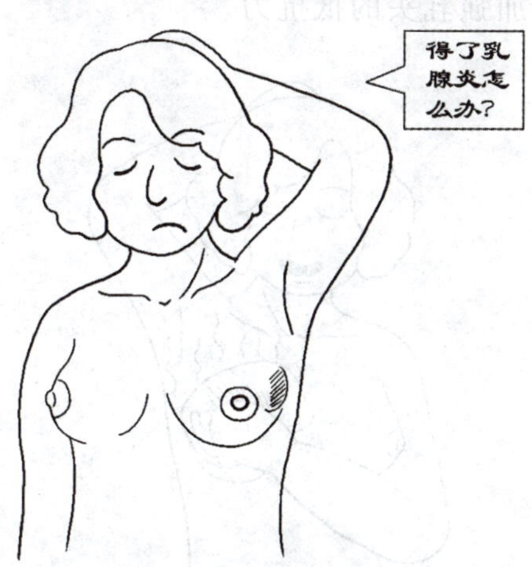

3. 依症用药 病后可酌情选用以下局部与全身疗法。

(1)局部疗法：首先应采取以下方法将乳汁疏通排出，可用热毛巾热湿敷患侧乳腺，用手指向乳头方向按摩或用发酵面团敷于硬块处。

(2)全身疗法：对已红肿者，应停止哺乳，酌情选用以下抗生素，如阿莫西林、青霉素V钾、罗红霉素或氧氟沙星(氟嗪酸、奥复星)，每日300～600mg，分2～3次口服。感染严重者，可每次口服400mg，日服2次；于发高热者，可选用复方阿司匹林、对乙酰氨基酚(百服咛)以对症治疗。经过治疗，如炎症未被控制，已形成脓肿者，应及时就医，做切开引流。

4. 急性乳腺炎宜选的中成药 可酌情选用具有解毒消肿，活血止痛功效的中药。

(1)醒消丸：每次3g，日服2次，温开水送服。

(2)活血解毒丸：每次3g，日服2次，温开水送服。

(3)鹿角胶：3～5g，加水300ml，煎30分钟去渣后温服，每日2次。

5. 注意事项

(1)哺乳期应注意保持乳头清洁，乳房内的乳汁不宜过胀，每次喂奶应使乳汁吸空，如不能吸空或乳胀时，可用吸奶器吸出或用手将奶汁挤出。

(2)产前和产后要正确地合理哺乳和保护乳头，经常用清水擦洗乳头，或用70%酒精棉球涂擦乳头、乳晕。怀孕8个月后要经常用热毛巾，肥皂水洗擦乳头，以加强乳头的抵抗力。

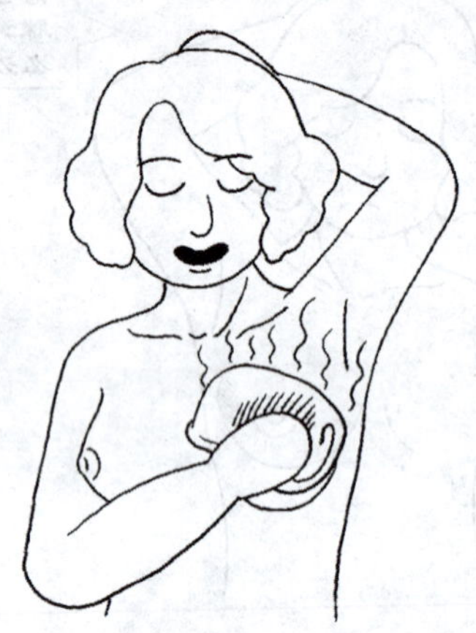

(3)乳头凹入者，应经常用手慢慢提拉，逐渐将其拉出。

(4)乳腺炎患者应避免过多食用刺激乳汁分泌的食物，而应多吃一些有清热作用的食物。

(5)乳头发生破裂时，应及时涂1%甲紫药水或选用抗生素软膏涂于患处，以防止发炎，喂奶时须将药物擦掉。乳头破损严重者，可用吸奶器吸出乳汁，也可用橡皮乳头套套在乳头上喂奶。

(6)红肿严重者应停止哺乳，并及时到医院就医。

(八)腱鞘炎

腱鞘炎也称狭窄性腱鞘炎、"扳机指"，常发生于手腕及手指等部位，多见于青壮年。主要表现为病变部位轻度疼痛，患肢活动受限等。

1. 症状 腱鞘炎在指、趾、腕、踝等部均可发生，但以桡骨茎突部和第一掌骨部最为常见。腱鞘炎的主要临床表现为患者屈指不便，尤以早晨最为明显，但活动几下即可好转；局部有压痛和硬结；严重时可产生弹响；在桡骨茎突处有疼痛、压痛和局部性肿胀，有时可触及硬块；指活动困难，以早晨较为明显，偶尔有弹响。常见的腱鞘炎有以下两种。

(1)桡骨茎突狭窄性腱鞘炎：此病起病缓慢，逐渐加重。若把拇指紧

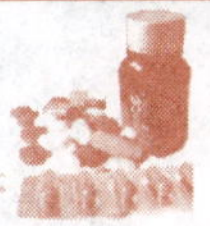

握在其他四指内，并向腕的内侧(尺侧)做屈腕活动，则桡骨茎突处会出现剧烈疼痛。在急性期，局部可有肿胀。当肿大的肌腱通过狭窄的腱鞘这一“隧道”时，拇指在屈伸时，会发生响声，对此又有“弹响指”之称。

(2)屈指肌腱腱鞘炎：此病多发生于拇指与中指。患指屈伸功能障碍，清晨醒来时特别明显，活动后能减轻或消失。疼痛有时向腕部放射。掌指关节屈曲可有压痛，有时可触到增厚的腱鞘、状如豌豆大小的结节。

当弯曲患指时，突然停留在半弯曲位，手指既不能伸直，又不能弯曲，像被突然卡住一样，酸痛难忍，用另一手协助扳动后，手指又能活动，产生像扳枪机样的动作及弹响，故也有“扳机指”之称。

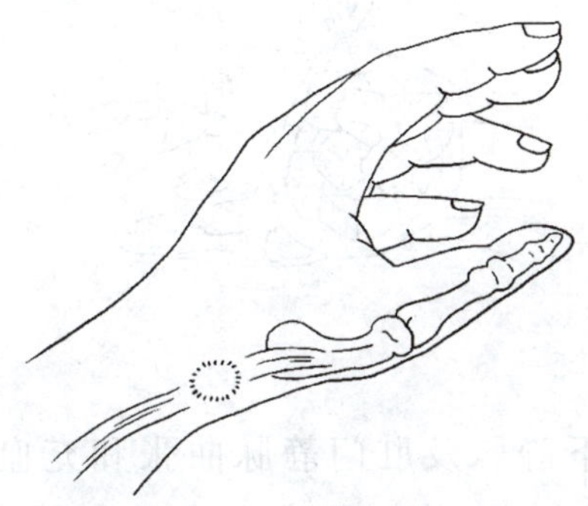

2. 依症用药 用醋酸泼尼松龙局部封闭，若无效，应手术。

3. 注意事项

(1)在洗衣、做饭、编织毛衣、打扫卫生等家务劳动时，要注意手指、手腕的正确姿势，不要过度弯曲或后伸；提拿物品不要过重；手指、手腕用力不要过大。

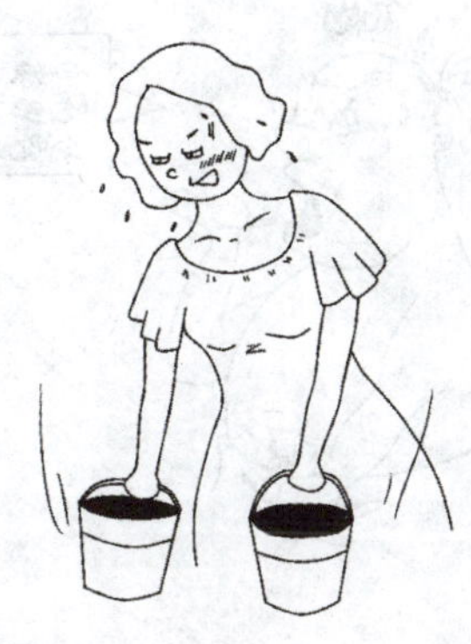

(2)连续工作时间不宜过长,工作结束后,要适当揉搓手指和手腕,再用热水泡手。

(3)冬天洗衣服时,最好用温水,下雪后扫雪,也要戴上棉手套,防止手部受寒。

(4)对于长期伏案工作的办公人员来说,应采取正确的工作姿势,尽量让双手平衡,手腕能触及实物,尽量不要悬空。

(5)减少手部、腕部的活动。

(6)急性发作时,疼痛部位可先用冰敷,若病情加重,应及时到医院就医。

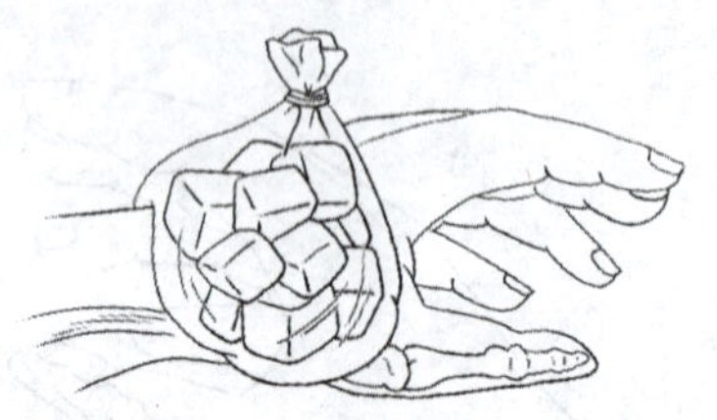

(九)痔　疮

痔疮是直肠上、下静脉及肛门静脉曲张和充血所形成的。痔疮主要包括内痔、外痔、混合痔,是一种常见病。主要表现为:便血、脱肛、大便习惯改变等。

1. 病因　久坐、久站、长期便秘、怀孕、吃辛辣食品是导致本病的常见病因。

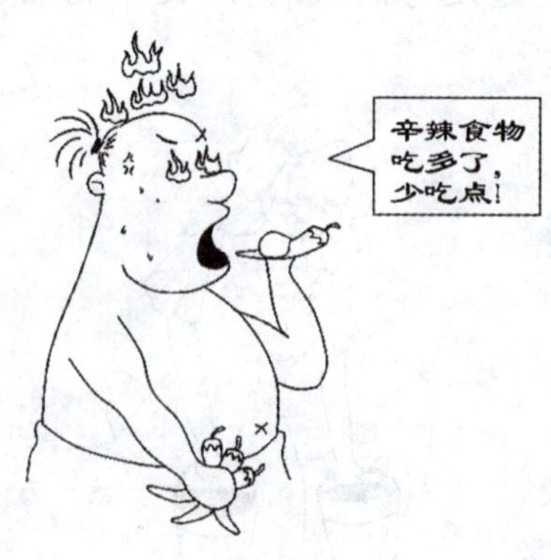

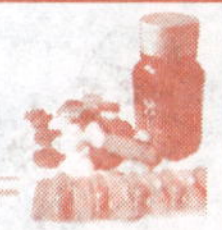

2. 症状 内痔发生在肛门以内，主要表现为大便出血，但无疼痛；外痔发生在肛门以外及周围，形成小肉团，大便时可带血，疼痛明显，急性发作时可出现水肿。内痔与外痔同时存在并连在一起者为混合痔。

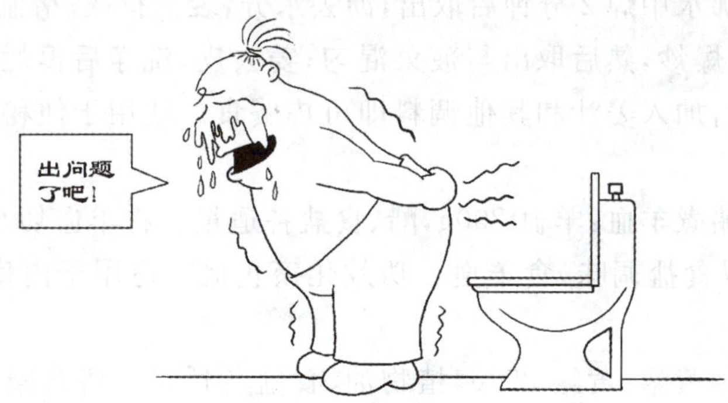

3. 依症用药 可根据病情酌情选用以下药物进行治疗。

(1)便秘时，每晚睡前口服液状石蜡 20ml，或口服果导片 0.1g，也可用开塞露注入肛门内。

(2)内痔脱出不能还纳或外痔肿胀时，可用 1∶5 000 高锰酸钾温水坐浴 2 次，并外涂鞣酸软膏；对肿胀明显者，可酌情选服以下抗生素。

①盐酸美他环素。每日 0.6g，分 2～3 次口服，或盐酸米诺环素首次 200mg，以后每 12 小时口服 100mg。

②氟罗沙星。每次 200～300mg，日服 1 次。

4. 痔疮宜选的中成药 可酌情选用以下具有清热止血、消肿止痛功效的中药。

(1)地榆槐角丸：每次 1 丸，每日 2 次，温开水送服。用药期间忌辛辣食物。

(2)槐角丸：每次 10g，每日 2 次，温开水送服。

(3)痔疮外洗药：散剂，每袋 48g。每次用 1 袋，加水 1 000ml，煎煮至 750ml，趁热先熏后洗患处，每次 20 分钟，每日 1～2 次。

(4)马应龙麝香痔疮膏：软膏剂，每支 10g。洗净患处后，取适量药膏涂于患处，每日 1～2 次，用药期间忌辛辣食品。

5. 药膳与食疗

(1)姜汁猪血菠菜:菠菜300g,姜25g,猪血100g,酱油15ml,香油3ml,食盐2g,醋、味精、花椒油各少许。将菠菜带根洗净,切成约5厘米长的段,于沸水中焯2分钟后取出,沥去水分,装盘抖散;猪血洗净切片后先入热油锅爆炒,熟后取出与菠菜混匀;姜去皮,洗净后捣烂取汁。待菠菜、猪血凉后加入姜汁和其他调料即可佐餐食。适用于便秘,痔疮,高血压病等。

(2)米醋煮羊血:羊血200g,醋、食盐各适量。将羊血切小块,加入醋1碗煮熟,以食盐调味,食羊血。功效化瘀止血。适用于内痔出血,大便下血等症。

(3)清蒸黄鳝:黄鳝250g,植物油、食盐各适量。将黄鳝去肠杂清洗净,切段,加植物油、食盐调味,隔水蒸熟,佐餐顿服。功效补虚损,通血脉,祛风湿。适用于痔疮及痔疮出血等症。

(4)木耳柿饼汤:黑木耳6g,柿饼、红糖各50g。将上3味同置锅中,加水适量,煮汤,每日服1剂,连服5~6日。功效活血化瘀。适用于痔疮,痔核初发,黏膜淤血,肛门瘙痒不适,伴有异物感,或轻微出血,疼痛等症。

(5)绿豆糯米猪肠:绿豆60g,糯米30g,猪大肠300g。先将猪大肠洗净;绿豆、糯米用水浸泡半小时,然后把绿豆、糯米灌入猪大肠内并加水适量,肠两端用线扎紧,放砂锅内加水煮2小时左右即可。隔日1次,连服7~8日为1个疗程。适用于湿热下痢,便血,痔疮初起,脱肛等症。

(6)黄花菜木耳汤:黄花菜100g,木耳25g,白糖5g。将黄花菜、木耳洗净,拣去杂质,加水煮1小时,原汤加白糖调服,每日1剂。功效清热,除湿,消肿。适用于湿热脱肛,大便时肛门痛或便后滴血等症。

6. 注意事项

(1)在应用以上药物治疗时,病情没有好转应及时就医,采取激光、冷冻、红外线等疗法,或采取外科手术治疗。

(2)患痔疮后,应注意调理饮食,多吃蔬菜、水果,少吃辛辣食品。

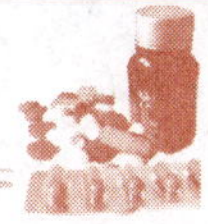

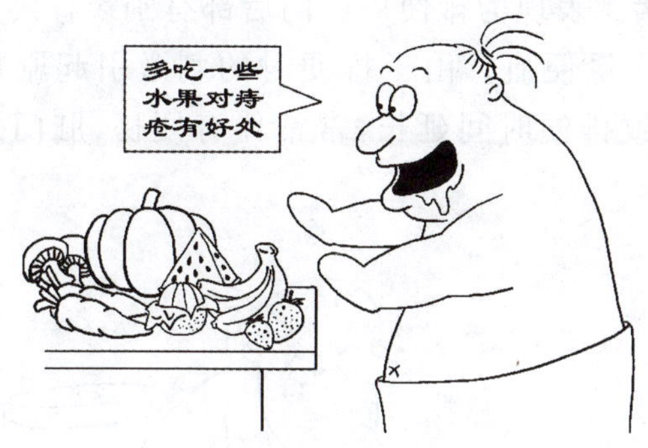

(3)平时可常做提肛锻炼,经常参加体育活动,体育锻炼有益于血液循环,可以调和人体气血,促进胃肠蠕动,改善盆腔充血,防止大便秘结,预防痔疮。

(4)养成每日排便的习惯,保持肛门周围清洁,每日用温水清洗。

(5)若经自我治疗效果不好,有病情加重趋势,应及时到医院就医。

(十)肛　裂

肛裂是一种常见的肛管疾病。肛裂是齿状线以下肛管皮肤层裂伤后形成的小溃疡,其方向与肛管纵轴平行,长 0.5～1.0cm,呈梭形或椭圆形,常引起剧痛,不易愈合。

1. 病因　由于粪便干硬,肛管皮肤受到损伤而发生裂口,通常发生在肛门后中线处,这种裂口有时深达肛门括约肌。

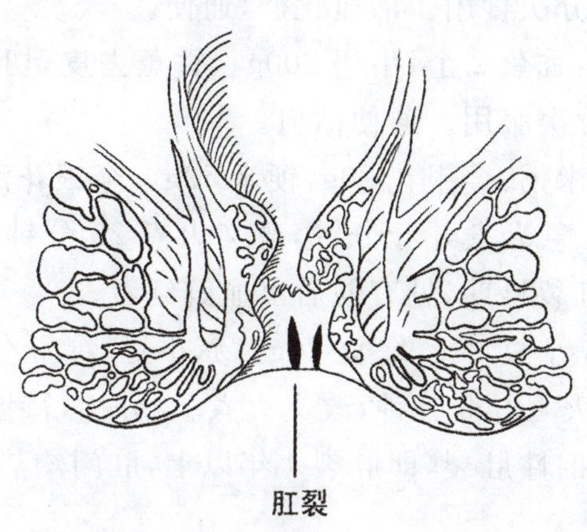

2. 症状 表现为排便后肛门后部有割裂样疼痛，常持续数分钟或两小时，伴有少量便血。由于排便时的刺激引起剧痛，会使病人畏惧而不敢使劲，导致排便时间延长，常常伴有便秘、肛门瘙痒、糜烂或有脓性分泌物。

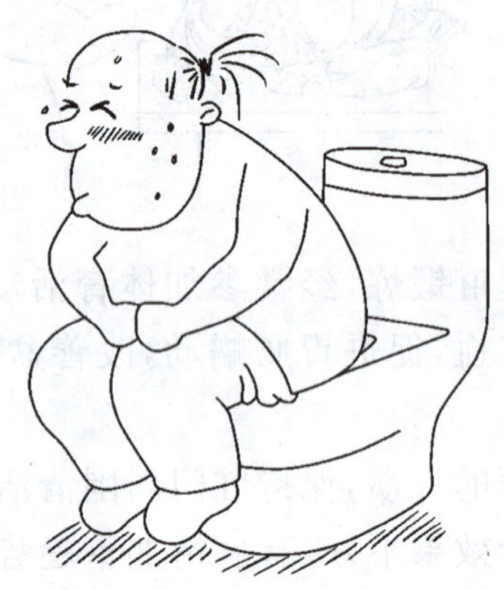

3. 依症用药 四环素软膏：涂于肛门裂处。

4. 肛裂宜选的中成药

(1)麻仁丸：每次 10 粒，每日 3 次，口服。

(2)痔疮膏：适量涂于患部或肛门处。

5. 药膳与食疗

(1)蜂蜜核桃粉：蜂蜜 20g，核桃仁 50g。核桃仁洗净，焙干研成细末，用蜂蜜腌制调和，分次食用。活血化瘀，通便。

(2)香蕉牛奶：香蕉 2 个，牛奶 200g。香蕉去皮，切成小片，牛奶加热后，加入香蕉片，分次服用。通便活血。

(3)金银花粳米粥：金银花 20g，粳米 50g。金银花洗净，置锅中，加清水 500ml，加粳米，急火煮开 5 分钟，改文火煮 20 分钟，成粥，趁热食用。清热解毒。主治肛裂早期，见有便后出血鲜红者。

(4)解毒汤：赤小豆 20g，绿豆 20g。赤小豆、绿豆分别洗净，置锅中，加清水 500ml，急火煮开 5 分钟，改文火煮 20 分钟，待温时服用。清热解毒，利湿。主治陈旧性肛裂，即肛裂 1 年以上，肛门灼热者。

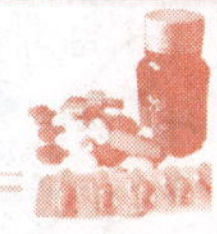

6. 注意事项

(1)每天定时排便,并可服用轻泻药或外用润滑剂。

(2)每次便后热水坐浴,并涂抹四环素软膏,防止感染。

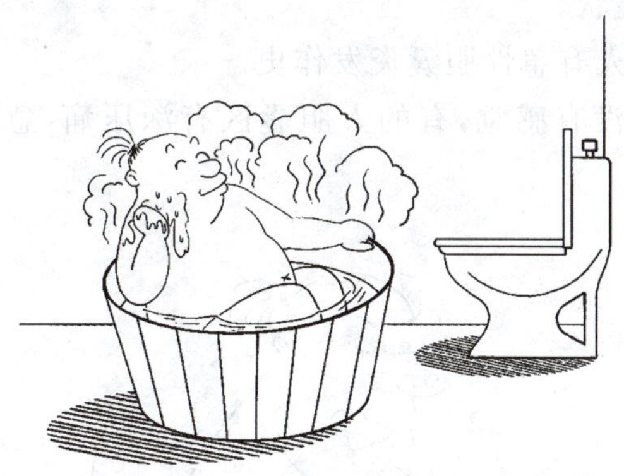

(3)饮食宜清淡,少喝酒,多饮水,不吃辛辣刺激食物,粗细粮搭配,多吃水果、蔬菜和纤维性食物,多饮水,尤其是香蕉、蜂蜜类润肠通便食物。

(4)发现大便燥结时,切忌用力排便,而要用温盐水灌肠或开塞露注入肛内以润肠通便。

(5)不要久站久坐,适当增加运动,特别是提肛运动。

(6)及时治疗引起肛裂的各种疾病,如溃疡性结肠炎等病症,防止肛裂发生。

(7)如经自疗无效,疼痛不断加重或持续1周以上不见好转,应去医院就医。

(十一)慢性胆囊炎

胆汁中的某些成分在胆囊内形成结晶体并固化成形,即为胆囊结石。结石对胆囊黏膜的长期刺激可导致慢性炎症;当结石嵌于胆囊颈部,致使胆汁淤积并发细菌感染时,可导致胆囊炎急性发作。如此反复发作,可使胆囊萎缩或积水;若结石落入胆总管中,可引起急性胆管炎或急性胰腺炎。

1. 症　状

(1)症状不典型,常有右上腹不适或钝痛,厌食油腻、腹胀、腹泻等消化不良症状,反复发作,病程可长达数十年。可逐渐加重直至难以忍受,出现黄疸和发热症状。

(2)大多数病人有急性胆囊炎发作史。

(3)平时可能没有感觉,有的人胆囊区有深压痛,急性发作期,有急性胆囊炎的表现。

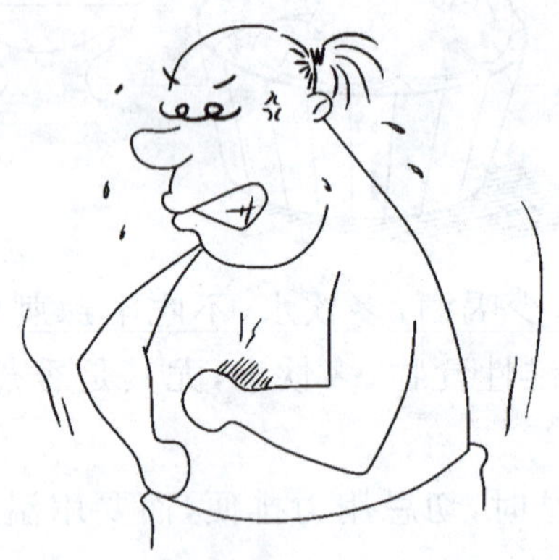

2. 依症用药

(1)去氢胆酸片:每次 1 片,每日 3 次,口服。

(2)利胆醇胶囊:每次 1 粒,每日 3 次,口服。

3. 慢性胆囊炎宜选的中成药

(1)消炎利胆片:每次 4 片,每日 3 次,口服。

(2)胆通片:每次 1 片,每日 3 次,口服。

4. 药膳与食疗

(1)蒲公英粥:蒲公英 60g,金银花 30g,粳米 50～100g。水煎蒲公英、金银花,去渣取汁,再加入淘净的粳米煮粥,温热服食,每天 2 次。功效清热解毒。适用于肝炎、胆囊炎等炎症。注意虚寒泄泻者忌用。

(2)茅根公英粥:白茅根、蒲公英各 60g,金银花 30g,粳米 50～100g。先煎白茅根、蒲公英、金银花,去渣取汁,再入粳米煮粥,任意服食。功效清热解毒,利水消肿。适用于急性肾炎、小便不利、胆囊炎等。

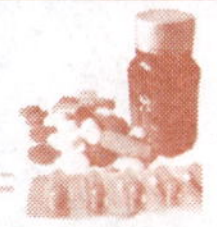

(3)玉米须茶：玉米须、蒲公英、茵陈各30g。加水1 000ml，煎服30分钟后去渣，加白糖适量温服，每日3次，每次250ml；急性发作期可大量饮用。功效泄热，利尿杀菌，利胆平肝。适用于胆囊炎，胆结石，糖尿病，肾炎水肿等。饮用玉米须茶时，根据民间经验禁用下列食物：酒、糯米、鱼卵、干鱼子、肥肉及辛辣料等。

(4)生姜橘皮茶：生姜6～10片，橘皮、鸡内金各10g。加水适量煎煮约20分钟，调入白糖少许，水煎代茶饮，可常服用。主治胆囊炎胆胃不和。

5. 注意事项

(1)合理配置日常饮食，低脂肪、低胆固醇饮食；少吃含高脂肪、高胆固醇的食物，如动物内脏、肥肉、蛋黄等；多吃含维生素A的水果与蔬菜，如胡萝卜、菠菜、苹果等，有利于胆固醇代谢，可减少结石的形成。

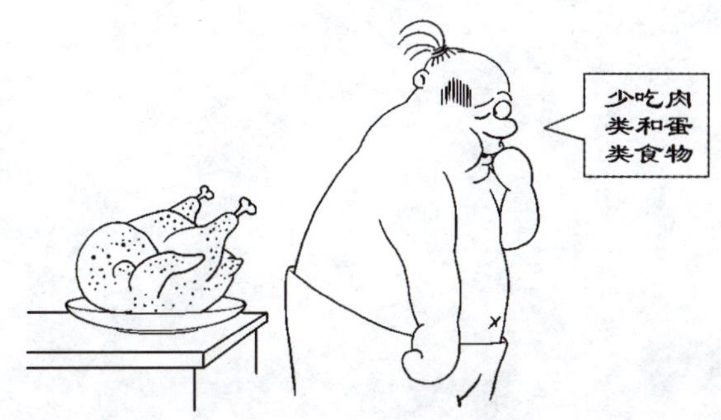

(2)有规律地安排一日三餐，注意定时、定量，每日三餐应“早餐吃好，中餐吃饱，晚餐吃少”。防止超重和肥胖。

(3)高血脂的人，适当应用降血脂药，也是预防胆结石症的一种方法。

(4)加强运动和锻炼，可增强胆囊舒缩功能。但要注意劳逸结合。

(5)注意卫生，饭前便后要洗手，生吃瓜果要洗净，搞好环境卫生，预防肠道寄生虫感染、胆系感染，以及胆石症的形成。

(6)定期进行体检，包括检验血脂、肝胆B超检查等，以便早发现，早治疗。

(7)进餐后不宜立即睡觉或久坐不起，可以散步或轻揉右上腹部，促

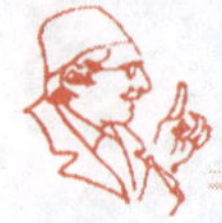

使胆汁的分泌与流畅。

(8)若经自我治疗效果不好,有病情加重趋势,应及时到医院就医。

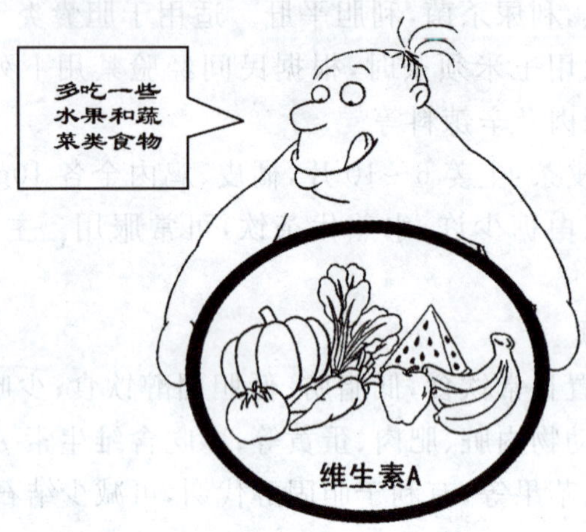

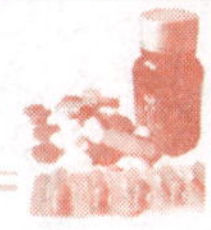

六、男科常见病用药

(一)阳 痿

阳痿是指成年男性出现阴茎不能勃起或勃起不坚,以致不能完成性交的一种病症。多数患者是由精神心理因素所致,如疲劳、焦虑、紧张、情绪波动、非正常环境等,也有器质性病变所致,一般很少见,也不容易治疗。中医学认为阳痿多由房室劳损、肝肾不足、命门火衰引起。

1. 病因 阳痿是男性的常见病,随着年龄的增长,人逐渐衰老,睾酮分泌减少,以及血管阻塞性疾病增多而使阳痿的发病率逐渐增加。依据性质划分可分为:

(1)心理性:由于精神紧张、焦虑、抑郁、恐惧、感情等因素所致,比例约为39%。

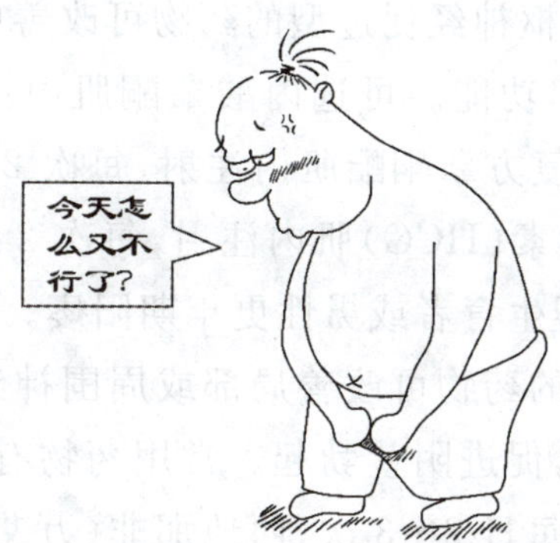

(2)器质性:由血管、神经、内分泌和药物因素引起,比例约为15.8%。

(3)混合性:为心理性与器质性共同导致,比例最大,约为45.2%。

(4)精神:①缺乏性知识,或曾有手淫,认为会影响性功能;或每于性交时精神过于紧张,大脑皮质过度兴奋而抑制了阴茎勃起。②情绪过于激动。③夫妻感情不和。④性交姿势不当。⑤性交环境杂乱,有外界刺激。⑥过度疲劳。

(5)疾病:①糖尿病。②慢性酒精中毒、多发性硬化症、腰椎间盘突出症。③外伤。④垂体病变使促性腺激素分泌减少;性腺功能不全使睾酮分泌减少;皮质醇分泌过多可抑制促性腺激素及睾酮分泌;甲状腺功能亢进可使雌激素增加等。⑤生殖器病变、阴茎损伤、阴茎畸形。⑥前列腺增生、精索炎、前列腺炎、尿道炎。

(6)年龄:体力不支、性冲动减弱、精力衰减等。

(7)药物:长期服用抗高血压药、中枢抑制药、镇静药、抗精神病药。

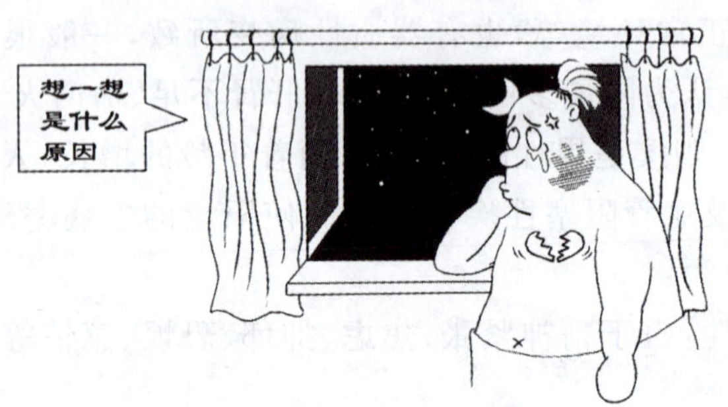

2. 依症用药 中枢神经促进型的药物可改善中枢神经内环境,激活雄激素受体,促进勃起功能。可选丙酸睾酮肌内注射,每次 25～50mg,每隔 1～3 日 1 次;或复方睾酮酯肌内注射,每次 250mg,每 3～6 周注射 1 次;绒毛膜促性腺激素(HCG)肌内注射,每次 2 000U,一周 2 次,连续治疗 8 周,适用于希望生育者或男性更年期阳痿。

周围神经促进型的药物可改善局部或周围神经系统的内环境,促进阴茎勃起的递质释放,促进阴茎勃起。常用药物有育亨宾(安慰乐得、萎必治),每次 4～6mg,每日 2～3 次;西地那非(万艾可)每次 25～100mg,于性交前 1 小时(0.5～4 小时)服用,服后 2 小时作用最强;伐地那非(艾力达、利维他)开始剂量每次 10mg,于性交前 25～60 分钟服用,依据效果可增加每次 20mg 或减至每次 5mg,65 岁以上老年人的初始剂量为 25mg。他达拉非(希爱力)吸收快,每次 10mg,于性交前 30 分钟服用,如效果不显著可增至 20mg,其作用维持时间将延迟至 36 小时。

3. 阳痿宜选的中成药 采用中成药补阳剂可治阳痿,其中阳虚以肾

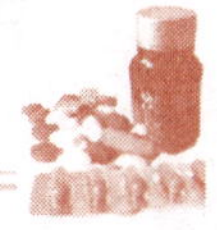

阳虚最为重要，肾阳虚可见神倦乏力、畏寒肢冷、腰膝酸软、阳痿早泄、夜尿频繁、小便失禁等。补阳中成药有治阳虚的桂附地黄丸、五子衍宗丸，治脾阳虚的理中丸、男宝，每次2～3粒，每日2次。

方剂还可以选择振阳煎，组方成分包括肉苁蓉50g，石菖蒲20g，菟丝子20g。水煎服用，每日1剂，分2次服；或选二味饮，巴戟天6g，补骨脂6g，水煎后服用，每日1剂，分2次服。

4. 药膳与食疗

(1)核桃仁炒韭菜：核桃仁50g，韭菜、香油、食盐各适量。将核桃仁用香油炸黄。将韭菜洗净，切成段后，放入核桃仁内翻炒，调入食盐，佐餐随量食用。功效补肾助阳。适用于阳痿。

(2)桂花羊肉：桂花50g，羊肉500g，鸡蛋清30ml，黄瓜、湿淀粉、葱、姜、蒜、鸡汤、食盐、味精、植物油、香油各适量。将桂花用清水洗净；羊肉洗净，切成2厘米厚、4厘米长的大片，加入食盐、鸡蛋清、湿淀粉，抓匀；黄瓜切片；葱、姜切末；蒜切薄片。炒勺中放植物油烧至六成热时，倒入羊肉片，用筷子不断搅动，待羊肉片变白时用漏勺捞出；炒勺中留底油少许，加葱、姜、蒜爆锅，放入鸡汤、食盐、味精、湿淀粉，待芡汁煮开后放入黄瓜片、羊肉片、桂花及香油，翻炒均匀即可佐餐食。功效补气养血，益肾壮阳。适用于久病体虚，腰腹冷痛，寒疝酸痛等症。

(3)猪肾煨附子：猪肾1对，熟附子末3g。将猪肾切开去膜、臊腺，洗净，入熟附子末，用湿绵纸裹煨熟，空腹食，每日1次。功效补肾益精。适用于肾阳虚之腰痛，腰以下冷，遗精，阳痿，耳聋耳鸣，小便频数等症。

(4)猪腰核桃：猪腰1对，杜仲、核桃仁各30g，食盐少许。将猪腰洗净，与杜仲、核桃仁同煮熟，蘸食盐食用。功效益肾助阳，强腰益气。适用于肾虚不固的遗精、盗汗等症。

5. 注意事项

(1)西地那非能增强硝酸酯类药的降压作用，正在服用硝酸甘油、硝酸异山梨酯(消心痛)、单硝酸异山梨酯(长效心痛治、鲁南欣康)、硝普钠或抗高血压药者不宜服用。妇女和儿童(婴儿)禁用。有心血管病预兆者慎用；或曾在6个月内发生过心肌梗死、脑卒中、心律失常、低血压(90/50mmHg)或高血压(180/120mmHg)者、不稳定型心绞痛者、冠状动脉病和视网膜色素沉着患者慎用西地那非。

(2)对于阴茎解剖畸形(阴茎弯曲、阴茎海绵体纤维变性或有硬结)者慎用西地那非。

(3)不宜进行性生活的人群,如急性冠状动脉综合征、冠心病明显缺血、心力衰竭、急性心肌梗死、脑卒中、心律失常者,不宜使用西地那非,而对于性功能正常(勃起和维持时间正常)者不要滥用,因会使勃起时间更长或更频繁,导致不必要的麻烦。

(4)在男性患者患病期间,妻子应给予精神上支持,不要抱怨,尽力保持和谐的夫妻感情。

(5)若经自我治疗效果不好,有病情加重趋势,应及时到医院就医。

(二)早　泄

早泄指的是射精发生在阴茎进入阴道之前,或进入阴道中时间较短,在女性尚未达到性高潮,提早射精而出现的性交不和谐障碍。

1. 病　因

(1)心理因素:因为未婚性交、性交时环境影响、过分疲劳、精神紧张、饮酒之后、心情郁闷、房事不节、夫妻关系不融洽、怨恨和恼怒、存在自卑心理或包皮过长等原因引起的射精过快现象。

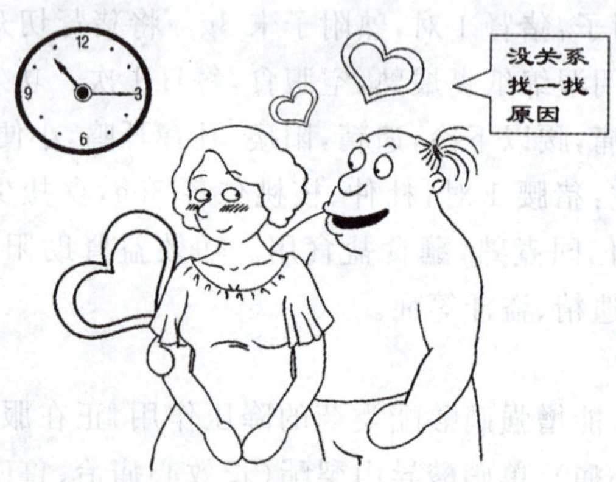

(2)生理因素:神经系统病变(如多发性硬化症),生殖器官病变(如前列腺炎、尿道炎、阴茎炎、附睾炎)及其他泌尿生殖器官炎症,由于炎症刺激,使其兴奋性增高而引起射精提前。

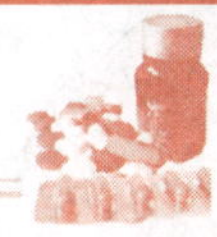

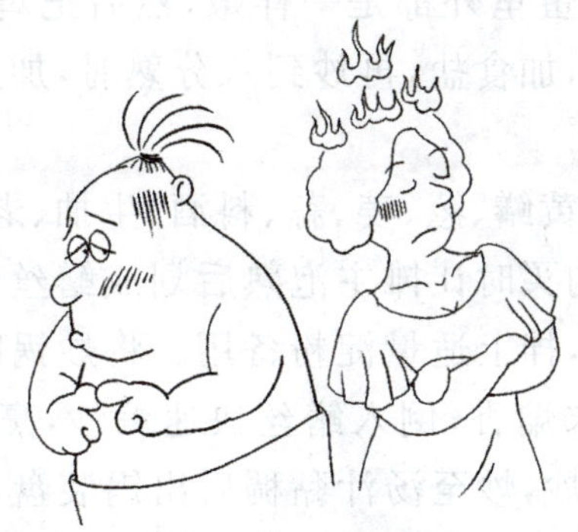

2. 症状 早泄的表现是性交时射精提前，伴有体弱、疲乏、失眠、腰酸腿软、夜间排尿过多、精神紧张等症状。

早泄按症状分为轻、中、重度 3 种，所谓轻度即指阴茎插入阴道后可上、下抽动大约 15 次，持续 2～3 分钟，但不能控制性高潮；中度即阴茎插入阴道后可抽动 1～15 次，持续少于 1 分钟；而重度早泄则是阴茎不能插入阴道。

3. 依症用药 早泄与精神抑郁和焦虑密切相关，口服药可应用抗抑郁药，如氟西汀、帕罗西汀，每晚服用 20mg 或 10mg，连续 5～7 天后会延迟射精；舍曲林、氯米帕明小剂量每日 10mg 可延迟射精，提高性生活质量，治疗早泄有较好的效果，但对伴随勃起功能障碍者无效。

抗早泄药可选用酚苄明（竹林胺），使支配射精的副交感神经刺激延迟，延长性交时间。

4. 早泄宜选的中成药 中成药可服六味地黄丸，每次 1 丸，每日 2 次；或海马三肾丸每次 1 丸，每日 2 次；或补肾强身片，每次 5 片，每日 3 次。

局部用药，可于性交 20 分钟前在龟头上涂敷局部麻醉药，以缓解性冲动抑制排精，如 1%达可罗宁乳膏、1%丁卡因乳膏、氨基苯甲酸乙酯软膏。另外，也可选带安全套，以降低阴茎对性交的感觉。

5. 药膳与食疗

（1）韭菜炒鸡蛋：将鸡蛋打入碗中，加少许食盐，用筷子充分搅打均匀待用；把韭菜洗干净，切成段。锅里放 3 汤匙油烧热，倒入鸡蛋液，用铲子不停的搅和鸡蛋，直到凝固成鸡蛋块儿，不要炒的时间太长，刚一凝固

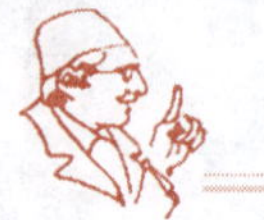

即可。这样炒熟的鸡蛋里外都是一样嫩，然后把鸡蛋从锅里取出待用。把韭菜放进去大火炒，加食盐，再炒到八分熟时，加入鸡蛋，再炒一下，就可以起锅了。

(2)清炒鳝丝：活黄鳝、葱、姜、蒜、料酒、生抽、老抽、白糖、胡椒粉、芝麻油、淀粉。活黄鳝购买时让摊主泡熟后划成鳝丝，去除内脏洗净血污，切成寸断后滤干水分，拌上适量淀粉备用。将炒锅旺火烧热后加入植物油烧热，入葱、姜、蒜末煸香，倒入鳝丝快速煸炒，烹入料酒去腥，调入生抽、老抽、白糖迅速煸炒，炒至汤汁黏稠后出锅装盘，撒些胡椒粉，淋上芝麻油即可。

(3)母鸡炖鹿茸：选母鸡 1 只(大约 1 500g)，鹿茸 50g，加米酒 500ml，大火煮开，小火慢熬。

6. 注意事项

(1)平时多进行体育锻炼，多做有氧运动，如游泳、慢跑、登山、仰卧起坐、俯卧撑及力量锻炼。

(2)注重饮食调理，要控制体重，多吃黑色食物、海藻、蜂蜜、麦芽油、松果体素、果仁和种子。不可过量饮用酒、浓茶、咖啡等，少食辛辣、刺激、温燥过度的食品，以及生冷性寒、损伤阳气的食品，如各种冷饮、芝麻、牡蛎肉、河蚌、海松子、水芹菜、莴苣、苦瓜等。

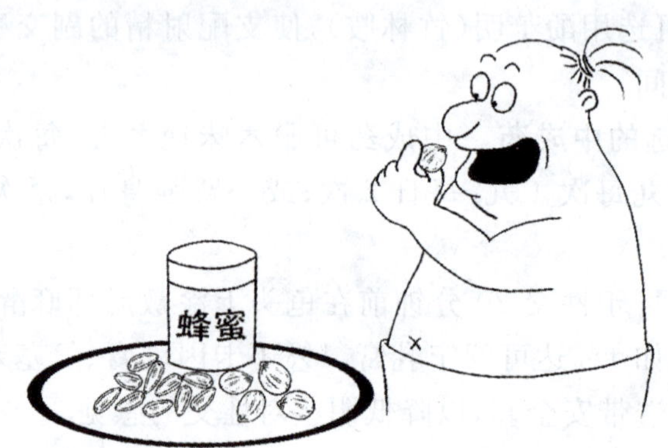

(3)戒除手淫的习惯。

(4)保持乐观情绪，树立战胜疾病的信心，有助于病情的康复。

(5)若经自我治疗效果不好，有病情加重趋势，应及时到医院就医。

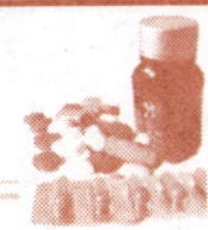

(三)慢性前列腺炎

慢性前列腺炎是男性泌尿系统常见病之一,多继发于急性前列腺炎、慢性尿道炎或附睾炎等,好发于中老年男性。

1. 病　因

(1)过度饮酒、劳累、流感、前列腺肥大、会阴部创伤、房事过多等引起的前列腺长期充血,大多伴有慢性精囊炎。

(2)急性炎症病变严重或未予彻底治疗而转为慢性前列腺炎。

(3)尿道炎直接蔓延是引起慢性前列腺炎的主要途径。

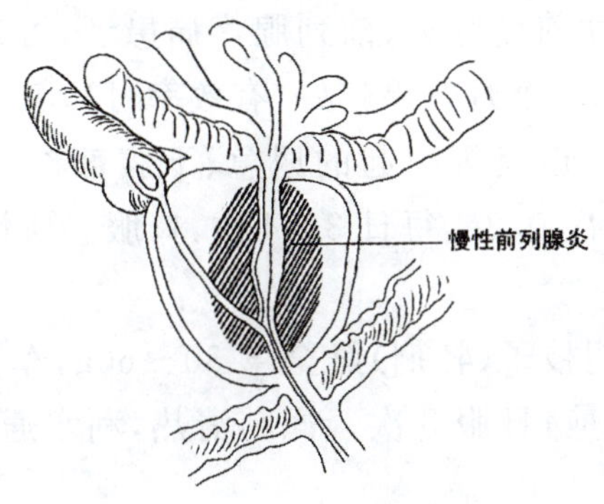

2. 症　状

(1)下腰胀痛、耻骨后区有胀痛感,会阴、精索、睾丸部不适。

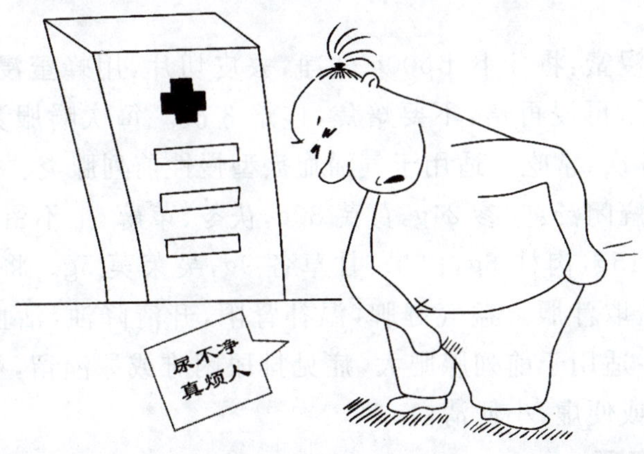

(2)轻度尿频、尿血、排尿不尽或排尿终末滴尿，或有乳白色黏液分泌物。

(3)可有性欲减退、遗精、阳痿、早泄、射精疼痛，并伴有头晕、乏力、神经衰弱等症状。

3. 依症用药 对前列腺炎症患者，宜先服用抗生素以控制感染；对不能手术的前列腺肥大和前列腺炎患者，可服用尿通片，每次2～4粒，每日3次，连续3～12周，尿液总量由870ml减至550ml，有效率71.42%。也可以口服护前列片，每次1～2片，每日3次，餐前服用；前列平胶囊，每次50～100mg，每日3次。

对慢性非细菌性前列腺炎、前列腺疼痛患者，可口服舍尼通片，每次1片，每日2次，连续6个月效果较好，有效率可达78%。

对前列腺炎或尿道炎等引起的尿急、下腹部疼痛等症状，可选用黄酮哌酯(泌尿灵)，每次0.2g，每日3～4次，口服。病情严重时可加量。

4. 药膳与食疗

(1)胡枝草煎：胡枝子(牡荆)鲜全草30～60g，车前草15～24g，冰糖30g。将3味酌加水煎，日服3次。润肺清热，利水通淋。适用于前列腺炎，小便淋沥。

(2)葵菜羹：将葵菜叶洗净，煮沸加入淀粉少量作羹，另以食盐、味精调味，空腹食，每日2次。消炎解毒，清热利湿。适用于慢性前列腺炎。

(3)萝卜浸蜜：将萝卜1 500g洗净，去皮切片，用蜂蜜浸泡10分钟，放在瓦上焙干，再浸再焙，不要焙焦，连焙3次。每次嚼服数片，盐水送服，每日4～5次，常吃。适用于气滞血瘀型慢性前列腺炎。

(4)老人癃闭汤：党参24g，黄芪30g，茯苓、萆薢、王不留行各12g，莲子20g，车前15g，肉桂6g，白果、甘草各9g，吴茱萸5g。将以上各药洗净，水煎，去渣取汁服。益气健脾，温补肾阳，升清降浊，活血祛瘀，温肾利水之功效。适用于前列腺肥大，症见排尿困难或尿潴留，神疲懒言，气短不续，便溏或便虚，小便清白。

5. 注意事项

(1)不要有酗酒、贪食油腻食物等不良生活习惯，多吃含锌量高的食

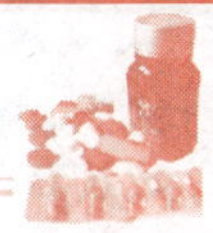

品有利于改善慢性前列腺炎。

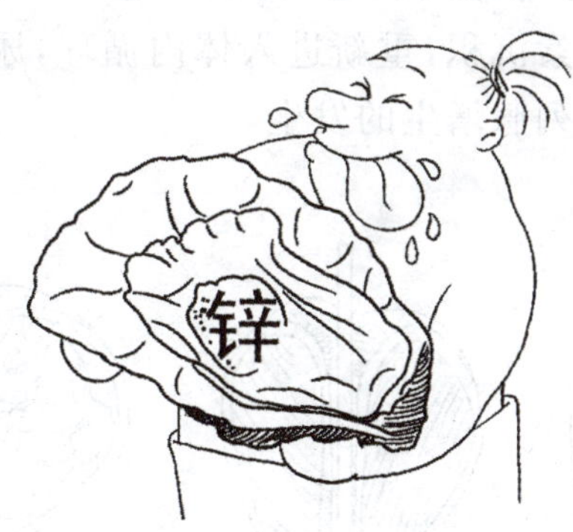

(2)应注意加强身体锻炼,可选择清晨慢跑10～15分钟,以微出汗为度,并要放松心情,减轻精神负担。

(3)不要长时间骑自行车、骑马、开车等久坐少动,经常采用坐姿工作的人要经常起来活动;不要性生活过频、被迫中断,或过多的手淫。

(四)前列腺增生

前列腺增生又称前列腺肥大,本病好发于中老年男性,严重影响了男性的生活质量。

1. 病　因

(1)由于慢性疾病没有治好而导致的前列腺增生,如膀胱炎、尿道炎等,使前列腺组织充血而增生。

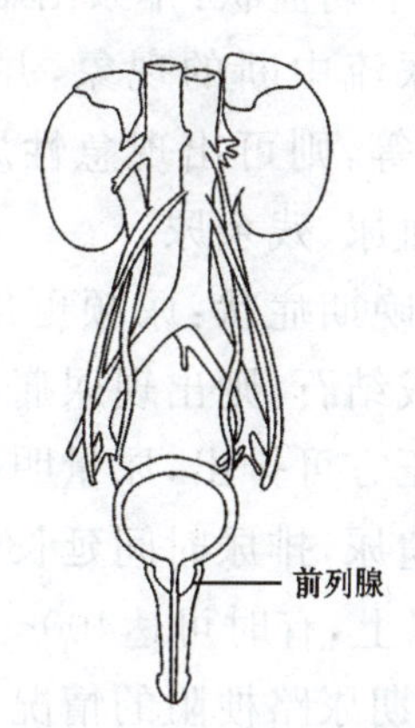

(2)不经常进行锻炼,动脉容易硬化,前列腺局部的血液循环不良,也会导致前列腺增生。

(3)不良的生活习惯,如经常吸烟、喝酒、吃辛辣食物等,这些会使前列腺受到伤害,导致前列腺增生等疾病的发生。

(4)房事过度,或是频繁手淫,会使男性的性器官充血,前列腺组织因持久淤血而增大。

(5)经常憋尿，由于憋尿时间过长，饮水量减少会使尿液浓缩、排尿次数减少，导致尿内毒素沉积，重新进入体内循环，尿液内的有害物质就会损害前列腺，导致前列腺增生的发生。

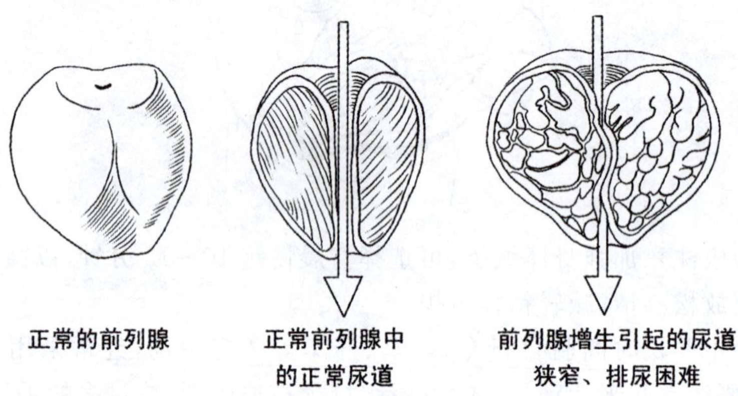

2. 症　状

(1)早期症状：尿频、尿急、尿血、尿意不爽、尿细流、排尿费力，后尿道不适等感觉，会阴部常有压迫感。有时因饮酒、感冒、劳累等使膀胱颈部充血水肿，加重下尿路梗阻而发生尿潴留。

(2)中期症状：排尿困难的症状明显并渐加重，排尿时间长，尿细，同时出现尿流中断的现象，并出现残余尿，一般为 50～100ml，遇疲劳、房事、上感等，则可出现急性尿潴留，但程度轻而持续时间短，排尿结束时易出现血尿、残余尿。

(3)晚期症状：尿频更加严重，排尿次数增多以夜间排尿明显，如合并感染或结石，则出现尿痛和尿急；排尿困难呈进行性加重，一次排尿需借助腹压方可排出，尿量明显减少或出现严重尿淋沥，犹如尿失禁，部分人常有遗尿，排尿时间延长，尿程短，有时尿湿衣裤，残余尿更多，一般为150ml 以上，有时可达400～500ml，或完全不能自行排尿，形成慢性尿潴留；在长期尿路梗阻的情况下，易发生。

(4)并发症：前列腺增生是一个慢性过程，容易因此而并发其他症状，如感染、急性尿潴留、膀胱结石、尿毒症、痔疮、脱肛、血尿等。

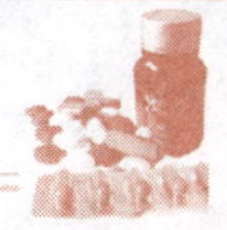

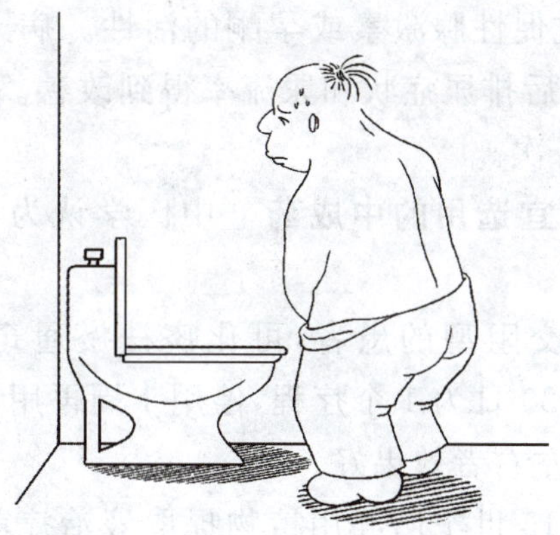

3. 依症用药　对于能缓解前列腺增生和控制前列腺肥大进程的药物称为抗前列腺增生药，用于增生程度较轻者和不愿进行手术治疗者。治疗前列腺增生的药物有很多。

(1)α受体阻滞药：如特拉唑嗪(施艾特、高特灵)每次2～10mg，老年人初始剂量每次1mg，每日1次，首剂于睡前服用；阿夫唑(桑塔)初始剂量每次2.5mg，每日2次，最大剂量为每日10mg；盐酸坦洛新初始剂量每次0.2mg，每日1次，餐后服用。其主要作用是松弛膀胱颈部的肌肉并加强膀胱的收缩力，因此对缓解小便次数增多、小便费力，特别是夜尿频等症状可以起到立竿见影的效果。这类药物一般每日1次，晚上睡前服用，主要不良反应是直立性低血压，因此刚开始应用时要注意观察血压的变化。

(2)5α还原酶抑制药：非那雄胺(保列治、蓝乐)、爱普列特等，这些药物有缩小前列腺的作用，因此主要适用于前列腺体积比较大的病人，但起效较慢，可能需要6个月以上。用法一般是口服每次5mg，每日1次。依立雄胺口服每次5mg，每日2次，连续4～6个月；度他雄胺每次0.5mg，每日1次，整粒吞服。

(3)雌激素：前列腺增生另一原因是体内雄激素增多，雌激素具有拮抗作用。可选服己烯雌酚每次1～3mg，每日3次，连续1～3周。对急性尿潴留或排尿困难较重者，开始用量可稍大。

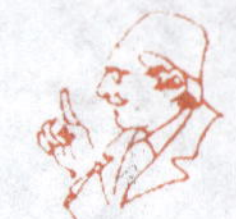

(4)雄激素受体拮抗药:可使增生的前列腺缩小,可与睾酮、双氢睾印竞争受体,但无抗促性腺激素或孕酮的活性。病人经3个月治疗后前列腺可缩小,6个月后排尿症状和尿流率得到改善。代表药氟他胺,口服每次250mg,每日3次。

4. 前列腺增生宜选用的中成药 中医学认为,本病属于"癃闭"范畴。

其中包括痰瘀交阻型的患者,可化痰祛瘀通窍,选用水蛭散,每次1g,每日3次,连续20日为1个疗程,停用1周再用,总疗程在3~9个不等,对年龄为50岁左右者效果好。

埃及在公元前15世纪已经用植物提取液治疗前列腺增生。现在这类药物是植物花粉类制剂,如普适泰(舍尼通)、普乐安(前列康)、尿塞通等,通过影响内分泌代谢来达到抗炎、抗水肿的作用,这类药物作用平和,相对不良反应较小,服用较为安全。

前列康(普乐安)可改善前列腺增生的症状,有抗雄激素的作用,能改善尿道黏膜及周围组织水肿。用于老年男性前列腺增生症,每次3~4片(胶囊4~6粒),每日3次,餐前嚼碎服用。

5. 药膳与食疗

(1)参芪冬瓜汤:党参15g,黄芪20g,冬瓜50g,味精、香油、食盐适量。将党参、黄芪置于砂锅内加水煎15分钟,去渣留汁,趁热加入冬瓜至熟,再加调料即可佐餐用。有健脾益气,升阳利尿之功效。

(2)桂浆粥:肉桂5g,车前草30g,粳米50g,先煎肉桂、车前草,去渣取汁,再加入粳米煮熟后加适量红糖,空腹服。有温阳利水之功效。

(3)杏梨石韦饮:苦杏仁10g,石韦12g,车前草15g,大鸭梨1个,冰糖少许。将杏仁去皮,捣碎;鸭梨去核,切块,与石韦、车前草加水同煮,熟后加冰糖,代茶饮。有泻肺火,利水道功效。

(4)利尿黄瓜汤:黄瓜1个,瞿麦10g,味精、食盐、香油各适量。先水煎瞿麦,去渣取汁,再重煮沸后加入黄瓜片,再加调料,待温食用。有利水道之功效。

6. 注意事项

(1)尽量避免烟酒,少食辛辣肥腻的食物,少喝咖啡,少吃柑橘等酸

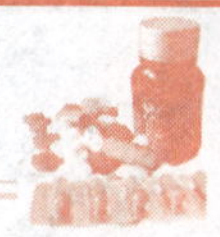

性强的食品。

(2)多食用蜂蜜以保持大便通畅,适量食用牛肉、鸡蛋,多吃新鲜水果、蔬菜、粗粮及大豆制品等富含维生素和粗纤维的食物。白天应多饮水,饮水过少不但会引起脱水,也不利于排尿对尿路的冲洗作用,还容易导致尿液浓缩而形成不溶石。

(3)禁止憋尿,憋尿会造成膀胱过度充盈,使膀胱逼尿肌张力减弱,排尿发生困难,容易诱发急性尿潴留。

(4)要多参加体育活动,有助于减轻症状。经常久坐会加重痔疮等病,又易使会阴部充血,引起排尿困难。

(5)若经自我治疗效果不好,有病情加重趋势,应及时到医院就医。

(五)遗　精

遗精是指成年男性不因性活动而精液外泄的一种生殖系统病症。正常未婚男性每月发生2～3次遗精现象,为生理反应,若经常发生,一周数次甚至一夜数次,并伴有神疲乏力、头晕耳鸣、腰酸腿软者,均属病态。

1. 症状　实际上,遗精就是在无性交状态下的一种射精活动,与俗语所说满则溢的道理基本相同。此外,青年男性在性冲动时,不由自主地从尿道流出一些液体,这是兴奋状态下分泌的前列腺液,并不是精液。

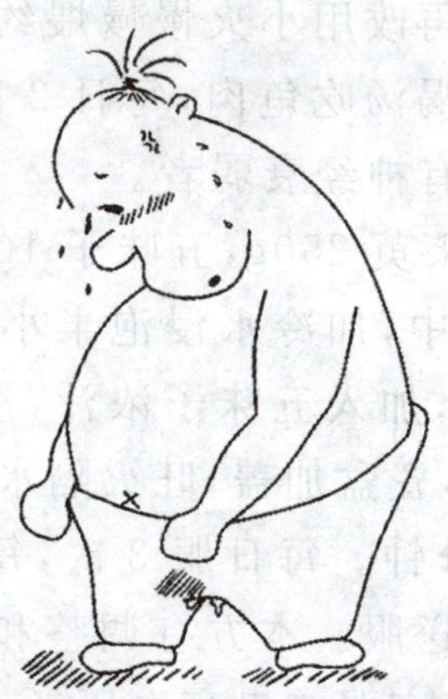

生殖系统导致的不良刺激也会导致遗精,如有尿道炎症,前列腺炎等症状应予以积极治疗。

2. 依症用药

(1)金锁固精丸:每次15粒,每日3次,口服。

(2)六味地黄丸:每次10粒,每日3次,口服。

3. 药膳与食疗

(1)芡实粥:生芡实同麦麸炒至黄色后,每次取15~20g,与粳米30g同置砂锅内,加水500ml,用文火煎至微滚到沸腾,以粥汤稠而上见粥油为度。每日早、晚空腹各服1次,温热食用。此粥适用于肾虚不固型遗精。

(2)莲肉粥:取莲子粉15g,加入糯米30g,红糖适量。同入砂锅内煎煮,每日早晚空腹温服。适用于肾虚不固型遗精兼有虚烦失眠者。

(3)牡蛎知母莲子汤:生牡蛎20g,知母6g,莲子30g,白糖1匙。生牡蛎、知母倒入小瓦罐内,加冷水1 000ml,小火煎半小时,滤汁,弃渣;莲子洗净,用热水300ml浸泡1小时。将药汁、莲子连浸液一起倒入小钢精锅内,小火慢炖1小时,加白糖1匙,再炖1小时,至莲子酥烂,离火,当点心吃。此汤对阴虚火旺型梦遗而血压偏高者尤宜。

(4)补肾精乌龟汤:肉苁蓉60g,覆盆子30g,乌龟1 000g,先将肉苁蓉、覆盆子以300ml淡盐水浸泡30分钟,再将乌龟肉连壳、肉苁蓉、覆盆子连浸泡的淡盐水一起倒入大砂锅内,加冷水浸没。先用旺火煮开后,加食盐半匙,再改用小火慢慢煨约4小时,直至龟甲散开,龟肉酥烂时空腹食用。喝汤吃龟肉,每日2次,分2天吃完。此方适用于肾虚不固型遗精兼有神经衰弱者。

(5)固精核桃糖:山茱萸250g,五味子100g,核桃仁1 000g,冰糖500g。五味子倒入瓦罐中,加冷水浸泡半小时后,用小火煎成浓汁;将核桃仁倒入大瓷盆内,加入五味子浓汁,浸泡半小时,再将山茱萸倒入,拌匀,上面放冰糖,瓷盆加盖,旺火隔水蒸3小时,离火。每隔3天蒸1次,每次蒸开1分钟。每日服3次,每次10g,先吃核桃、山茱萸,细细咀嚼,后温开水送服。本方有调整和降低血压的作用。适用于老年肾虚之遗精、神经衰弱兼患高血压者。

4. 注意事项

(1)生理性遗精不必焦虑恐惧,注意精神调养,排除杂念。

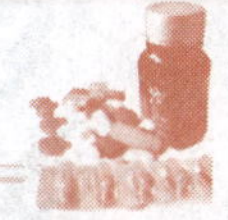

(2)改变不健康的生活习惯,注意克服思想过分集中在性问题上。

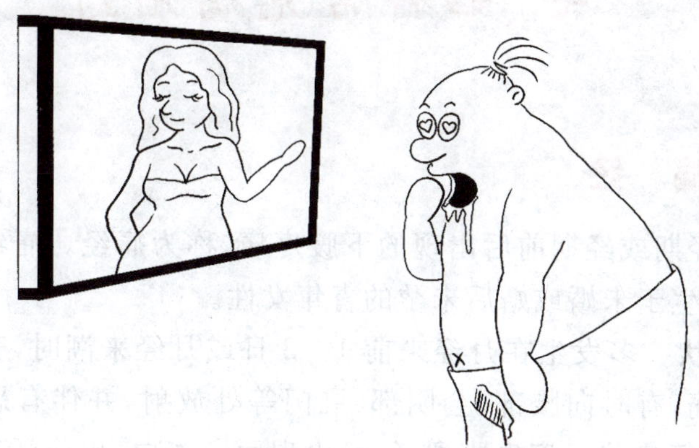

(3)进行体育锻炼,增强身体免疫力。

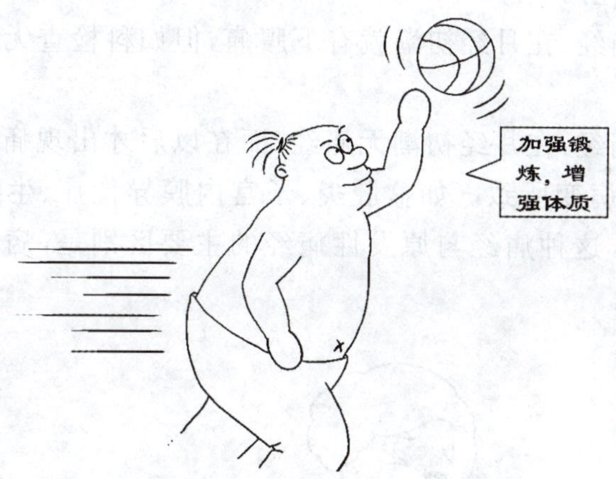

(4)注意检查有无慢性前列腺炎,以便及时治疗。

(5)若经自我治疗效果不好,有病情加重趋势,应及时到医院就医。

七、妇科常见病用药

(一)痛　经

凡在经期或经期前后出现的下腹疼痛,称为痛经。痛经是女性的常见病,多发生于未婚或婚后未孕的青年女性。

1. 症状　多发生在月经来前1～2日或月经来潮时,表现为下腹部阵发性绞痛,有时向腰部、会阴部、肛门等处放射,并伴有恶心、呕吐、尿频、欲大便等症状。疼痛剧烈者,可出现面色苍白、出冷汗等。由于引起痛经的原因较多,应注意区别,以便采取正确的治疗方法。痛经一般分为原发性和继发性两类。

(1)原发性痛经:在月经初潮就有下腹痛,但妇科检查无生殖器官病变。

(2)继发性痛经:在月经初潮无痛经,而在以后才出现痛经。这种痛经多因生殖器官病变所致。如盆腔炎、子宫内膜异位症、生殖器官肿瘤等所引起的痛经,这种痛经与原发性痛经的主要区别是,病因不去除则下腹痛继续存在。

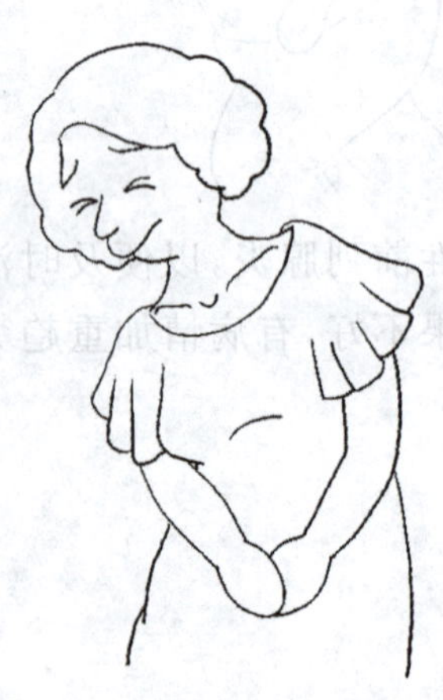

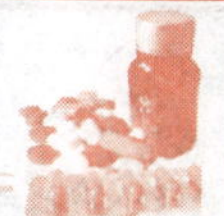

2. 依症用药 阿司匹林和对乙酰氨基酚(扑热息痛)是世界卫生组织推荐的镇痛药,安全有效,每次0.5g,每日3次,饭后服。芬必得则是布洛芬的缓释片,具有作用持久、镇痛效果明显的特点,每日2次。此药须在月经来潮之前服用才有效。

解除子宫肌肉痉挛的药物山莨菪碱,每次5mg,每日3次;溴丙胺太林(普鲁本辛),每次15mg,每日3次。在上述各药中任选其一,与硝苯地平(每日3次)同服,或将硝苯地平含在舌下。多种痛经,经这几种药与硝苯地平合用,均可迅速缓解。

3. 痛经宜选的中成药 由于引起痛经的原因及证候不同,可参照以下方法进行辨证施治。

(1)气血亏虚证:特点是经期或经后小腹隐痛喜按压、月经量少质稀、形寒肢疲、头晕眼花、心悸气短、舌质炎、舌苔薄、脉细弦。治疗时可酌情选用以下具有补气养血功效的方药:①八珍丸。每丸重9g,每次1丸,每日2次,温开水送服。②十全大补丸。每丸重9g,每次1丸,每日2次,温开水送服。③人参养荣丸。每丸重9g,每次1丸,每日2次,温开水送服。④内补养荣丸。以补益气血为主、理气活血为辅。每丸重6g,每次2丸,每日2次,温开水送服。

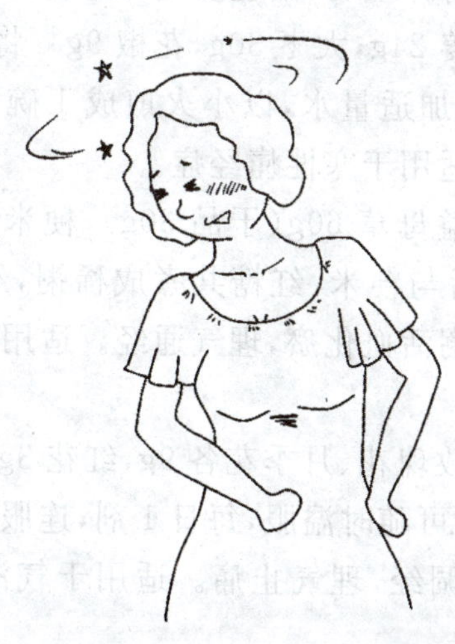

(2)寒湿凝滞证:特点是经行小腹冷痛、得热则舒、经量少、色紫暗有块,伴有形寒肢凉、小便清长、苔白、脉细或沉紧。可酌情选用具有温经散寒功效的方药:女金丹。具有养血调经、温暖子宫的功效。每丸重9克,每次1丸,每日2次,温开水送服。

(3)气血凝滞证:特点是经前或经期小腹胀痛、拒按压、经行量少不畅,色紫黑有块、血块排除后疼痛减轻、舌质紫黯或有瘀点、脉沉弦或涩。治疗时,可酌情选用具有舒气化瘀功效的方药:妇科十味片。片剂,每片0.3g,每次4g,日服2次,温开水送服。

4. 药膳与食疗

(1)调经草汤:乌鸡、调经草各60g,葱、八角茴香各5g,植物油、食盐、白糖、料酒各适量。将乌鸡、调经草洗净,乌鸡切2厘米见方块。将调经草及八角茴香装入纱布袋。炒锅内加植物油10ml,油热后投入猪肉块,翻炒至水气散出时,加清水1 000ml,放入葱、食盐、白糖、料酒及纱布袋,汤开后改用文火再煮90分钟即可佐餐食。此汤补中行气,调经止痛。适用于气滞血瘀型痛经症。

(2)当归补血茶:当归、熟地黄各10g,大枣30g。将上述药物放入砂锅内加水煎煮,取汁,不拘时,代茶饮用,每日1剂。此茶能养血补血。适用于阴血亏虚所致的身体虚弱,面色萎黄,妇女月经不调等症。

(3)姜枣花椒汤:姜24g,大枣30g,花椒9g。将姜、大枣洗净,姜切薄片,同花椒一起置锅内加适量水,以小火煎成1碗汤汁即可热服,每日2次。此汤温中止痛。适用于寒性痛经症。

(4)鲜益母草粥:益母草60g(干品30g),粳米50g,红糖适量。先将益母草煎汁去渣,然后与粳米、红糖共煮成稀粥,经前3～5日开始温热服,每日1～2次。此粥活血化瘀,理气通经。适用于气血瘀滞型痛经,月经不调。

(5)三花调经茶:玫瑰花、月季花各9g,红花3g。将上3味药研粗末,以沸水闷泡10分钟即可随时温服,每日1剂,连服数日,以在行经前几日服用为宜。此茶活血调经,理气止痛。适用于气滞血瘀型痛经,月经量少,腹胀痛。

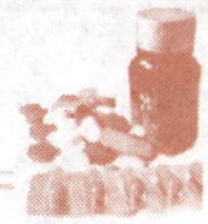

5. 注意事项

(1)对继发性痛经应进行妇科检查，以便及时治疗，去除病因，否则痛经依然存在。

(2)应用中药治疗时，应辨证施治，对症下药，否则疗效不佳，有时还会加重病情。

(3)患痛经后每逢月经来潮时，不要做剧烈运动和过度疲劳，避免受凉，如淋雨、用冷水洗脚和洗头、坐凉湿地等。因为冷湿容易引起盆腔脏器血管收缩而加重疼痛。

(4)患痛经后，平日应多食含维生素C丰富的蔬菜和水果，如白菜、番茄、萝卜、菠菜、橘子、桃、苹果等。因为维生素C有促进子宫内膜恢复和生长的作用，有利于改善痛经症状。应忌食生冷、酸、辣食物，如冷饮、凉面、凉菜、葱、蒜、辣椒等。这些刺激性食物可加重痛经。

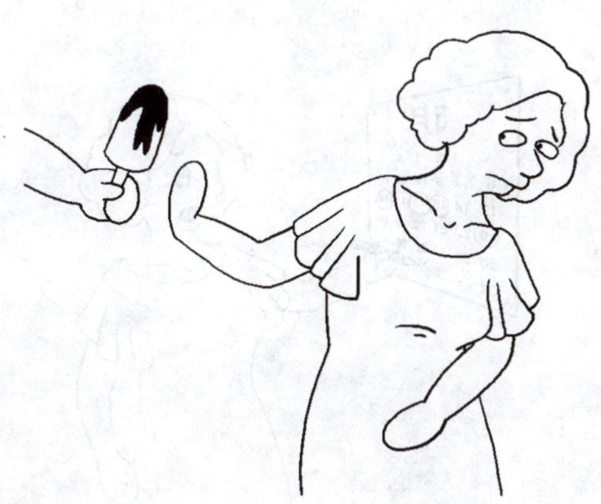

(5)若经自我治疗效果不好，有病情加重趋势，应及时到医院就医。

(二)闭　经

凡年满16岁月经尚未初潮，或月经期建立后3个月又未来月经者，称为闭经。前者为原发性闭经，后者为继发性闭经。

1. 症　状

(1)女性不能过瘦，否则会导致闭经。女性要保持一定的脂肪量，丰满一些才能维持正常的月经。

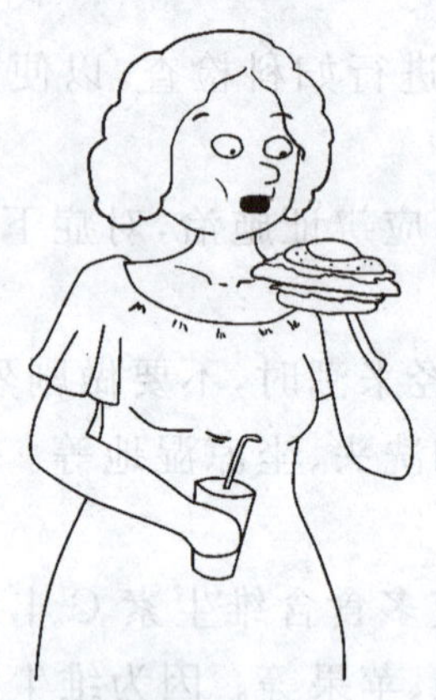

（2）服避孕药，特别是长效避孕药，因其能抑制子宫内膜的生长会使月经过少，甚至闭经。但这种现象一般是暂时性的，大部分妇女停药后可自动恢复月经。

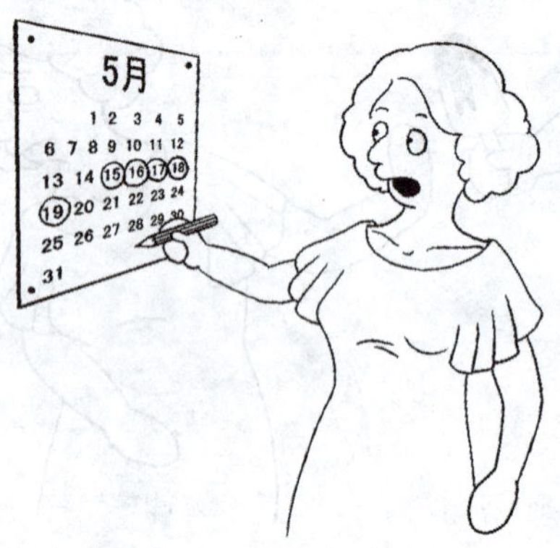

（3）因子宫有问题而引起的闭经，如先天性无子宫、子宫发育不良等原发性闭经，子宫内膜结核、子宫内膜血吸虫病、子宫内膜化脓或刮宫而引起的继发性闭经。

（4）先天性卵巢发育不良、卵巢早衰等。这种原因的闭经，常伴有女性特征退化现象，如乳房变平等。

（5）常见的脑垂体病变，如肿瘤和垂体功能低下症引起的闭经。

（6）内分泌疾病，化疗期间，急剧消瘦，以及患多囊卵巢综合征等，也可引起闭经。

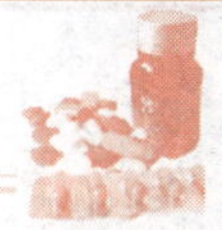

由此可见，闭经是很多疾病的一个症状，发生闭经后，首先应查清原因，然后再进行治疗，以免延误病情。

2. 依症用药　周期疗法（21 天为 1 个疗程）：己烯雌酚 1mg，每日 1 次，口服；服 16 天，第 17 天加服甲羟孕酮 8mg，每日 1 次，共服用 5 天。

3. 闭经宜选的中成药

（1）益母草膏：每次 6g，每日 2 次，口服。

（2）归芍调经丸：每次 3 片，每日 2 次，口服。

（3）八珍益母丸：每次 6g，每日 2 次，口服。

4. 药膳与食疗

（1）参芪蒸乌鸡：乌骨鸡 1 只，大红参、赤茯苓、当归、益母草各 9g，炙黄芪、黑桑葚、黑豆各 24g，白术、熟地黄各 15g，炙甘草、陈皮各 6g，水发红菇 30g，大枣、荔枝干各 13 颗，虾仁 20g，生姜、食盐、鸡精、香油各适量。先将乌骨鸡处理干净，留心肝肾和肉一起蒸；将炙黄芪、黑桑葚、白术、赤茯苓、当归、益母草、陈皮装入净纱布药袋内，扎紧袋口；将其余原料全部放入陶瓷罐内，加适量的水放入蒸笼内，用大火蒸 2 小时至熟透入味，淋上香油即可。适用于气血双虚所致胞宫失养引起的闭经，伴有头晕、眼花、面色苍白等症状者。

（2）苓夏蒸牛肉：牛肉块 120g，茯苓、苍术、干荷叶各 12g，半夏、玫瑰花、川红花、桃仁泥、制香附、川牛膝各 9g，干白术粉、葛根各 15g，陈皮 6g，薏苡仁 30g，益母草 24g，生姜 3 片，大枣 9 枚，葱白 5 根，食盐、陈年老酒、鸡精各适量。白术、苍术、半夏、荷叶、葛根、桃仁、陈皮、制香附、益母草、川牛膝装入净纱布药袋内，扎紧袋口；牛肉块与药包及其余原料放入陶瓷罐中，加适量的清水放入蒸笼内用大火蒸 2 小时至熟透入味，揭盖取出，淋上陈年老酒、鸡精即可。适用于气滞血瘀所致的闭经，伴白带增多，肢体困倦，神疲乏力，面浮足肿，小便清，大便溏的闭经患者。

（3）木耳核桃糖：黑木耳 120g，核桃仁 120g，红糖 200g，黄酒适量。将木耳、核桃碾末，加入红糖拌和均匀，瓷罐装封。每服 30g，每日 2 次，直至月经来潮。具有滋肝肾，益气血，养冲任功效。适用于子宫发育不良之闭经。

（4）桃仁牛血汤：桃仁 10～12g，鲜牛血（血已凝固）200g，食盐少许。

将牛血切块，与桃仁加清水适量煲汤，食时加食盐少许调味。具有破瘀行血，理血通经，美肤益颜功效。适用于闭经、血燥、便秘等症。

(5)乌豆双红汤：乌豆(黑豆)50～100g，红花5g，红糖30～50g。将前2味置于炖盅内，加清水适量，隔水炖至乌豆熟透，去红花，放入红糖调匀。具有滋补肝肾，活血行经，美容乌发功效。适用于血虚气滞型闭经。

5. 注意事项

(1)在治疗闭经前，应首先进行妇科检查及妇科内分泌激素检查，确定原因，再进行治疗。

(2)在治疗的同时应注意加强营养，在食欲良好的情况下，可多吃肉类、禽蛋类、牛奶及新鲜蔬菜，忌食辛辣刺激食品。

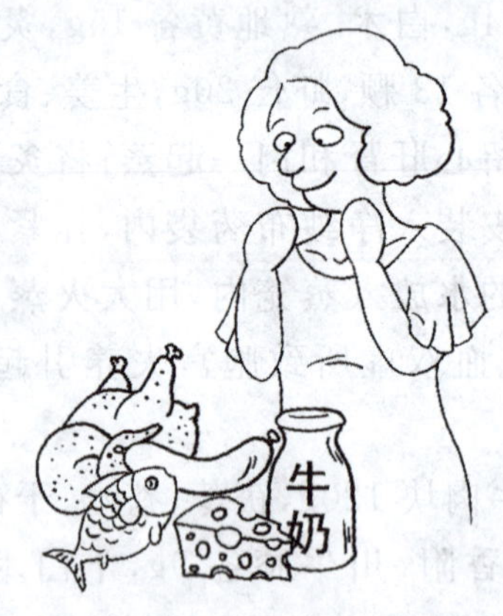

(3)保持心情舒畅，避免精神紧张与精神不良刺激，稳定情绪，保持气血通畅。

(4)加强体育锻炼，注意劳逸结合，避免过度劳累。目前服用减肥药的妇女为数不少，有部分妇女由此而闭经，也有因肥胖而节食，导致厌食而闭经。

(5)积极治疗慢性病灶。

(6)做好计划生育，避免多次流产。

(7)若经自我治疗效果不好，有病情加重趋势，应及时到医院就医。

(三)月经不调

月经不调是指月经失去正常规律性，时间、量、色等发生异常变化。

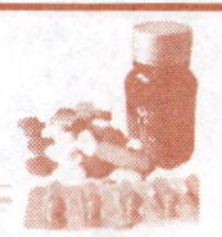

1. 症状　月经量少或点滴即净；月经量多或行经时间超过 8 天以上；月经色、质改变异常和经期、经量异常同时发生；月经周期提前或推后 7 天以上，或者先后无定期。

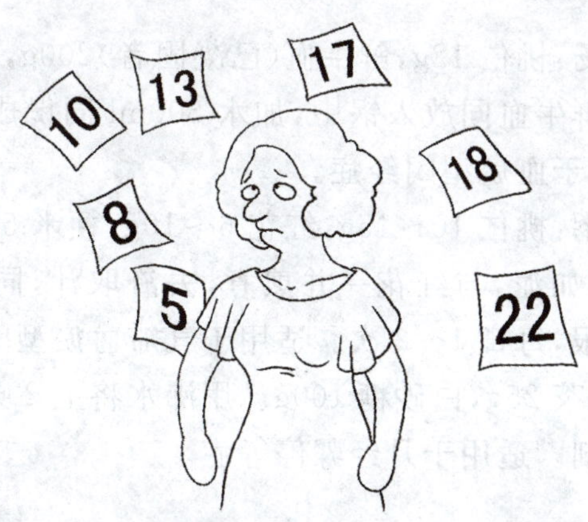

2. 依症用药　周期疗法(21 天为 1 个疗程)：己烯雌酚每次 1mg，每日 1 次，口服 16 天，第 17 天加服甲羟孕酮 8mg，每日 1 次，共服用 5 天。

3. 月经不调宜选的中成药

(1)八珍益母丸：每次 6g，每日 2 次，口服。

(2)归芍调经丸：每次 3 片，每日 2 次，口服。

(3)乌鸡白凤丸：每次 1 丸，每日 3 次，口服。

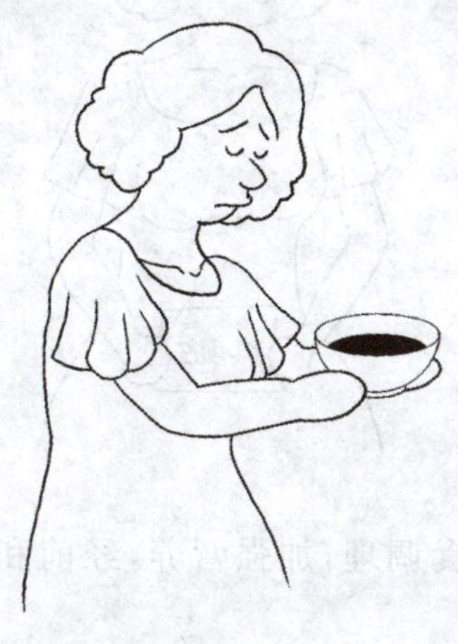

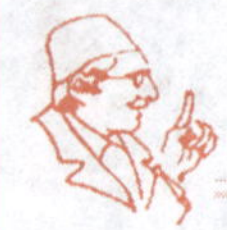

4. 药膳与食疗

(1)黑豆红花汤:黑豆50g,红花5g,红糖适量。将黑豆、红花同加水适量煮汤,至黑豆熟透,放红糖溶化即可食黑豆,饮汤,每日2次。适用于血虚气滞型闭经症。

(2)桃仁牛血汤:桃仁12g,鲜牛血(已凝固者)200g,食盐少许。桃仁去皮、尖,研细,与鲜牛血同放入锅中,加水500ml同煲成汤后,调入食盐即可佐餐食。适用于血瘀型闭经症。

(3)桃仁红花粥:桃仁10~15g,红花6~10g,粳米50~100g,红糖适量。先将桃仁捣烂如泥,与红花一并煎煮,去渣取汁,同粳米煮为稀粥,加红糖调味,温热服,每日1~2次。适用于气滞血瘀型闭经症。

(4)调经茶:绿茶25g,白砂糖100g。用沸水将上2味浸泡1夜,次日温热顿服,每日1剂。适用于月经骤停等症。

5. 注意事项

(1)经期应注意保暖,忌寒、凉刺激;注意休息、减少疲劳,增强体质,应尽量控制剧烈的情绪波动,避免强烈的精神刺激,保持心情愉快,若心态正常,气血运行通畅,常可不药而愈。

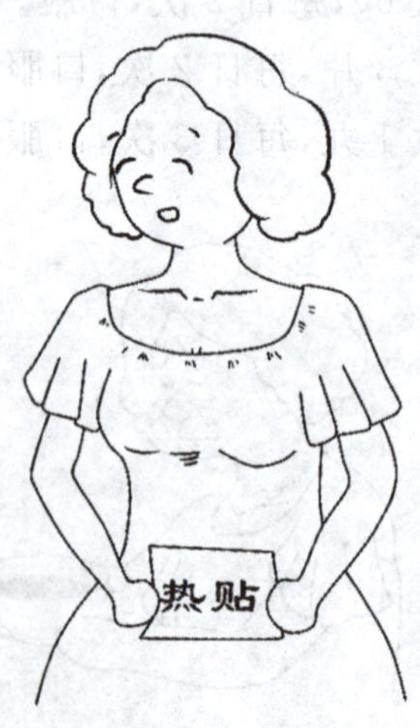

(2)经期要注意饮食调理,加强营养,经前和经期忌食生冷、辛辣食品。

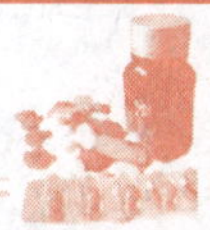

(3)经期不宜性交，一方面预防感染，另一方面，避免性交刺激使盆腔充血，至经血增多或经期延长。

(4)月经不调时应到医院检查，排除内外生殖器疾病的因素。

(四)盆 腔 炎

盆腔炎为妇科的常见病，当细菌进入后，炎症可局限于一个部位或几个部位同时发炎。按其发病过程，临床表现可分为急性与慢性两种。

1. 症 状

(1)急性盆腔炎：可表现为寒战、高热、头痛、精神不振、食欲差、下腹疼痛及白带增多等症状。有可能引起弥漫性腹膜炎、败血症以致感染性休克等严重后果。查体可发现患者有腹肌紧张，两下腹压痛及反跳痛，疼痛可向两侧大腿放射；妇科检查可有子宫增大、压痛、盆腔包块等。

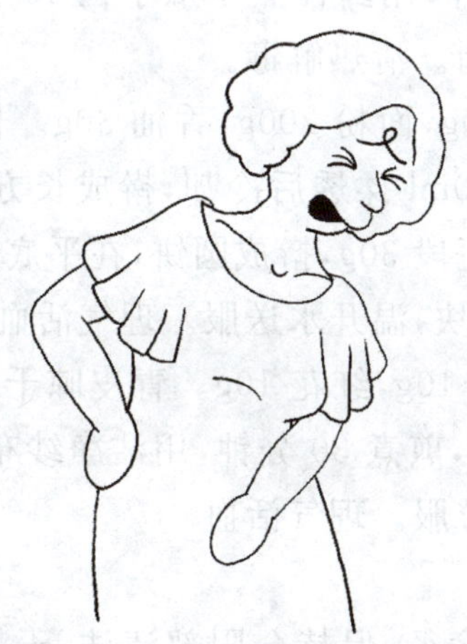

(2)慢性盆腔炎：有时有低热、易感疲劳等症状，部分病人由于病程长而出现神经衰弱症状，如失眠、精神不振、周身不适等。下腹部坠胀、疼痛及腰骶部酸痛，常在劳累、性交后及月经前后加剧。由于慢性炎症而导致盆腔淤血、月经过多，卵巢功能损害时会出现月经失调，输卵管粘连阻塞时会导致不孕症。

2. 依症用药

(1)甲硝唑片:每次 0.2g,每日 3 次,口服。

(2)复方磺胺甲恶唑片:每次 1 片,每日 2 次,口服。

3. 盆腔炎宜选的中成药

(1)六味地黄丸:每次 6～9g,每日 2 次,口服。

(2)知柏地黄丸:每次 6～9g,每日 2 次,口服。

4. 药膳与食疗

(1)土茯苓猪肉汤:土茯苓 50g,芡实 30g,金樱子 15g,石菖蒲 12g,猪瘦肉 100g。清水适量,慢火煲汤,加食盐调味,饮汤食肉。本方健脾补肾,解毒祛湿。适用于慢性盆腔炎、阴道炎、宫颈炎。

(2)苦菜莱菔汤:苦菜 100g,金银花 20g,蒲公英 25g,青萝卜(切片)200g。以上 4 味共煎煮,去药后吃萝卜喝汤,每日 1 剂。清热解毒。

(3)银花冬瓜仁蜜汤:冬瓜子仁 20g,金银花 20g,黄连 2g,蜂蜜 50g。先水煎金银花,去渣取汁,用药汁煎冬瓜子仁 15 分钟后入黄连、蜂蜜即可。每日 1 剂,连服 1 周。清热解毒。

(4)桃仁饼:桃仁 20g,面粉 200g,香油 30g。桃仁研成极细粉,与面粉充分拌匀,加沸水 100ml 揉透后冷却,擀成长方形薄皮子,涂上香油,卷成圆筒形,用刀切成每段 30g,擀成圆饼,在平底锅上烤熟,早晚餐随意服食,每日数次,每次 2 块,温开水送服。理气活血,散瘀止痛。

(5)皮红花茶:青皮 10g,红花 10g。青皮晾干后切成丝,与红花同入砂锅,加水浸泡 30 分钟,煎煮 30 分钟,用洁净纱布过滤,去渣取汁,当茶频频饮用,或早晚 2 次分服。理气活血。

5. 注意事项

(1)杜绝各种感染途径,保持会阴部清洁、干燥,每晚用清水清洗外阴,做到专人专盆,勤换内裤。

(2)月经期、人工流产手术后,以及上环、取环等妇科手术后,禁止性生活,禁止游泳、盆浴,因此时机体抵抗力下降,易造成感染。

(3)急性盆腔炎患者,一定要遵医嘱积极配合治疗,患者要卧床休息或取半卧位,以利于炎症局限化和分泌物的排出;慢性盆腔炎患者不要过度劳累,做到劳逸结合,节制房事,以避免症状加重。

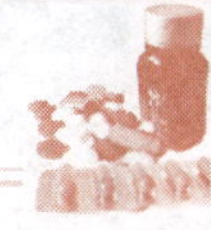

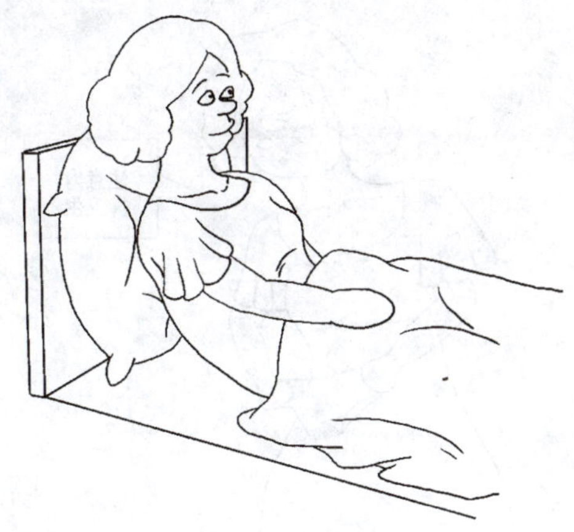

(4)饮食应以清淡为主。多吃有营养的食物，如鸡蛋，豆腐、菠菜等。忌吃生、冷和刺激性的食物。

(5)当病人出现寒战、高热、神志昏迷等症状时，应及时去医院治疗。

(6)有些慢性盆腔炎患者，稍感不适，就自服抗生素，长期服用可导致阴道内菌群紊乱，而引起阴道分泌物增多，白带呈白色豆渣样。此时，应立即到医院就诊，排除真菌性阴道炎的可能。

(五)阴 道 炎

阴道炎是不同病因引起的多种阴道黏膜炎性疾病的总称，是妇科常见病。阴道炎临床上以白带的性状发生改变，以及外阴瘙痒、灼痛为主要临床症状。性交痛也常见，感染累及尿道时，可有尿痛、尿急等症状。常见的阴道炎有细菌性阴道炎、滴虫阴道炎、真菌性阴道炎、老年性阴道炎。

1. 症　状

(1)细菌性阴道炎：表现为阴道异常分泌物明显增多，且呈稀薄均质状或稀糊状，为灰白色、灰黄色或乳黄色，带有特殊的鱼腥臭味。

(2)滴虫阴道炎：是通过接触导致传染的，如使用公共厕所(如坐式便池)、浴池、脚布、游泳或通过性交及医疗器械消毒不严而直接传染。滴虫阴道炎表现为分泌物增多，有腥臭味，伴外阴、阴道瘙痒，阴道壁可见草莓状突起或出血点。

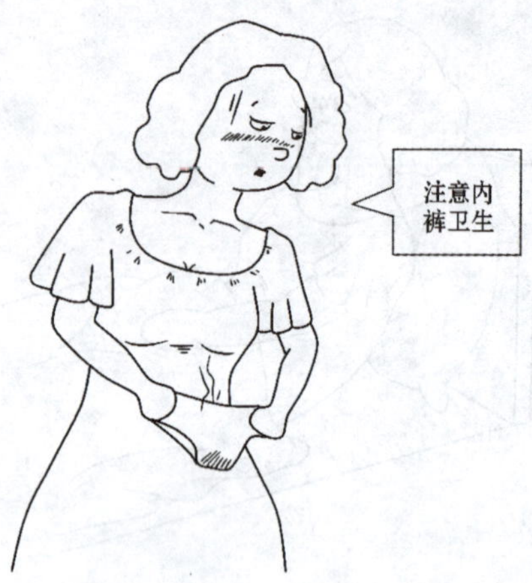

(3)真菌性阴道炎：其传染方式同滴虫阴道炎相似，孕妇患者、糖尿病患者较多见，表现为外阴瘙痒，白带呈豆渣或水样，阴道壁上有白色片状假膜，擦去后可见黏膜充血。

(4)老年性阴道炎：是由于缺乏雌激素，阴道抵抗力降低，引起病原体感染所致，症见小便不适，外阴瘙痒、灼痛，因滴虫、真菌、细菌、支原体感染所致。

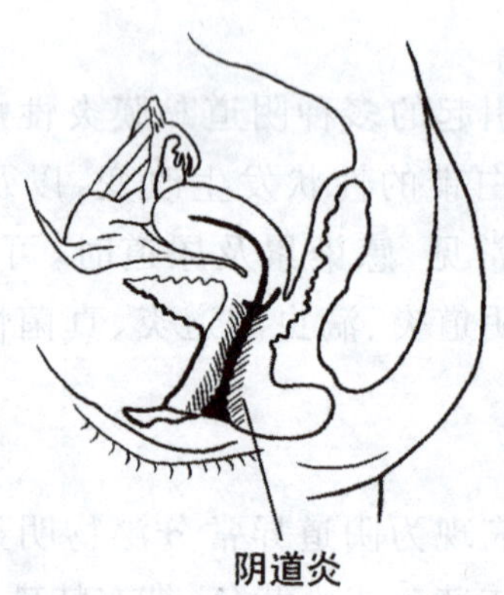

阴道炎

2. 依症用药

(1)细菌性阴道炎用药

①2%克林霉素软膏涂布，每晚1次，连用7日。

②过氧化氢溶液冲洗阴道，每日1次，连用7日。

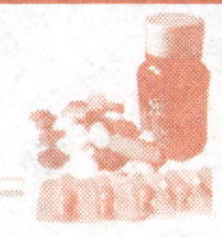

(2)滴虫阴道炎用药

①阴道泡腾片,每次0.2g,塞入阴道深部,每晚1粒,连用10天。

②甲硝唑片,每次0.4g,每日3次,口服,7天为1个疗程。

③取六神丸15粒,塞入阴道,每晚1次,6次为1个疗程,经期停用。

(3)真菌性阴道炎用药

①1%甲紫液,涂抹阴道,隔日涂1次,共14天。

②克霉唑片,每次250mg,每日3次,口服,7天为1个疗程。

③制霉菌素栓,20万U,塞入阴道深部,每晚1粒,连用10天。

(4)老年性阴道炎用药:为提高阴道酸度,用食醋加3倍水坐浴,或用1∶5 000高锰酸钾液(充分搅匀后用)坐浴或用其冲洗阴道,每日1次,连续7~10天。每日放入已烯雌酚片0.5mg,连续7~10天。如有脓性分泌物时,涂以四环素可的松眼膏或红霉素眼膏。

3. 药膳与食疗

(1)苦黄蛇皮汤:苦参30g,黄柏30g,金银花50g,蛇床子30g,白鲜皮50g。先将上药放进砂锅内,加水适量,浸泡30分钟左右,再煮40分钟左右,去渣,用药汁先熏洗外阴部,热度适中时再进行坐浴,以不烫伤皮肤为准,每日2次,每次15分钟。

(2)化痒汤:炒栀子9g,天花粉9g,柴胡9g,甘草6g,白芍12g。水煎服,每日1剂,日服2次。

(3)柴胡石膏汤:柴胡6g,石膏15g,黄芩6g,荆芥4.5g,前胡6g,茯苓6g,升麻3g,桑白皮6g,甘草3g。水煎服,每日1剂,日服2次。

(4)白果仁鸡蛋:白果仁(研末)1个,鸡蛋1个,打一小孔,将白果仁末放入鸡蛋中,湿麻纸封口蒸熟,去壳,每次服1个,早、晚空腹服,连服1周。

(5)金樱子炖冰糖:将金樱子30g洗净,放至炖盅内,加入冰糖15g及适量开水,炖盅加盖,文火隔水炖1小时即可随意饮用。

4. 注意事项

(1)在治疗期间,注意外阴的护理,每天用干净的温开水清洗外阴。

(2)注意外阴清洁卫生,经期禁止游泳及盆浴,浴具要分开使用,避免交叉感染。

(3)治疗期间避免性交,性伴侣应同时检查治疗。

(4)不得使用肥皂或香皂清洗外阴。

(5)治疗后应将内裤及洗涤用具煮沸5～10分钟，以消灭病原体。

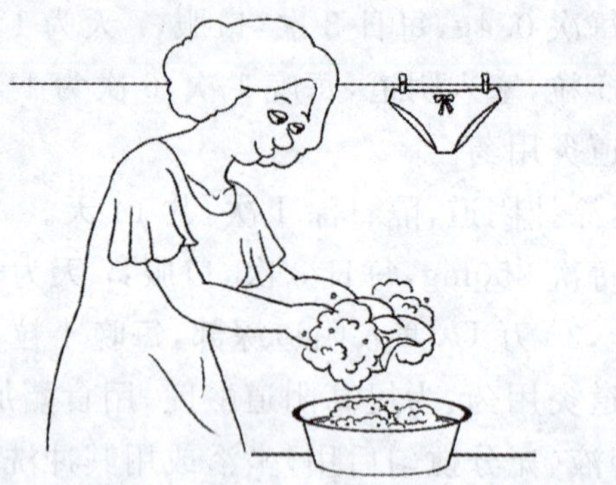

(6)若经自我治疗效果不好，有病情加重趋势，应及时到医院就医。

(7)本病特别是真菌性阴道炎、滴虫阴道炎较顽固，易复发，故治疗应彻底，治疗后应随诊、复查。

(8)杜绝不洁性生活。

(六)外阴瘙痒

外阴瘙痒是很多病的一种症状，好发于阴蒂及小阴唇等神经敏感区，原因是多种多样的，最常见的轻症，是由于变态反应所引起。

1. 病　因

(1)化纤织物或塑料引起过敏；食物或所使用的药物引发过敏；肥皂水等刺激了外阴而导致过敏。

(2)外阴局部如果有发红、渗血、流水等症状，是患了皮炎或湿疹。

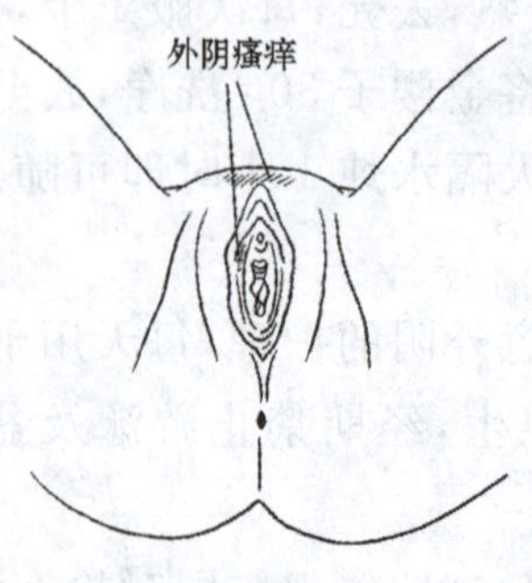

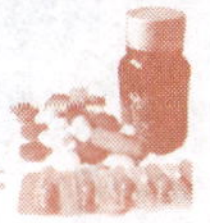

(3)由于感染而发生了炎症，如滴虫阴道炎或真菌性阴道炎。

(4)幼女有蛲虫等寄生虫感染。

(5)糖尿病、肝炎及维生素缺乏引起的皮肤瘙痒。

2. 依症用药 如果是过敏所致，往往症状较轻，极易治愈，消除过敏源（如换去化纤内裤）后，并口服下列药物之一。氯苯那敏（扑尔敏），作用强，用量小，不良反应少，老年人也可用。每次服 4mg，每日 3 次。异丙嗪（非那根），每次 12.5～25mg，每日 2～3 次，除抗过敏外，还有镇吐作用，作用也较持久。苯海拉明，为抗过敏药，对瘙痒症效果较好，每次 25mg，每日 3 次。上述 3 药，服后均有困倦感，所以不宜高空作业或驾驶工作。

除上述口服药外，还可外用苯海拉明膏（2%）或氧化锌膏或氧化锌油剂或复方苯海拉明搽剂。

复方苯海拉明搽剂，可缓解组胺所致的变态反应；苯佐卡因为局部麻醉药，有止痛、止痒作用；薄荷脑、樟脑能促进局部血液循环，有消炎、止痒、止痛作用。用于皮肤瘙痒、过敏性皮炎。涂患处，每日 2～3 次。

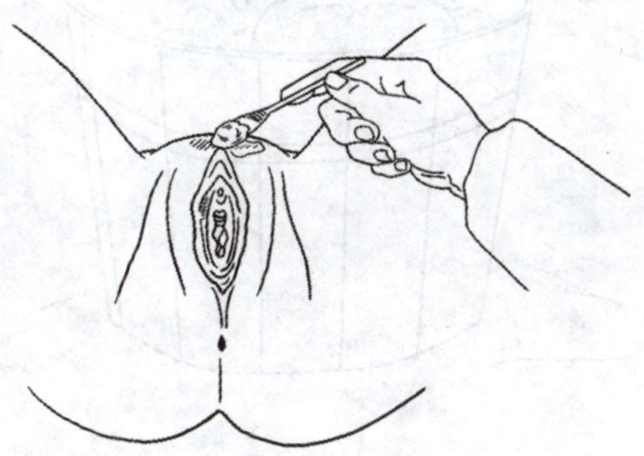

3. 药膳与食疗

(1)猪胰玉米须汤：猪胰 1 个，玉米须 30g。先将猪胰洗净，切块，再将玉米须布包，加水同炖至猪胰烂熟后，去药渣，食胰饮汤，每日 1 剂。

(2)猪胰冬瓜山药汤：猪胰 1 个，冬瓜 250g，山药 150g，调味品适量。将冬瓜、山药去皮，切片，猪胰洗净，与冬瓜、山药同入锅中，加清水适量同炖至烂熟后，加入葱、姜、食盐等调服，每日 1 剂。

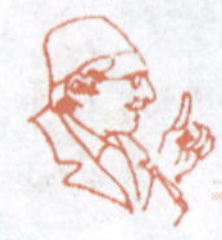

(3)黄瓜炒田鸡:田鸡肉 120g,黄瓜 500g,生姜少许,调味品适量。黄瓜洗净,去瓤,切片,用食盐腌过,洗净;田鸡活杀,去皮、内脏和爪,洗净,切块,用姜丝、酒、食盐、生油、淀粉等腌制。起油锅,下少许蒜蓉爆香,下黄瓜略炒,调味,炒至八成熟,取出;另起油锅,下田鸡肉炒至刚熟,放入黄瓜,炒匀即可,每日 1 剂。

(4)蒲公英炖泥鳅:活泥鳅 120g,蒲公英 30g,金银花 30g,生姜 4 片,调味品适量。蒲公英、金银花洗净;生姜去皮,洗净,切片;泥鳅活杀,去肠杂,用开水擦去黏液及血水。把全部原料一起放入锅内,加清水适量,大火煮沸后小火再煮 1~1.5 小时,调味,饮汤食鱼,每日 1 剂。

4. 注意事项

(1)注意清洁卫生,勤洗澡,勤换衣裤。

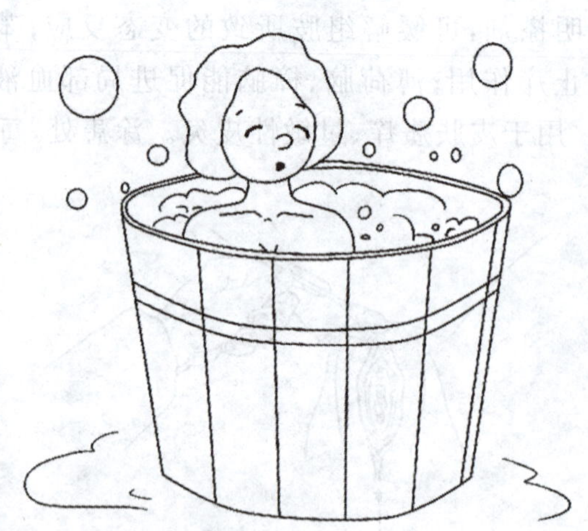

(2)治疗期间,不得用肥皂水清洗外阴。

(3)忌食辛辣等刺激性食物,忌烟酒。

(七)更年期综合征

更年期综合征是指妇女从生育年龄过渡到老年阶段,因卵巢功能减退给机体带来的一系列改变。一些患者还伴有额面阵发性潮红、出汗、发热感、失眠、心烦、乏力、眩晕、耳鸣、情绪波动大、乳房胀痛、四肢麻木、

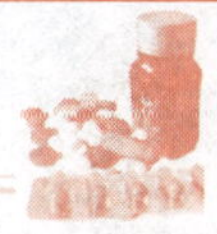

外阴及阴道有瘙痒感等症状。

1. 病因 女性进入更年期(年龄 45～55 岁)后，卵巢功能逐渐衰退，卵泡也大量减少，雌激素、孕激素分泌减少，使丘脑-垂体-卵巢之间平衡失调，易诱发心脑血管疾病、骨质疏松和精神症状。由于个体的差异和环境的影响，出现症状的年龄迟早、轻重、持续的时间也各不相同。

2. 症 状

(1)可发生阵发性头面部烘热感，重者自觉如火烧和难以言状的痛苦，面部及颈胸皮肤潮红、湿润、双手温热，或伴头晕、眼前发黑等，有的人可频繁发作。天气炎热、情绪激动、精神兴奋可促使发作或使症状加重。

(2)常有胸闷、压迫感、心慌、心前区疼痛等，但心电图检查正常。有人可突然血压升高、头痛、心动过速或过缓，出现手足痛、发麻、发凉，天冷或遇冷水加重。

(3)易激动、急躁、易怒、悲观失望、情绪低落、厌世，甚至哭笑无常，类似精神疾病的表现。同时记忆力减退、精力不集中、头晕、耳鸣、焦虑、恐惧、失眠等。

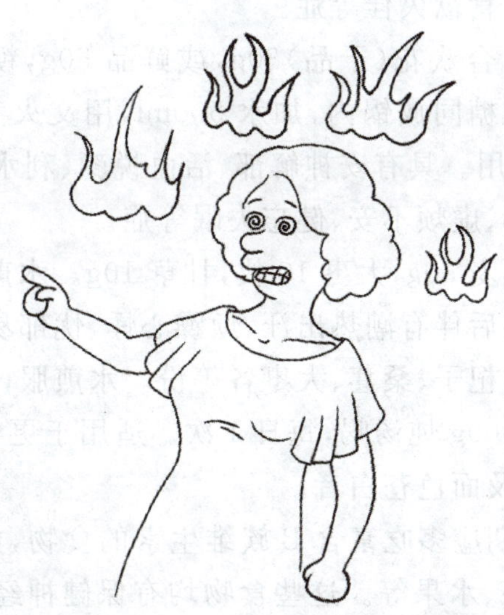

(4)骨质疏松多见于脊椎骨，因而出现腰背痛，重则躯体变矮、驼背。

(5)皮肤干燥、瘙痒、弹性消失、变薄,出现皱纹、松弛,过早脱发,声调低沉。

由于卵巢功能衰退,有些妇女出现性欲减低和生殖器官萎缩,有人在更年期初始阶段表现为月经紊乱、性欲亢进、肥胖、尿糖和血糖增高。

3. 依症用药

(1)第一代:单纯补雌激素。代表药物:尼尔雌醇、维尼安、倍美力。易刺激子宫内膜增生,致使子宫内膜癌的发病率升高。

(2)第二代:雌、孕激素交替用(HRT)。代表药物:倍美盈、克龄蒙。易引起每月有阴道出血,服用不方便,依从性差。

(3)第三代:小剂量雌、孕激素联合用。代表药物:醋酸甲羚孕酮复合胶囊(妇复春胶囊),对子宫内膜刺激小,无阴道出血,降低了子宫内膜癌的发生。

4. 药膳与食疗

(1)酸枣仁粥:酸枣仁 30g,粳米 60g。洗净酸枣仁,水煎取汁,与粳米共煮成粥,每日 1 剂,连服 10 日为 1 个疗程。适用于更年期精神失常,喜怒无度,面色无华,食欲欠佳等症。

(2)合欢花粥:合欢花(干品)30g,或鲜品 50g,粳米 50g,红糖适量。将合欢花、粳米、红糖同放锅内,加水 500ml,用文火煮至粥熟,每晚睡前 1 小时空腹温热食用。具有安神解郁、活血悦颜、利水消肿等功效。适用于更年期易怒忧郁、虚烦不安、健忘失眠等症。

(3)甘麦饮:小麦 30g,大枣 10 枚,甘草 10g。水煎,每日早、晚各服 1 次。适用于绝经前后伴有潮热出汗、烦躁心悸、忧郁易怒、面色无华者。

(4)杞枣汤:枸杞子、桑葚、大枣各等份。水煎服,早晚各 1 次;或用淮山药 30g,猪瘦肉 100g 炖汤喝,每日 1 次。适用于更年期有头晕目眩、饮食不香、困倦乏力及面色苍白者。

(5)女性更年期应多吃富含 B 族维生素的食物,如小米、麦片、豆类、瘦肉、牛奶、绿叶菜、水果等。这些食物均有保健神经系统、促进消化、镇静安眠等多方面功效。

(6)蛋白质、糖类、维生素、常量元素(钙、磷、镁、钠、钾、氯、碳等)、微

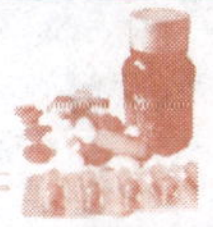

量元素(铁、锌、铜、钴、钼、硒、锰等)、纤维素等物质在菌类、大豆、芝麻、玉米、稻米、酵母、啤酒、茶叶、干果、海产品、动物内脏、动物肉、茄子、菠菜、油菜、萝卜、大白菜等有丰富的含量,女性更年期应多吃此类食物。

(7)贫血、体质差的更年期女性,多选择一些蛋白质含量高的食物,如鸡蛋、瘦肉、豆类、猪肝、蔬菜、水果等。另外,大枣、桂圆加红糖做成红枣桂圆汤饮用;大枣、红小豆煮粥;阿胶等,均有健脾、补血、补气的功效,女性更年期应适当多吃这些饮食。

(8)钙、磷、铁和维生素 B_1、维生素 B_2、亚麻酸、亚油酸有助于降低胆固醇,对于胆固醇增高、体形偏胖的更年期女性应多吃一些。

5. 注意事项

(1)培养情志,保持良好的心态,控制情绪。

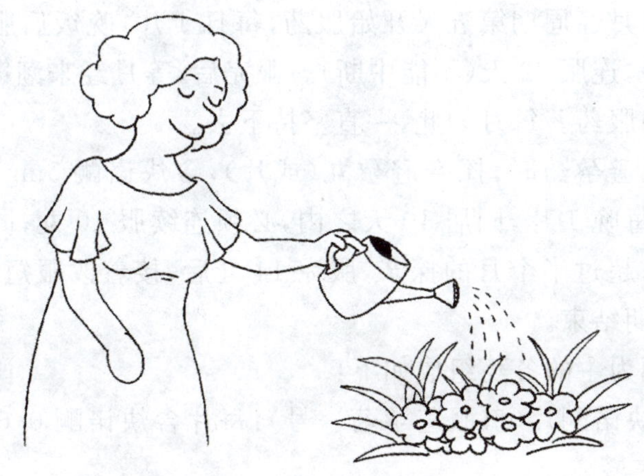

(2)适当进行体育锻炼,劳逸结合,生活规律。

(3)饮食均衡,多食高钙、低脂、补血的食物。

(4)低盐饮食,忌烟酒,慎吃刺激性食物,少喝咖啡及浓茶。

(5)多吃含 B 族维生素的食物。

(6)到医院做妇科检查:查血雌二醇水平(E_2),做盆腔 B 超及乳腺扫描,若 E_2 低下或无生殖器官肿瘤则可自疗。

附：避孕药物

1. 口服短效避孕药 口服短效避孕药是由孕激素和雌激素配伍组成，主要作用是抑制排卵。目前，常用的孕激素有炔诺酮、甲地孕酮、左炔诺孕酮等，与女性激素炔雌醇配合而组成各种复方的口服短效避孕药。较大剂量的(因短期服用故可用较大剂量)炔诺酮、甲地孕酮、左炔诺孕酮，则可用作探亲避孕药。

炔诺酮是一种有效的孕激素，吸收入血后，通过信息反馈，能抑制下丘脑促黄体释放激素的分泌，并作用于腺垂体，阻断了促性腺激素的释放，使性腺(卵巢)的功能低下，通过这种类似怀孕的假象而抑制了卵巢的排卵。为了防止出血等反应常与炔雌醇合用。

用作口服短效避孕药(包括复方炔诺酮片、膜、纸片及口服避孕药 0 号等)时，应从月经周期第五天开始服药，每日 1 片，晚饭后服用(上夜班者，早晨服用)，连服 22 天(不能中断)。服完后，等月经来潮第五天，又继续第二个月的服药。每月如此，一直坚持下去。

用作探亲避孕药时，探亲避孕丸(或片)，含炔诺酮 5mg。于同居当晚开始服用，每晚 1 片，同居 10 天之内，必须连续服 10 丸；同居半个月，连续服 14 丸；超过半个月的探亲，服完 14 丸后，接着改服短效口服避孕药，直至探亲期结束。

以炔诺酮为主的各药组成如下：

(1)复方炔诺酮片(口服避孕药一号)：每片含炔诺酮 0.6mg，炔雌醇 0.035mg。

(2)复方炔诺酮膜(口服避孕膜一号)：每一小格膜含药同复方炔诺酮片。

(3)复方炔诺酮纸片(薄型口服避孕片一号)：每一小格纸片含药同复方炔诺酮片。

(4)口服避孕片 0 号：每片含炔诺酮 0.3mg，甲地孕酮 0.5mg，炔雌醇 0.035mg。

(5)口服避孕膜 0 号：每一小格含药同口服避孕片 0 号。

(6)炔诺酮双相片：开始 10 天服的，每片含炔诺酮 0.5mg，炔雌醇

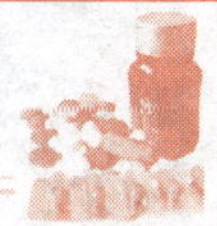

0.035mg；继后 11 天服的，每片含炔诺酮 1mg，炔雌醇 0.035mg。

(7)炔诺酮三相片：每 7 天换服一种，分别含炔诺酮 0.5mg、0.75mg、1mg，炔雌醇均为 0.035mg。

(8)炔诺酮探亲避孕丸(片)：每丸内含炔诺酮 5mg。

2. 注意事项

(1)少数妇女服后有恶心、呕吐、头昏乏力、嗜睡等类似早期怀孕反应及不规则出血、闭经、乳房胀、皮疹等反应，一般均可自行消失。

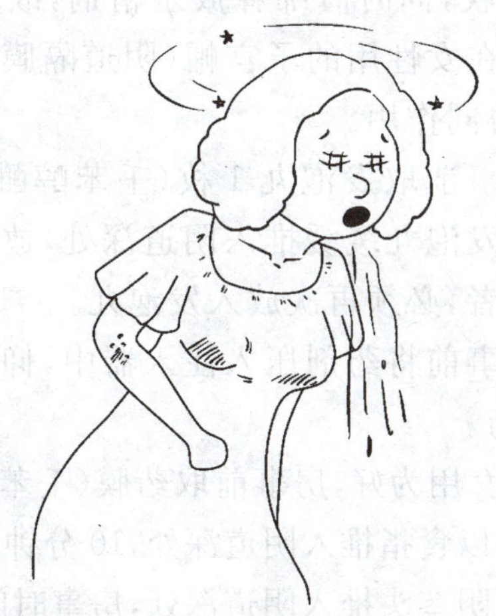

(2)产后半年方可开始服用，以免哺乳期妇女乳汁减少；人工流产者应于来一次月经的第五天开始服。

(3)一般人服药 22 天后，过 3～4 天即来月经，如第七天仍未见月经，应开始服用下 1 个月的药。若连续 2～3 个月闭经，应予停药，也可考虑加服炔雌醇，每日 0.005～0.01mg。

(4)服药期间发生出血，可每日加服炔雌醇 0.005～0.015mg，加服后，一般会有经血量减少、经期偏短现象，都不必处理。

(5)肝、肾病及乳房有肿块患者忌用；有子宫肌瘤、高血压病及有过肝、肾病的患者慎用。

(6)服避孕药的吸烟妇女并发心血管疾病(脑卒中、心肌梗死等)显著多于不吸烟者。因此，建议口服避孕药者应停止吸烟；坚持吸烟者(特别是年龄超过 35～40 岁者)，不宜服避孕药。

3. 外用避孕杀精子药　外用杀精子药，目前常用的是壬苯醇醚，它是一种非离子型表面活性剂。主要是通过降低精子脂膜的表面张力、改变精子渗透压而杀死精子或降低精子的活动能力，使之不能穿透子宫颈口，而使卵子无法受精，达到避孕的目的。本品制成的避孕薄膜放入阴道深处后迅速溶解成凝胶体（约5分钟），作用保持2小时。若为栓剂，则经10分钟生效，作用维持2～10小时。含壬苯醇醚的海绵放入阴道深处后立即生效，作用可维持24小时，它成为子宫颈口的机械性屏障，当精液与海绵接触后即被吸收，同时海绵释放杀精剂，故这种海绵剂作用效果较好。如果将药膜贴在女性用的子宫帽（阴道隔膜）周围，使之溶化后成凝胶，则可与子宫帽协同作用。

（1）发泡丸：于房事前取发泡丸1枚（壬苯醇醚75mg、100mg），除去包装，仰卧，用手指将发泡丸缓缓推入阴道深处，放入后，需等10钟方可行房事。需重复房事者，必须再次放入发泡丸。

（2）灭精膏：于房事前将药剂压入注入器中，仰卧将注入器缓缓推入阴道深处，然后推入药。

（3）避孕软膜：以女用为好，房事前取药膜（壬苯醇醚50mg）1张，对折两次或揉成松软小团，以食指推入阴道深处，10分钟后（不超过30分钟）行房事；男用将药膜贴于阴茎头推入阴道深处，房事时间与女用相同。

（4）避孕棉：每块1g，直径5.5cm×2.5cm，使用时用清洁水浸湿，挤去过量水，深置阴道中，房事后留置6小时，但不能超过30小时，也不能重复使用，取出时间是最后一次房事后，不得少于8小时。

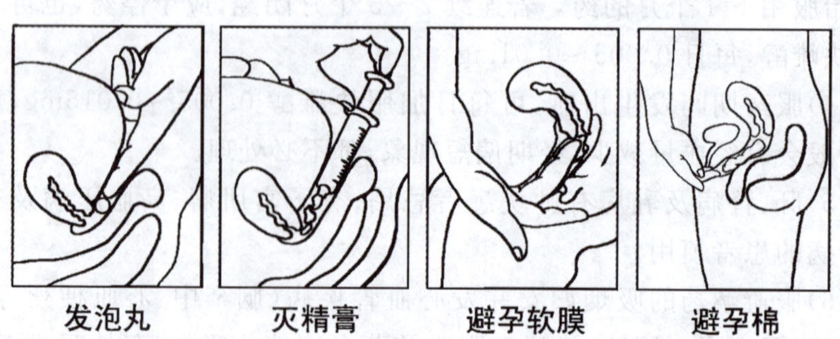

发泡丸　　灭精膏　　避孕软膜　　避孕棉

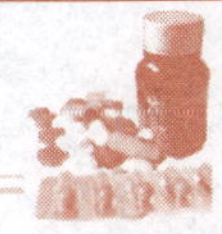

4. 注意事项

(1)外用避孕药对阴道局部有刺激反应,可产生烧灼感并使阴道分泌物增多。

(2)房事后 6～8 小时内不得冲洗阴道。

八、儿科常见病用药

(一)小儿厌食

小儿厌食主要是由于胃肠消化功能紊乱，引起食欲减退所致。

1. 症状 主要表现为较长时间的食欲缺乏，食量明显减少，甚至拒食。体重不增加或体重明显低于同龄儿童，口渴、多饮、大便干结难行，或多汗、易感冒、乏力。

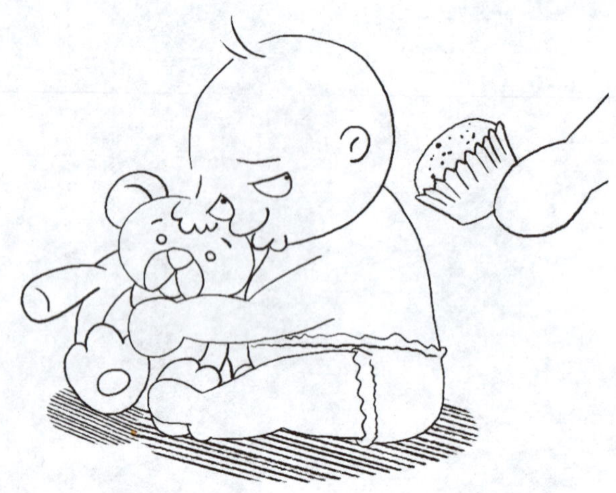

2. 依症用药 干酵母片：每次1～2片，每日2～3次，口服。

3. 小儿厌食宜选的中成药

(1)山楂丸：每次1丸，每日3次，口服。

(2)小儿健脾丸：每次1丸，每日2次，口服。

(3)消食片：每次3片，每日3次，口服。

4. 药膳与食疗

(1)莱菔子粥：莱菔子(萝卜子)10～15g，大米30～50g。先把莱菔子炒至香熟，然后研成细末；把大米淘洗后，如常法煮粥，待粥将煮成时，每次调入炒莱菔子末5～7g，稍煮即可趁热吃粥约1碗，每日2次，连用2～

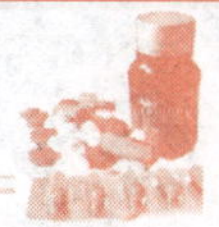

3 天。有行气、消积的功效，在治疗伤食期间，不宜吃油腻食物。

(2)蜂蜜萝卜：白萝卜 500～1 000g，蜂蜜 150～200g。将白萝卜洗净后，切成条状或丁状；在铝锅内加入清水，煮开后，把萝卜放入再煮至煮沸后即可把萝卜捞出，把水沥干，晾晒半日，再把它放入铝锅内，加入蜂蜜，以小火煮，边煮边调拌，调匀后，取出萝卜晾凉，饭后嚼食 30～50g。有宽中行气，消食化痰的功效。

(3)橘饼茶：橘饼 1～2 个。把橘饼切成薄片，放入茶壶内，用刚煮沸的开水冲泡，盖上茶壶盖，泡 10～15 分钟即可。每日用橘饼 1 个，可分数次当茶饮用，喝茶吃饼，连用 2～3 天。有宽中下气，化痰止咳的功效。

5. 注意事项

(1)对锌缺乏的小儿，合理使用锌剂，可使食欲很快得到改善。

(2)使食谱多样化，做可口、容易消化的食品，以刺激小儿的食欲。

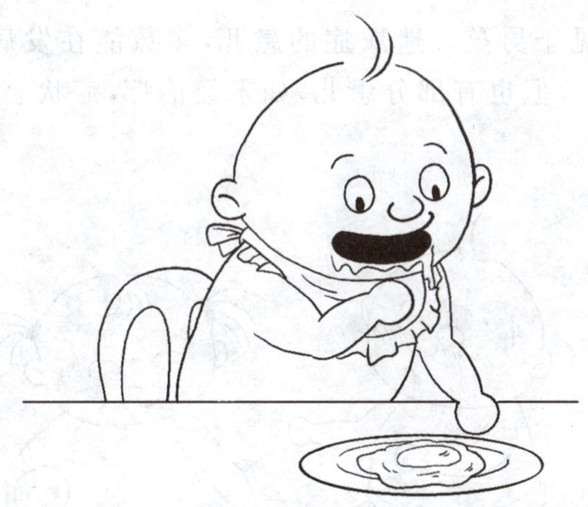

(3)养成良好的饮食习惯，按时进食，绝对不要餐前吃零食或喝饮料。餐前零食最影响食欲，餐前饮用过多的饮料，可使胃酸和消化酶稀释，胃肠肌张力下降，降低食欲。

(4)为孩子树立起榜样，当孩子出现拒绝食用某种食物时，家长应耐心引导其试着接受此类食物，而不是一味迁就孩子的口味，否则容易使孩子养成挑食、偏食的习惯。

(5)进餐时，要使小孩注意力集中，不要用讲故事、看电视或其他哄劝、引诱手段作为进食的交换条件。也不要采用硬喂或恐吓等手段强制小儿进食，这样会抑制患儿的食欲。

(6)小儿厌食，通常由多种原因所致。治疗时不能只求治标，同时应治疗其他疾病所导致的胃肠消化功能紊乱。

(7)滥用各种补品、补药，会加重小儿的肠胃负担。

(二)遗　尿

遗尿，俗称尿床。在具有正常排尿功能的3岁以上的儿童，经常在睡眠中不知不觉的排尿，轻者隔夜一次，重者一日1次或数次，遗尿多发生在深夜，尿后仍能熟睡。常见原因有遗传、泌尿系统发育不全或心理因素等。

1. 症　状

(1)本病多见于男孩。遗尿症的患儿，多数能在发病数年后自愈。女孩自愈率更高。但也有部分患儿，如未经治疗，症状会持续到成年以后。

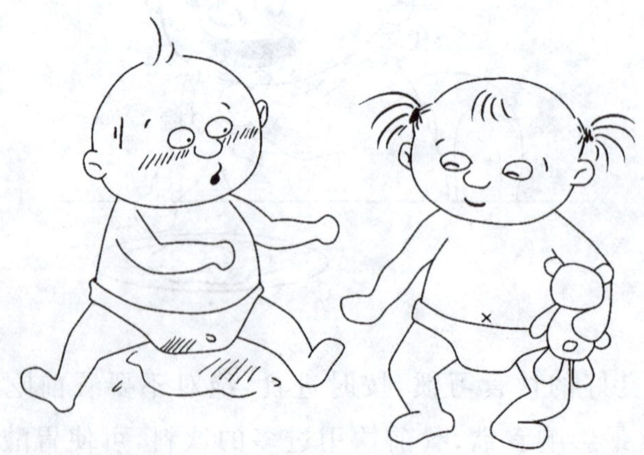

(2)遗传因素，父母如均有遗尿史，他们的儿子有40%会遗尿，女儿有25%也患此病。

(3)有些患遗尿症的小儿的膀胱容积较正常孩子小，这些孩子平时排尿次数相对较多，但尿量不多。这是由于膀胱内的尿液没有多少，膀

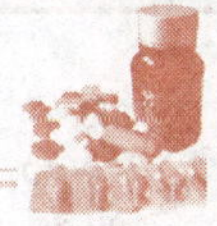

胱就收缩排尿了。

(4)睡眠过深,这类小儿常常在睡前玩得较疲乏,睡得很深,不易唤醒,也多在梦境中尿床。若睡前饮水较多,则更易发生尿床。

(5)由器质性疾病引起遗尿的情况并不多见。泌尿系感染、畸形,以及脊柱裂、脑脊膜膨出等可引起遗尿。

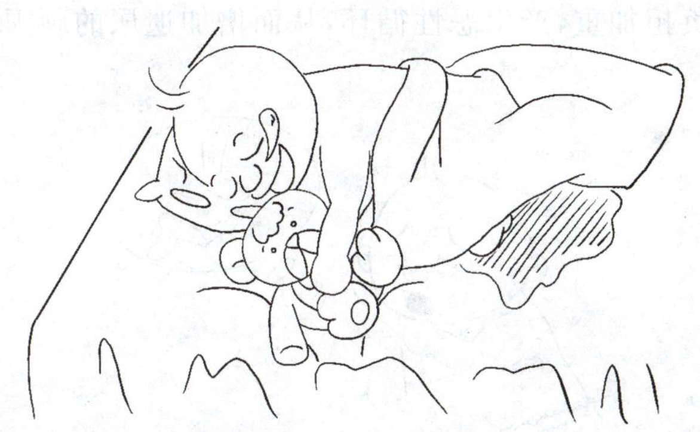

2. 依症用药

甲氯芬酯(氯酯醒):睡前给0.1g,口服。

3. 遗尿宜选的中成药

(1)补中益气丸:每次6g,每日2次。

(2)遗尿散:3~6岁小儿每次3g,7岁以上每次5g,每日2次。

4. 药膳与食疗

(1)猪小肚焖糯米饭:猪小肚1个,糯米100g,莲子30g。取猪小肚洗净备用,莲子去心,糯米浸透滤干,用少量食盐拌匀,装入猪小肚中,隔水蒸熟,于晚饭后进食,每日1剂,10天为1个疗程。

(2)杞子炖狗肉:狗肉100g,枸杞子10g。将狗肉洗净,切成方块,用植物油(菜油、花生油均可)烧热炒至肉香,加入食盐、料酒、枸杞子,文火焖烂,每日1剂,1次服完,连服10天。

(3)肉桂炖鸡肝:肉桂(研末)3g,雄鸡肝(切片)1具,放入碗内,加入生姜、葱、米酒、食盐、味精及适量清水,隔水炖熟,饮汤吃鸡肝,睡前1次服完。

(4)白术金樱子粥:炒白术 10g,金樱子 10g,芡实 15g,粳米 30g。将前 3 味水煎取汁 200ml 和粳米同煮粥食用。

(5)乌梅红枣汤:乌梅 5 枚,蚕茧壳 1 个,大枣(去核)5 枚。水煎服,每日 1 次。

5. 注意事项

(1)家长对遗尿患儿应采取关心体贴的态度,不可指责打骂,消极对待,使之精神负担加重,产生恶性循环,从而增加遗尿的顽固性。

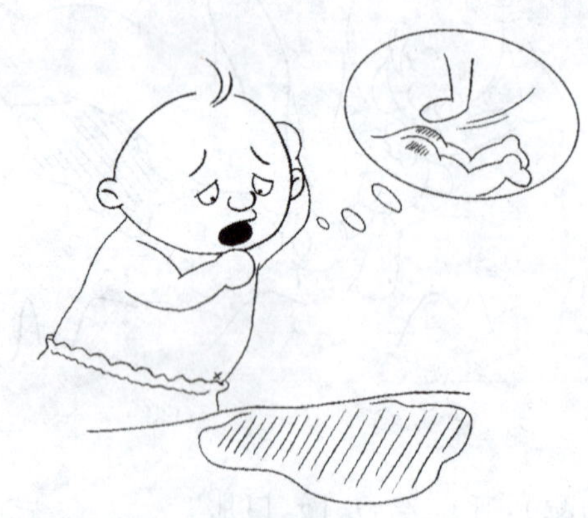

(2)鼓励患儿消除紧张、怕羞情绪,建立战胜遗尿的信心,积极配合服药和其他各种治疗。

(3)避免患儿过度疲劳和情绪激动,控制睡前饮水量,每晚尿床的患儿,夜间按时唤醒其排尿,逐渐养成其自控排尿的习惯。

(4)若经自我治疗效果不好,有病情加重趋势,应及时到医院就医。

(三)夜　啼

夜啼指小儿每到夜间便哭闹不止,呈间歇性发作,甚至通宵达旦啼哭,白天却安静不哭。多见于初生婴儿。

1. 病因　饥饿、口渴、衣着过冷或过热、尿布潮湿、臀部腋下皮肤糜烂、湿疹作痒或虫咬等原因,或养成爱抱的习惯,均可引起患儿哭闹。这种哭闹是正常的本能性反应。有些疾病,如佝偻病、虫病、外科疾病等也可引起婴儿啼哭。

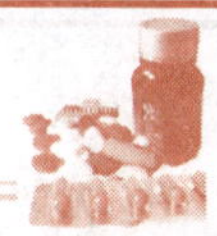

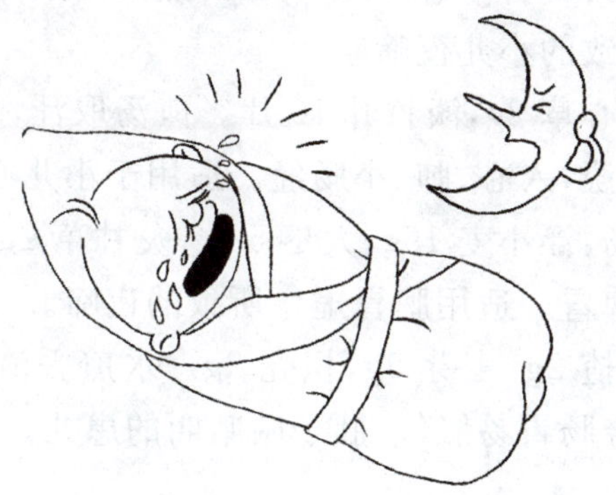

2. 依症用药

(1)维生素 B_6:每次 10mg,每日 2 次,口服,共服 1～2 周。

(2)鱼肝油滴剂:每次 2～3 滴,每日 3 次;服用 1 个月后改为每次1～2 滴,每日 2 次。

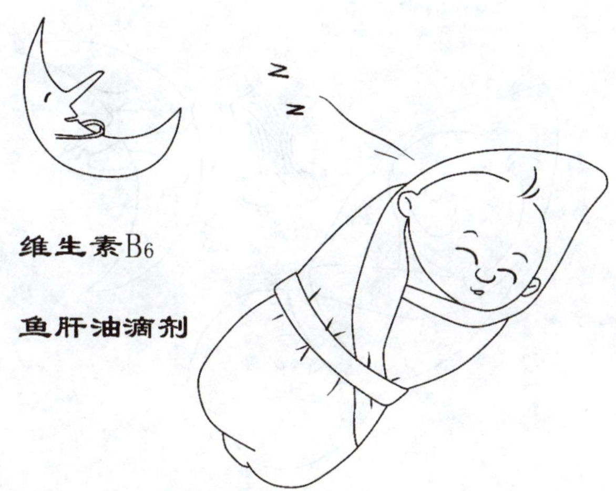

3. 药膳与食疗

(1)金针蝉蜕汤:鲜竹叶心 10～20 条,黄花菜(去蒂)10 条,豆腐(最好是石膏豆腐)半块,蝉蜕 5 个,笋壳鱼 50～100g。共煮汤。本汤清心除烦,坠火定惊。

(2)蚝豉(牡蛎肉)猪胰汤:旧陈皮 2g,蚝豉 2～3 只,鹌鹑蛋 2～3 个,木耳 2 朵,猪胰 1 条。共煲汤。本汤健脾益胃化滞。

(3)百合大枣汤:百合25g,大枣5粒。煮汤当茶喝。养阴补血,宁心安神。主治惊恐所致的小儿夜啼。

(4)竹心茶:灯心草2g,淡竹叶10片。煎汤取汁,代茶喂饮。清心安神。灯心草性味甘淡,入心、肺、小肠经。适用于小儿心火内盛型夜啼。

(5)甘麦大枣汤:浮小麦15g,大枣5枚,炙甘草2g,蝉蜕2g。水煎代茶饮。清心热,健脾胃。适用脾胃虚寒所致的夜啼。

(6)消胀茶:山楂2g,麦芽5g,枳壳2g。水煎去渣,代茶饮。消食化滞,行气消胀。适合肠胃易胀气、肚子咕咕叫的患儿。

4. 注意事项

(1)注意保持周围环境安静祥和,检查衣服、被褥有无异物刺伤皮肤。

(2)小儿出现夜间啼哭,父母应注意观察,寻找小儿夜哭的原因,是否因为尿布潮湿或衣物不舒服等原因造成的。切忌滥用镇静药,注意培养小儿正常的生活习惯。

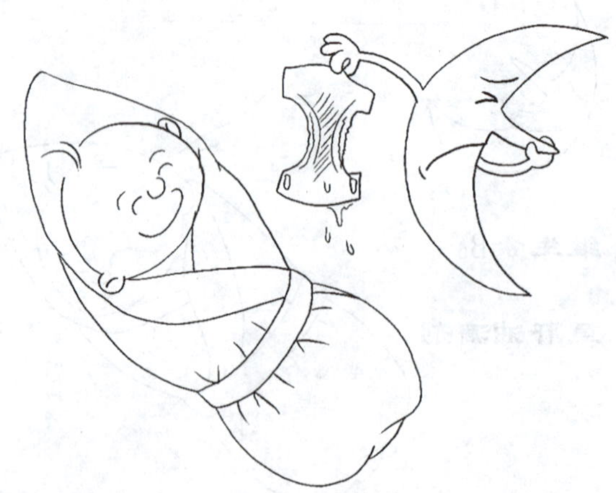

(3)小儿夜啼,不要给巧克力、糖果或饮料加以哄骗,这样对病情不利。

(4)如果小儿夜间醒来哭闹不停,可给孩子洗脸,孩子清醒后,便会停止啼哭。

(5)佝偻病早期也可烦躁不安、夜啼,应注意观察。

(6)若经自我治疗效果不好,有病情加重趋势,应及时到医院检查治疗。

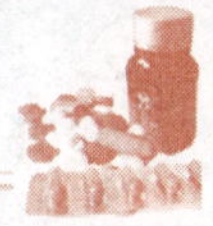

(四)风　疹

风疹是由风疹病毒引起的一种常见的急性传染病，以低热、全身皮疹为特征，常伴有耳后、枕部淋巴结肿大。此病多发生于冬春两季，一次患病可终身免疫。

1. 症状　发病初期，患儿可能会出现咳嗽、打喷嚏、流涕、嗓子痛、头痛等类似感冒的症状，这是前驱期，持续1～2天，转入发疹期。

发疹期，先出现发热，体温在38℃左右，发热持续1～2天，即可在面部、颈部出现淡红色略高于皮肤的斑丘疹，直径在2mm左右，以后迅速向躯体和四肢扩散，24小时内遍及全身。3～4天即消退，一般不留色素沉着、瘢痕，有时局部皮肤可见细小脱屑。

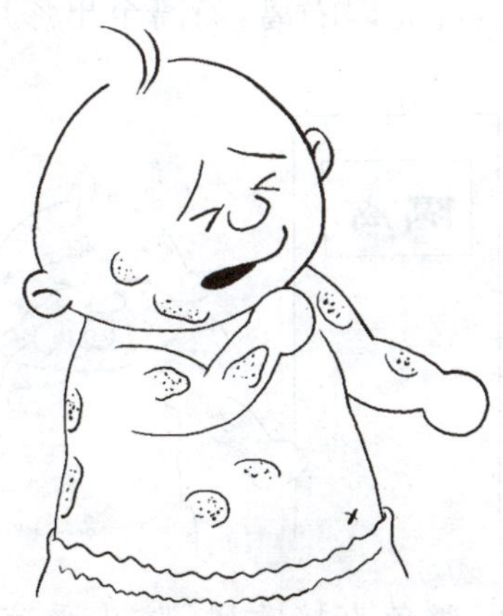

2. 依症用药　有发热、头痛症状可用阿司匹林，每次0.06g，4～6小时1次；或按每次每千克体重5～10mg计算。最大用量不得超过0.5g，哮喘病人慎用。也可用对乙酰氨基酚(扑热息痛)，每次口服用量，2～3岁，160mg；4～5岁，240mg；6～8岁，320mg；9～10岁，400mg；11岁，480mg。每小时1次。但24小时内不得超过5次，连续使用不得超过5天。

小儿布洛芬栓，纳入肛门，退热快，且安全。局部可涂氧化锌膏或复方锌糊。

3. 药膳与食疗

(1)豆腐绿豆汤：绿豆30g，豆腐30g，冰糖适量。将绿豆淘洗干净，放入锅中，加水适量，浸泡 1 小时后煮烂，加入豆腐，再煮 20 分钟，调入冰糖，使之融化，佐餐食用（糖尿病患儿去糖）。

（2）苦瓜豆腐汤：苦瓜 150g，猪瘦肉 100g，豆腐 400g，料酒、酱油、香油、食盐、味精、植物油各适量。将苦瓜切细条；瘦肉，剁成末，加料酒、酱油、香油腌 10 分钟；豆腐切块。炒锅置火上，加油烧热，下猪瘦肉末划散，加入苦瓜条翻炒数下，倒入沸水，推入豆腐块，用勺划碎，加酱油、食盐、味精，淋入香油，佐餐食用。

（3）百合粥：百合 30g，大米 100g。两样同煮成粥，可长期服用。

（4）天门冬粥：天门冬 20g，大米 100g，冰糖 10g。先水煎天门冬，去渣取汁，加入大米煮熟，加入冰糖即可服用（糖尿病患儿去糖）。

4. 注意事项

（1）发现风疹患儿，应立即隔离，隔离至出疹后 5 天。

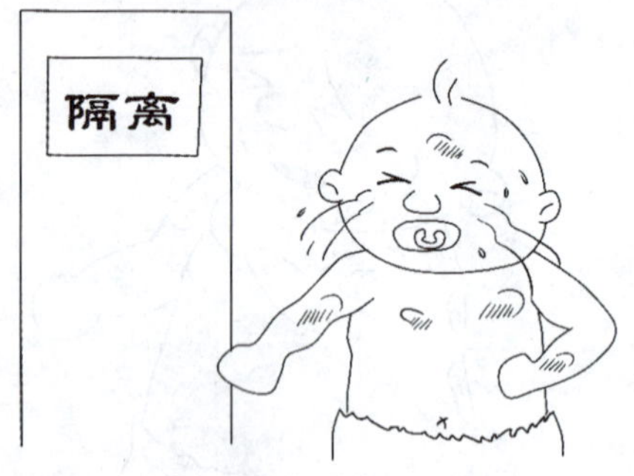

（2）患儿卧床休息，避免直接吹风，防止受凉后加重病情；发热期间多饮水；饮食宜清淡和食用容易消化的食物，不吃煎炸与油腻的食物。

（3）防止搔抓破皮肤，引起感染。

（五）湿　疹

湿疹是由多种内外因素引起的一种常见皮肤炎症反应。

1. 症　状

（1）多于面部、手足等外露部位或全身出现大小不等的对称分布的红斑、丘疹、丘疱疹或水疱，自觉瘙痒剧烈，搔抓后糜烂、渗出、结痂。

（2）反复发作后皮肤将会表面粗糙，浸润肥厚，呈苔藓样变，且病程

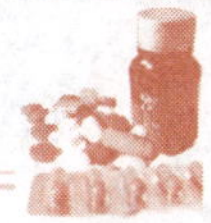

会延长。

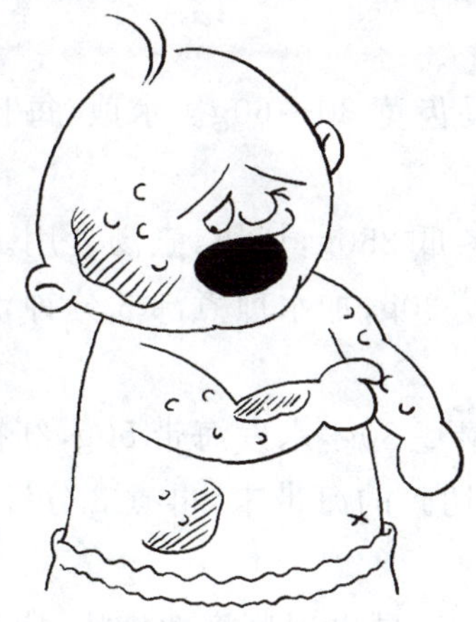

2. 依症用药

(1)氯苯那敏片:每次 1 片,每日 3 次,口服。

(2)急性无渗出者,外用炉甘石洗剂,每日 4～6 次;有渗出的,可选用 3%的硼酸溶液做冷湿敷。

(3)醋酸去炎松软膏:涂抹患处,每日 2 次。

3. 湿疹宜选的中成药

(1)防风通圣丸:每次 6～9g,每日 3 次,口服。

(2)黑豆馏油软膏:涂抹患处,每日 2 次。

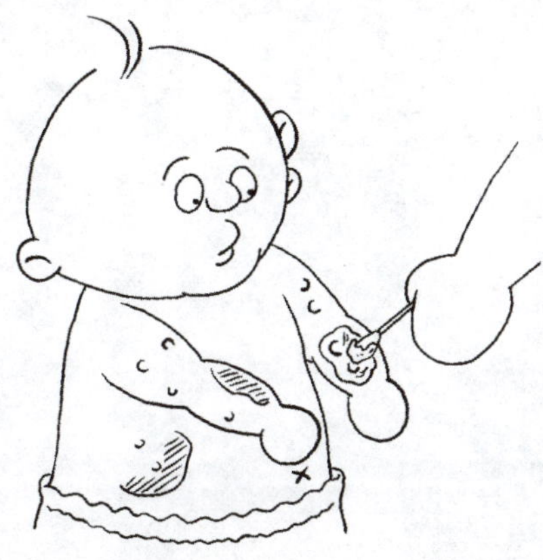

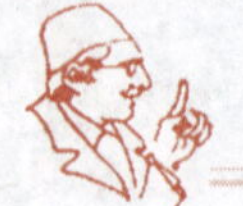

4. 药膳与食疗

(1)薏米红豆煎:薏苡仁 30g,红小豆 15g。加水同煮至豆烂,酌加白糖,早晚分服。

(2)马齿苋煎:鲜马齿苋 30～60g。水煎,每日分数次服用,并可配合外洗。

(3)冬瓜汤:带皮冬瓜 250g,切块,煮汤食用。

(4)黄瓜煎:黄瓜皮 30g,加水煎煮沸 3 分钟,加糖适量,每日 3 次,分服。

(5)绿豆海带粥:绿豆 30g,水发海带 50g,红糖适量,糯米适量。水煮绿豆、糯米成粥，调入切碎的海带末,再煮 3 分钟,加入红糖即可。

5. 注意事项

(1)有湿疹家族史者,易出现瘙痒性皮疹,应警惕湿疹的发生。

(2)有过敏体质者易患湿疹,注意避免接触过敏源。

(3)经常接触碱性洗涤剂,如洗碗、洗衣服,易患手湿疹,应注意保护双手皮肤,避免接触。

(4)尽量不穿化纤贴身内衣、皮毛制品。

(5)避免破损处的不良刺激。

(6)忌大面积使用激素类软膏(肤轻松、地塞米松等软膏),避免引发不良反应。

(7)若经自我治疗效果不好,有病情加重趋势,应及时到医院就医。

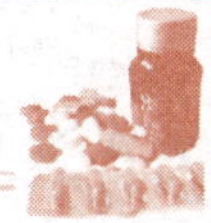

九、五官科常见病用药

(一)牙　痛

牙痛是口腔科最常见的症状之一。其常见病因多为牙体组织及其周围组织出现的各种疾病，一般遇到冷、热、酸、甜等刺激时尤为明显。此外，龋齿、牙周脓肿、牙釉质发育不健全，以及牙髓炎等病症都会引发剧烈牙痛。

1. 症　状

(1)龋病：早期没有症状，晚期对冷、热、酸、甜刺激有明显疼痛，甚至出现晚上痛、自发痛(牙髓炎)等症状。

(2)牙周病：早期有牙龈出血、红肿，常在刷牙或咬硬物时出现；晚期将出现牙齿松动、牙齿之间的缝隙增大、塞食物、牙龈流脓、咬不动食物等症状。

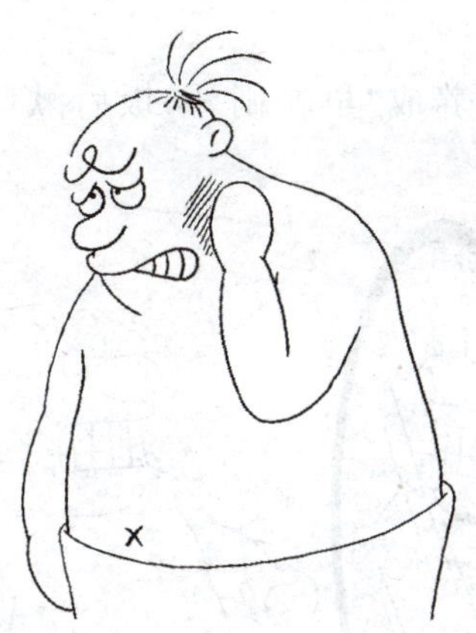

2. 依症用药

(1)甲硝唑片：每次 0.2g，每日 3 次，口服。

(2)四环素片或四环素胶囊：每次 0.5g，每日 3 次，口服。

3. 牙痛宜选的中成药

(1)牙周宁片：每次2～4片，每日3次，口服。

(2)牛黄解毒片：每次3片，每日3次，口服。

(3)清火栀麦片：每次2片，每日3次，口服。

4. 药膳与食疗

(1)绿豆汤：绿豆100g，甘草15g。2味加水煮熟，去渣，食豆饮汤，每日2次，每日1剂。

(2)猪腰汤：猪腰子1只，食盐少许，骨碎补15g。共水煮，食肉饮汤，每日1剂。用于肾亏牙浮、牙隐痛，劳累后易发者。

(3)红糖荞麦水：红糖适量，荞麦根1把。水煎，分数次服。用于小儿牙痛。

(4)猪肉水芹汤：猪肉适量，水芹鲜根30g，水煎，分数次服。

(5)鲜姜丝瓜汤：鲜姜100g，丝瓜500g。将鲜丝瓜洗净，切段；鲜姜洗净，切片。2味加水共煎煮3小时，每日饮汤2次。本方具有清热解毒、消肿止痛之功效。适用于牙龈肿痛，口干鼻涸，鼻出血。

5. 注意事项

(1)定期进行口腔检查，成年人每6～12个月检查1次。早发现、早治疗。

(2)注意口腔卫生，养成“早晚刷牙，饭后漱口”的良好习惯。

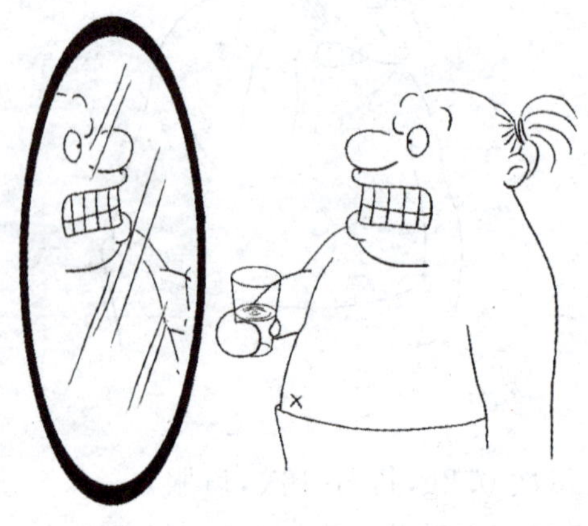

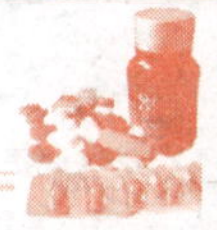

(3)睡前不宜吃糖、饼干等淀粉之类的食物。

(4)勿吃过硬的食物，少吃过酸、过甜、过冷、过热的食物。

(5)若经自我药疗效果不好，应到医院就诊。

(二)慢性咽炎

慢性咽炎是咽喉病中最常见的疾病，多见于成年人，发病率高达30%～50%，且有逐年上升的趋势。慢性咽炎是咽黏膜、黏膜下及其淋巴组织的慢性炎症，为呼吸道慢性炎症的一部分。

1. 症状 慢性咽炎可分为单纯性、肥厚性、萎缩性与干燥性4种，4种类型症状大致相同，包括咽部不适感、异物感、痒感、灼热感、干燥感或刺激感，有时还有微痛感等。

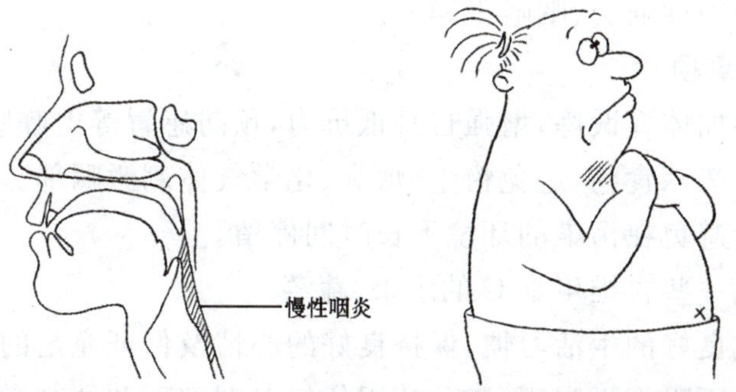

2. 依症用药 慢性咽炎的治疗是一个循序渐进的过程，讲究“三分治，七分养”。很多慢性咽炎患者常常担心会逐渐演变成咽部肿瘤，其实迄今为止尚无慢性咽炎导致肿瘤的例子。慢性咽炎一般来说对身体健康并无大碍，治疗目的主要在于减轻和缓解症状。慢性咽炎患者在服用药物治疗的同时，应注意日常饮食，生活要有规律，劳逸结合，坚持体育锻炼。

如患者有发热，检查咽部黏膜急性充血、肿胀，血常规检查白细胞增高，中性粒细胞百分率增高，应该在医生指导下使用广谱抗生素治疗，或根据药物过敏试验选用相应的抗生素治疗，但需要3～5天，急性症状消失后应停药。

3. 药膳与食疗

(1)荸荠萝卜汁：荸荠、鲜萝卜各500g。将荸荠洗净，去皮；鲜萝卜洗净，切块，同放搅汁机内搅拌成汁，每日饮汁数小杯，连服3～5日。它可以清热利咽，开音化痰。适用于咽喉肿痛、声嘶、目赤等症。

(2)蜜枣甘草汤：选用蜜枣8枚，生甘草6g。将蜜枣、生甘草加清水2碗，煎至1碗，去渣做饮料服用，每日2次。有补中益气，润肺止咳之功效。适用于慢性支气管炎、咳嗽、咽干喉痛等症。

(3)芝麻红糖粥：选用芝麻50g，粳米100g，红糖适量。先将芝麻炒熟，研成细末。粳米煮粥，待粥煮至黏稠时，拌入芝麻、红糖，稍煮片刻即可食用。此粥气香味美，适用于肝肾不足、头昏目花、肺燥咳嗽、咽干等症。

(4)枸杞粥：选用优质枸杞子15g，糯米150g。将糯米、枸杞子分别洗净，加水放置30分钟，以文火煮制成粥，每天服用1碗。具有滋阴润喉的功效，适用于慢性喉炎、咽喉干燥者。

4. 注意事项

(1)多参加体育锻炼，增强自身抵抗力，预防感冒等上呼吸道感染。

(2)少食辛辣食物，避免粉尘、烟雾、化学气体刺激咽部。

(3)尽量避免在污染的环境下长时间停留。

(4)多吃一些含维生素C的水果、蔬菜。

(5)养成良好的生活习惯，保持良好的心情及保证充足的睡眠。

(6)尽量不吸烟不喝酒，避免使用任何对咽部不利的刺激物。

(三)慢性鼻炎

慢性鼻炎是一种常见的鼻腔黏膜及黏膜下层的慢性炎症。以青少年为多见。其病因多由急性鼻炎反复发作或治疗不彻底所造成。此外，慢性扁桃体炎、鼻中隔偏曲、鼻窦炎等邻近组织病灶反复感染的影响，或受外界有害气体、粉尘、干燥、潮湿、高温等长期刺激，以及急性传染病或慢性消耗性疾病，都可导致本病的发生。

1. 症状 慢性鼻炎分为单纯性鼻炎、肥厚性鼻炎、萎缩性鼻炎3种。具体症状如下。

(1)单纯性鼻炎：双侧鼻腔交替性不通气，在夜间加重，有少量黏液性鼻涕，下鼻甲黏膜肿胀，表面光滑。

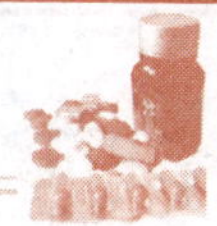

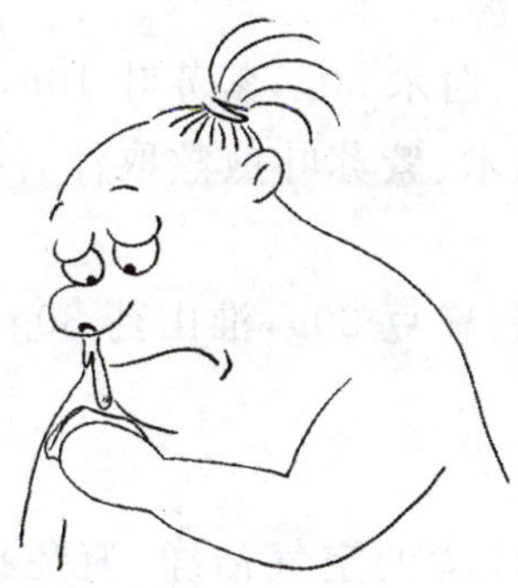

(2)肥厚性鼻炎：持续性鼻塞，嗅觉不灵敏，说话有鼻音，因有多量黏液性分泌物而不易擤出，同时可伴有头晕、耳鸣、听力下降等症状。

(3)萎缩性鼻炎：出现鼻塞、鼻臭、鼻干、嗅觉迟钝、鼻出血等症状，有脓性黏稠分泌物或干痂，鼻甲缩小、鼻腔宽大，脓痂很多且极臭。

2. 依症用药

(1)单纯性鼻炎：可选用1%麻黄碱滴鼻剂间断用药，连续用药不超过7天。

(2)过敏性鼻炎：可口服马来酸氯苯那敏片(扑尔敏片)，每次4mg，每日3次，再配合用1%麻黄碱滴鼻剂滴鼻。

(3)萎缩性鼻炎：可口服鱼肝油丸每次2粒，每日3次，再配合用复方薄荷油滴鼻剂滴鼻。

(4)鼻腔内炎症：用金霉素眼膏内涂，每日3次。

3. 慢性鼻炎宜选的中成药

(1)鼻炎康片：每次4片，每日3次，口服。

(2)鼻炎片：每次4片，每日3次，口服。

(3)辛芩颗粒：每次5g，每日3次，口服。

4. 药膳与食疗

(1)参苓粥：党参20g，白茯苓(捣碎)20g，生姜10g，白芷6g，粳米100g。先将党参、茯苓、生姜、白芷浸泡30分钟后，水煎去渣，取药汁，用药汁煮粳米，粥熟时服用。

(2)北芪炖乳鸽：乳鸽1只，北芪20g，淮山药15g，大枣(去核)8枚，生姜3片。将乳鸽去毛与内脏，与上列药物放入炖盅内，加开水适量，文火炖 3 小时，调味吃肉饮汤。

(3)白术苏叶猪肚粥：白术 30g，紫苏叶 10g，猪肚(切片)100g，生姜 2 片，粳米 100 克。先将白术、紫苏叶煎熬取汁，同猪肚、粳米煮粥，最后加入生姜等配料服用。

(4)扁豆芡实淮山粥：扁豆 30g，淮山药 30g，芡实 30g，粳米 60g。同煮粥食，每日 1 次。

5. 注意事项

(1)注意工作、生活环境的空气洁净，避免接触灰尘及化学气体，特别是有害气体，避免与过敏物质接触。

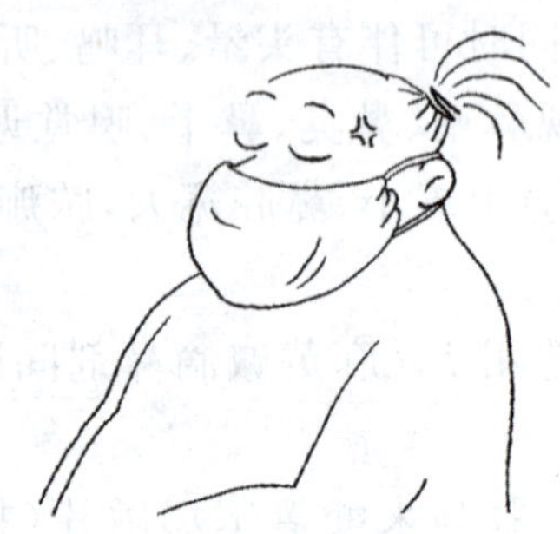

(2)加强体育锻炼，提高身体素质。通过运动，可改善血液循环，避免鼻甲内的血流阻滞。

(3)根治病灶，彻底治疗扁桃体炎、鼻窦炎等慢性疾病，及时矫正一切鼻腔的畸形。

(4)避免长期使用血管收缩药，如滴鼻净等。鼻塞时，不可强行擤鼻涕，以免引起中耳炎。

(5)注意饮食卫生，改掉挖鼻的不良习惯。

(6)对急性鼻炎要积极治疗，以免转成慢性鼻炎。

(7)避免风寒刺激，忌辛辣饮食，戒烟酒。

(四)耳　鸣

耳鸣为耳科疾病中常见症状，患者自觉耳内或头部有声音，但其环境中并无相应的声源，而且越是安静，感觉鸣音越大。

1. 病因　耳鸣原因复杂，是常见耳部和全身疾病的早期信号。

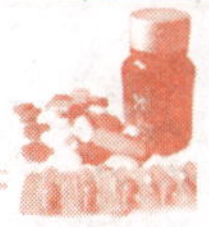

(1)耳内异物、炎症肿胀发生阻塞、耳膜充血、内响、穿孔、中耳积液或感染、耳硬化等症，均可发生耳鸣。这种耳鸣的特征发生于病变的一侧，且音调较低，有节律性，如“隆隆声”“轰轰声”。

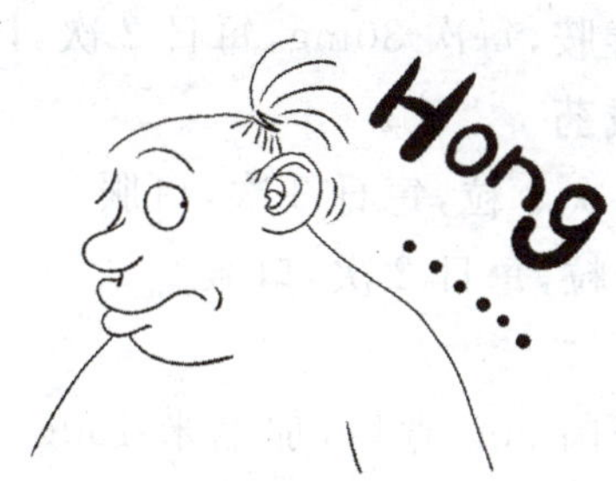

(2)如发生内耳震荡、水肿、听神经痛等，均可刺激内耳耳蜗而发生耳鸣。这种耳鸣多为双侧性，耳鸣常呈高音调，如蝉鸣音、“嘶嘶声”、汽锅放气声，常为间歇性耳鸣。

(3)颈部疾病如颈部肿痛或患有其他颈部疾病，压迫了颈动脉时，可引起受压的一侧耳鸣。这种耳鸣的特点是持续性，低音调，耳鸣的程度可随体位的变化而变化。

(4)噪声损伤导致耳鸣。短暂的强噪声或长期反复的噪声(如职业噪声、摇滚乐和迪斯科音乐)、强音量立体声耳机等，均可导致听力下降并伴有耳鸣和眩晕，严重者还可出现幻听及神经衰弱。

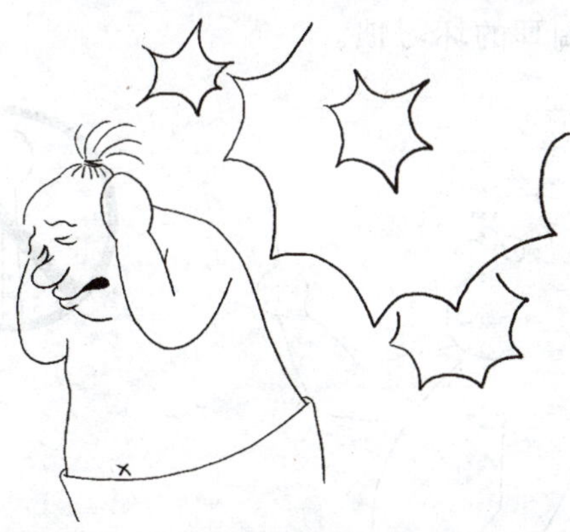

(5)当人的情绪忧郁、焦虑不安时，也可出现耳鸣。有神经衰弱的人常出现耳鸣，这种耳鸣音调高低不定，多为双侧性，并伴有头痛、头晕、失眠、

多梦等症状。

(6)身体虚弱时,由于血管张力不足,局部供血不良而引起耳鸣。这是肾虚的表现。

2. 依症用药 长春胺,每次30mg,每日2次,口服。

3. 耳鸣宜选的中成药

(1)六味地黄丸:每次8粒,每日3次,口服。

(2)心神宁:每次3粒,每日2次,口服。

4. 药膳与食疗

(1)莲子粥:取莲子肉30g煮烂,加糯米100g,煮粥食用。具有益精气、强智力、聪耳目、健脾胃的作用,且可降血压。对于老年性耳鸣耳聋伴高血压尤为适宜。

(2)菊花粳米粥:取菊花50g,粳米100g。先将菊花煎汤,再将菊花汤与粳米同煮成粥。此粥对中老年人眩晕耳鸣、风热头痛、肝火目赤等症有良好疗效。

(3)天麻菊花汤:取天麻10g,菊花10g,鲜芦根30g,冬瓜皮30g。共加水煎汤,每日服1～2次。清肝聪耳明目。适用于肝阳上亢。

(4)莲肉大枣扁豆粥:取莲子肉10g,大枣10枚,白扁豆15g,粳米100g。加水常法煮粥,每日早、晚温热服食。益精气,健脾胃,聪耳目。

5. 注意事项

(1)戒除挖耳、掏耳的坏习惯。

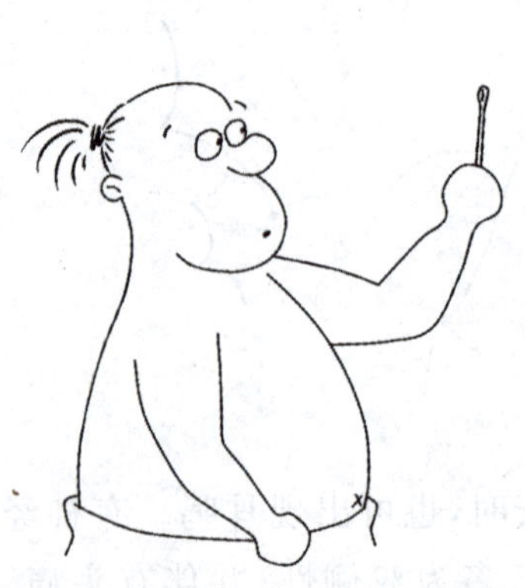

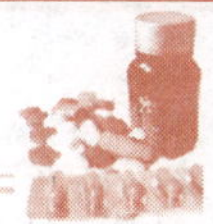

(2)睡眠要充足;忌喝浓茶、咖啡、可可等饮料,否则会使耳鸣症状加重,因此要注意改掉不良习惯。

(3)注意防止水浸入耳。

(4)枕头不宜太高或太低。

(5)当精神长期处于高度紧张状态或身体疲劳时,均易使耳鸣加重。应适当调整工作节奏和情绪。

(6)慎用抗生素,尽量减少噪声,避免爆炸声;在无法或不及远避时,用手掩耳或把嘴巴张开。

(7)若经自我治疗效果不好,有病情加重趋势,应及时到医院就医。

(五)慢性中耳炎

中耳炎是婴儿及孩童期相当常见的感染病。发生的部位是在耳鼓后面的小耳骨所在处。

1. 症状 慢性中耳炎患者表现为耳内疼痛、发热,听力减退,并伴有耳内长期间歇或持续流出灰色或黄色的脓液,会使听力下降,感染时间愈久,听力下降愈严重。

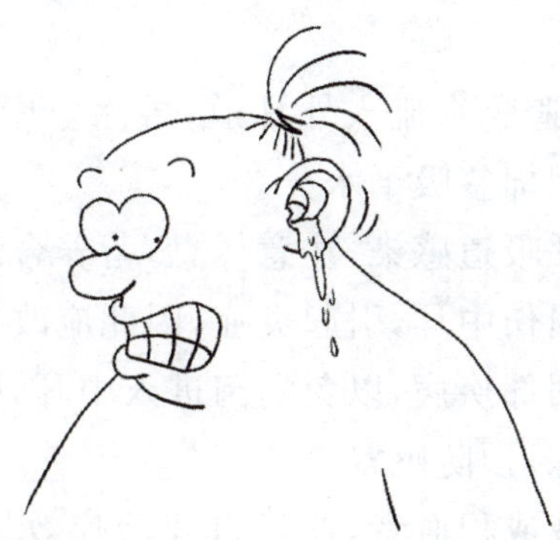

2. 依症用药

(1)3%过氧化氢洗耳,每日 3 次。

(2)0.25%氯霉素眼药水滴耳,每日 3 次。

(3)头孢氨苄胶囊:每次 1~2 粒,每日 4 次,口服(遵医指导)。

(4)阿莫西林胶囊:每次 1~2 粒,每日 4 次,口服(遵医指导)。

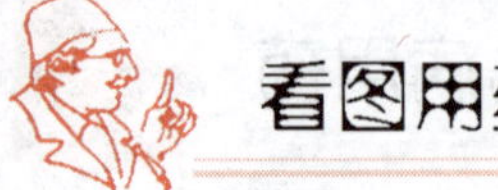

3. 慢性中耳炎宜选的中成药

(1)黄连上清片:每次 4 片,每日 3 次,口服。

(2)穿心莲片:每次 4 片,每日 3 次,口服。

4. 药膳与食疗

(1)冬瓜鲜叶汤:糖冬瓜 30g,鲜九龙吐珠叶 13 片。2 味加水 1 大碗,水煎成半碗,每日 1 剂,连服 5 天。本方对慢性中耳炎疗效较佳。

(2)鳖甲薏米粥:薏苡仁 18g,金银花 12g,柴胡 9g,鳖甲 15g,红糖适量。将金银花、柴胡、鳖甲煎汤取汁,与另 2 味煮粥服食,每日 1 剂,连服 5 剂。

(3)中药汤:野菊花 12g,天葵子 10g,丹参 15g,泽泻 15g,白花蛇舌草 30g。分 2 次煎服。

5. 注意事项

(1)加强儿童保健,及时做好预防接种,防止传染病发生,对学龄前和学龄期儿童定期进行健康普查,及早发现治疗。

(2)采用正确的哺乳姿势,改变不良的哺乳习惯,哺乳时不要使小儿平卧,头部要高一些,以防奶水经咽鼓管进入中耳而导致中耳炎的发生。

(3)上呼吸道有急性炎症时,不要用力擤鼻涕,以防止鼻咽部分泌物经咽鼓管进入中耳。

(4)洗澡、游泳时避免水流入外耳道;游泳上岸后,侧头单脚跳动,让耳内的水流出,最好用棉签吸干水分。

(5)积极预防上呼吸道感染,注意休息,营养合理,增强机体免疫力。

(6)经常挖耳可损伤中耳,引起炎症,因此应改掉挖耳等不良习惯。

(7)积极治疗鼻咽部疾病,以免病菌进入中耳,引发炎症。

(8)加强体育锻炼,预防感冒。

(9)有鼓室内积液或积血者,或经自我治疗效果不好,有病情加重趋势,应及时到医院就医。

(六)沙 眼

沙眼是一种由病原性沙眼衣原体侵入结膜和角膜所引起的慢性传染病,十分常见,在严重时双眼结膜表面像布满沙粒似的,因此命名为沙眼。

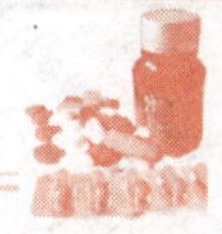

1. 症状 常见症状为眼红、眼痒、异物感、疼痛、怕光、遇风易流泪、眼分泌物增多等眼部不适感；翻转上眼皮，可见结膜血管充血、乳头增生、颗粒状小泡（滤泡）形成，严重者可侵犯角膜而发生角膜血管翳。晚期睑结膜发生严重瘢痕，引起角膜混浊、白色瘢痕，严重影响视力。

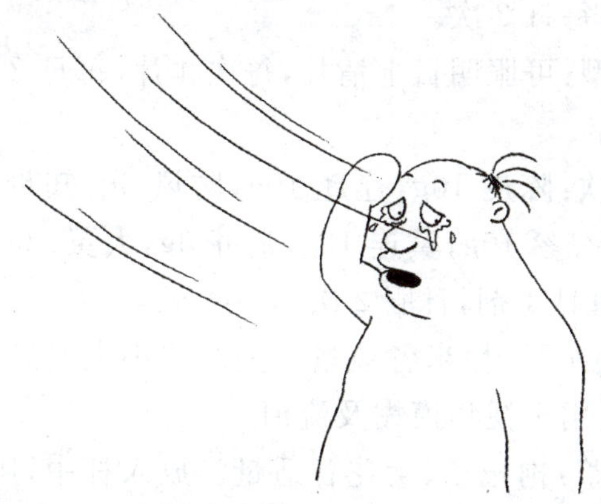

2. 依症用药

(1)常规治疗法：用0.05%～0.1%利福平滴眼液、10%～30%磺胺醋酰钠滴眼液、0.1%酞丁胺滴眼液或0.3%氧氟沙星眼药水，选择上述眼药中的一种，每日4～6次滴眼，连续3～6个月。

(2)间歇治疗法：每月滴眼7天，每晚加用0.5%四环素眼膏、0.5%金霉素眼膏或红霉素眼膏涂眼1次，连用6个月。重症者配合口服加有增效剂的长效磺胺药片，可取得满意疗效。

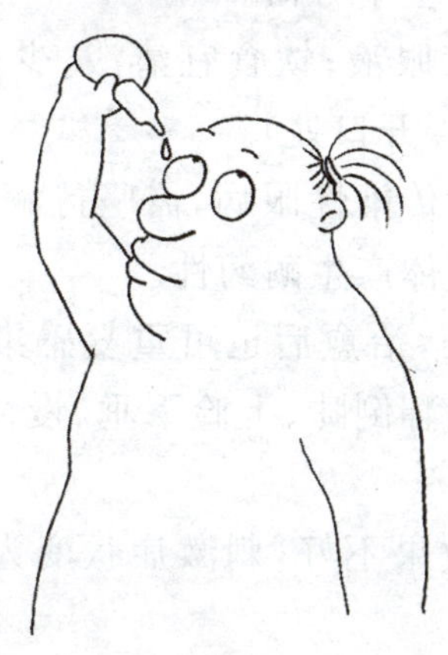

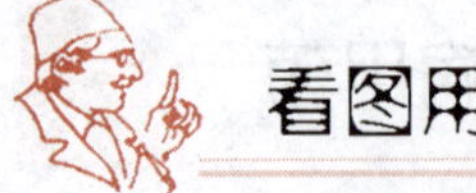

3. 沙眼宜选的中成药

(1)肝肾亏损型:可服用明目地黄丸、杞菊地黄丸等,每次 1 丸,每日 2 次;外敷拨云眼膏、风火眼膏、马应龙八宝眼膏等。

(2)气血两亏型:可服十全大补丸(煎膏)和人参养荣丸(颗粒、片、煎膏、酒),每次 1 丸,每日 2 次。

(3)风邪外袭型:可服明目上清片,每次 4 片,每日 2 次。

4. 药膳与食疗

(1)除风清脾饮:陈皮 10g,连翘 10g,防风 8g,知母 10g,玄明粉(冲服)12g,黄芩 10g,玄参 10g,黄连 10g,荆芥 6g,大黄 10g,桔梗 10g,生地黄 10g。水煎服,每日 1 剂,日服 2 次

(2)枸杞粥:枸杞子、粳米各适量。上 2 味小火慢炖,煮成粥后,加入一点白糖即可。适用于视物模糊及流泪。

(3)枸杞菊花茶:枸杞子、菊花各适量。放入杯中,用热水冲泡饮用。能使眼睛轻松、明亮。

(4)枸杞猪肝汤:枸杞子适量,猪肝 1 个。小火慢炖出汤,喝汤食猪肝。可清热、消除眼涩及因熬夜出现的黑眼圈。

5. 注意事项

(1)沙眼是一种传染病,它主要通过接触传染。由于沙眼衣原体常附着在患者眼睛的分泌物中,任何与此分泌物接触的情况均可造成沙眼传播感染的机会;被分泌物污染的手、毛巾、脸盆、手帕等都可以造成传染。因此,要养成良好的卫生习惯。

(2)适当使用抗生素眼液;饮食宜清淡,少食辛辣食物;适当热敷眼部;定时清洁睑缘(睑板腺开口处)。

(3)沙眼是一种慢性传染性眼病,需坚持滴眼药,否则不但不能治好沙眼,反而会使沙眼衣原体产生耐药性。

(4)沙眼可反复感染,治愈后也可重复感染,发现沙眼应尽快治疗,以防发生并发症,如睑内翻倒睫、上睑下垂、慢性泪囊炎、角膜混浊等,危害视力。

(5)若经自我治疗效果不好,刺激症状变为明显,视力下降,应及时到医院就医。

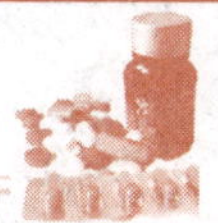

十、皮肤科常见病用药

(一)荨麻疹

荨麻疹俗称风团、风疹团、风疹块,是一种常见的过敏性皮肤病,导致本病的原因众多,如某些食物、药物、植物、动物及皮毛、寄生虫、冷热刺激和精神紧张等都可诱发本病。

1. 症状 本病多发生于过敏性体质者,主要表现为突然皮肤出现淡红色或苍白色风团,略高出皮肤表面,大小不等,瘙痒,并有刺痛或烧灼感。皮疹消退迅速,容易反复发作。

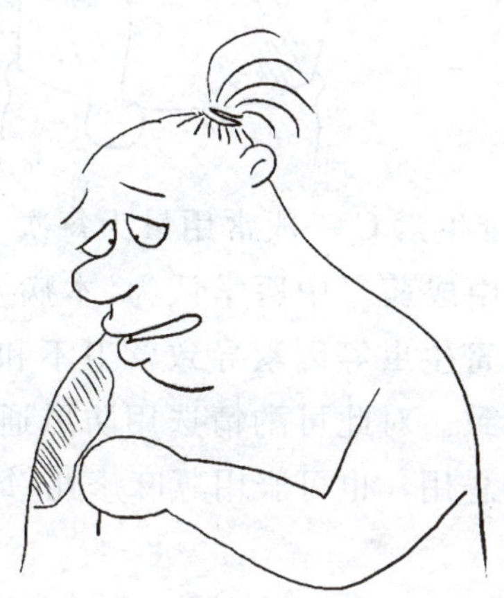

2. 依症用药

(1)苯茚胺(抗敏胺):本品为抗组胺药,对各种过敏性疾病都有治疗作用。作用缓和,无嗜睡不良反应,服后不影响正常工作。每次 25~50mg,每日 2~3 次,口服。本品常见的不良反应有口干、失眠、食欲缺乏、恶心,有的可出现尿潴留和胃肠不适等,停药后可消失。

(2)去氯羟嗪(克敏嗪、克喘嗪):本品具有抗过敏作用,并有平喘和镇静作用。适用于急慢性荨麻疹、血管神经性水肿、支气管哮喘。每次

50～100mg，每日 3 次，口服。服用本品后偶有嗜睡、口干等反应，停药后可消失。

(3)赛庚啶：本品抗过敏作用较强，对过敏反应的各种症状特别是止痒效果优于其他抗组胺药。每次 4～8mg，每日 2～3 次，口服。青光眼患者忌用。

(4)炉甘石洗剂：本品为外用清凉止痒药物，每日 3～4 次，涂患处。

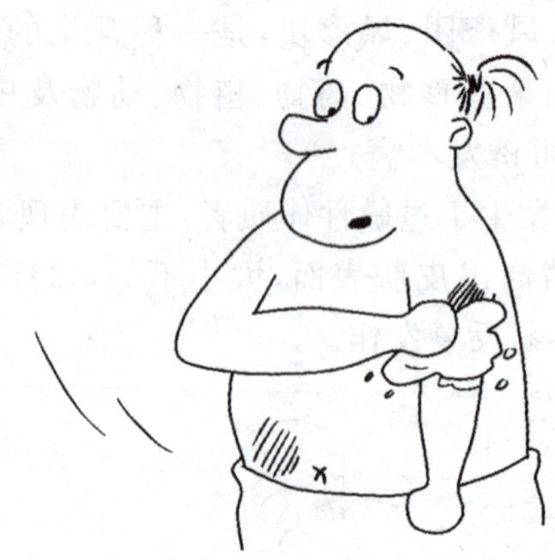

(5)维生素 C 片：维生素 C 一般常用量为每次 1 片，每日 3 次，口服。

3. 荨麻疹宜选的中成药 中医学认为，本病发生是因饮食不节、天时气候刺激，以及肠道寄生虫等因素导致营卫不和，以致外不得通达，内不得疏泄，郁于皮肤所致。对此可酌情选用防风通圣丸，每次 6g，每日 2 次，温开水送服。孕妇忌用。也可服用荨麻疹丸，每次 10g，每日 2 次。

4. 药膳与食疗

(1)减肥薏米粥：薏苡仁 30g，白糖适量。将薏苡仁洗净，置于砂锅内，加水适量，再将砂锅置大火上煮沸，后用小火煨熬，待薏苡仁熟烂后加入白糖，随意饮食。

(2)牛蒡汤：胡萝卜削皮，切块；牛蒡用刀刮干净外皮，切块；干香菇用热水泡发后清洗干净；猪骨飞水，冲洗干净浮沫。全部材料放进汤锅里，加入 5～6 碗水，大火煮开后，转中小火煲 1.5 个小时，放食盐调味即可食用。

(3)韭菜汤：韭菜 150g，洗净，剪断，加酒一盅和适量水，煎汤服，每日

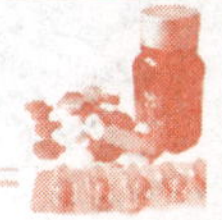

1 剂,分 2 次服用。

(4)黑芝麻酒:黑芝麻微炒,研碎,加适量白糖拌匀。每次取黑芝麻粉及黄酒各 3 匙,调匀隔水炖,水沸后炖 10~15 分钟,早晨空腹或饭后 3 小时服下。

5. 注意事项

(1)在应用抗组胺药治疗本病时,应注意目前市面上出售的这类药的复方合剂较多,在应用前要细读药品说明书,明确所用药品的主要成分,防止重复用药。

(2)应用抗组胺药后,容易出现乏力、精神不振、嗜睡等不良反应,所以对高空作业人员、驾驶人员应妥善安排好工作,以防发生意外事故。

(3)对于反复发作的荨麻疹,应注意寻找过敏源,如自己寻找有困难时,应去医院变态反应科就医检查,以便根治。

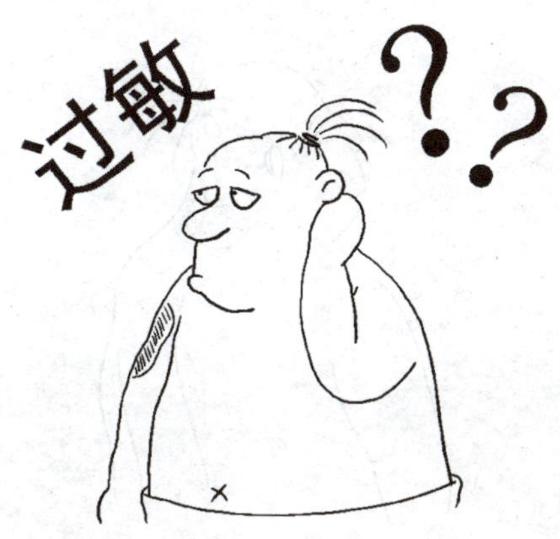

(4)荨麻疹患者,应少吃鱼、虾等海鲜,忌食辛辣食品,冬季注意防止冷空气刺激,少接触皮毛、油漆、花粉等。

(5)尽量不穿化纤贴身内衣,皮毛制品。

(6)出现呼吸困难或伴有高热、寒战、脉搏增快等全身中毒症状者,应立即到医院就诊。

(二)神经性皮炎

神经性皮炎与中医的"牛皮癣"相类似。因风湿蕴肤,经气不畅所致。好发于颈部、四肢、腰骶，是以对称性皮肤粗糙肥厚、剧烈瘙痒为主要表现的皮肤性疾病。神经性皮炎又称慢性单纯性苔藓，是以阵发性皮肤瘙痒和皮肤苔藓化为特征的慢性皮肤病。为常见多发性皮肤病，多见于青年和成年人，儿童一般不发病。病程慢性，易于反复发作。夏季多发或季节性不明显。

1. 症状　起病时患部皮肤往往仅有瘙痒，而无皮疹发生。经常搔抓或摩擦后，便出现粟粒至绿豆大的丘疹，顶部扁平，呈圆形或多角形，散在分布。时间稍久，因丘疹逐日增多，密集融合，形成皮纹加深和皮肤隆起的典型苔藓样病变的斑片，多呈淡红色、黄褐色或正常肤色，或有色素沉着，有时覆有鳞屑。斑片边界清楚，四周亦可有少数孤立散在的扁平丘疹。本病好发于颈后及两侧肘部、股内侧、尾骶及腕、踝等部位。根据皮损的范围及大小，常将本病分为两种：局限性神经性皮炎和泛发性神经性皮炎。

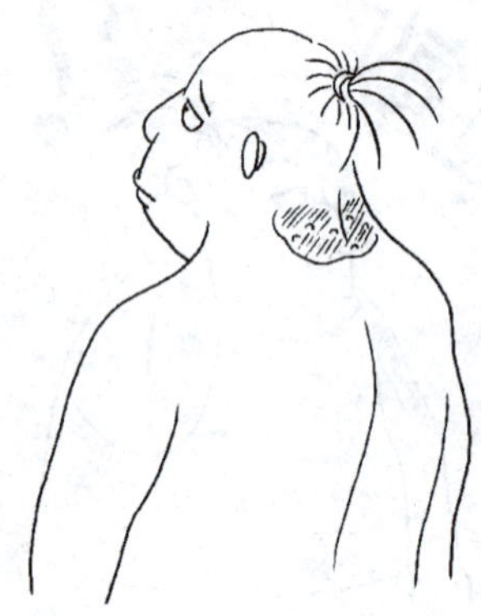

2. 依症用药

(1)赛庚啶片：每次 1 片，每日 2 次，口服。

(2)雷尼替丁：每次 150mg，每日 2 次，口服。

(3)外用：肤疾宁或醋酸去炎松软膏：每日 1～2 次；肤疾宁，2 日 1 次，涂患处。

(4)瘙痒剧烈时可口服抗过敏药：安他乐每次 25mg，克敏嗪每次 25mg，赛庚啶每次 2mg，特非那定（敏迪）每次 60mg，6～12 岁儿童每次 30mg，均每日2～3 次。

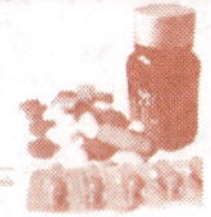

3. 神经性皮炎宜选的中成药

(1)防风通圣丸:每次 9g,每日 2 次,口服。

(2)黑豆馏油软膏:涂抹患处,每日 2 次。

4. 药膳与食疗

(1)芹菜粳米粥:取新鲜芹菜 60g,洗净,切碎;粳米 50g 洗净。同入砂锅内,加水 800ml,煮至米烂成粥,早晚餐温热服食。

(2)花生赤豆枣蒜汤:带衣花生仁 90g,赤小豆、大枣各 60g;大蒜 30 克。以上诸物加水共煮汤,早晚分服。益气养血,除湿解毒。

(3)鱼腥豆带汤:绿豆 30g,海带 20g,鱼腥草 15g。以上 3 味加水煎汤,去鱼腥草,加白糖适量调味,饮汤食豆和海带,每日 1 次,连服 7 日。清热解毒。

5. 注意事项

(1)避免用搔抓、摩擦及热水烫洗等方法止痒。

(2)避免饮酒、喝浓茶及食用辛辣食品。

(3)有胃肠道功能失调者,应予治疗、调整。

(4)有传染病灶时,应治疗、处理。

(5)有神经衰弱症状及瘙痒剧烈者,可服用镇静药,如谷维素及小剂量地西泮(安定)等。

(6)冬季气候干燥时,应尽量减少洗澡次数,更不能用热水烫洗,也不要用肥皂洗浴,以免加重病情。

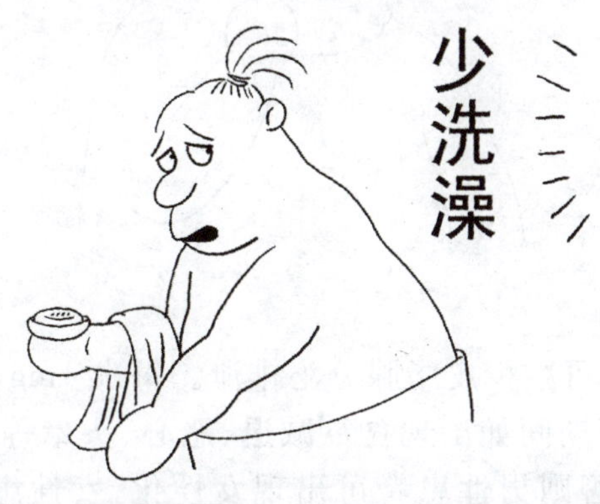

(7)在未明确患处是何种病症时,患者不宜盲目涂用各种抗菌类软膏消炎。

(8)本病为慢性病程,常多年不愈,治愈后也易复发,宜经常咨询医师。

(9)若经自我治疗效果不好,有病情加重趋势,应及时到医院就医。

(三)痤　疮

痤疮俗称青春痘,亦称粉刺,是青春发育期的毛囊皮脂腺的慢性炎症性疾病。发育成熟后,性激素分泌增加,在雄激素及黄体酮影响下,皮脂腺增大,分泌大量而黏稠的皮脂,同时伴有毛囊口上皮增生及角化过度,致使排泄不畅而阻滞在毛囊及毛囊口内,形成粉刺。

1. 症状　面部、上胸部、后背是痤疮容易发生的部位,症状是皮肤上出现密集的黑头小粉刺及紫红色的丘疹,挤压后有豆腐渣样物质流出。感染后出现红肿浸润、化脓、痛痒,消退后遗留下许多凹陷性小的瘢痕。有的痤疮呈囊肿样变化,出现条块样瘢痕增生,并有深浅不等的色素沉着。轻者不需治疗,待青春期过后,会自然消退;重者除注意保持皮肤清洁,避免挤压,应酌情选用合适的疗法。

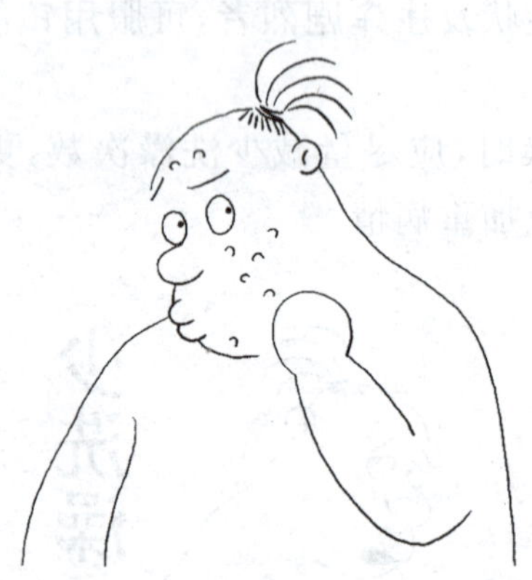

2. 依症用药

(1)己烯雌酚:可减少皮脂腺分泌排泄。每次 1mg,每日服 1 次,2 周为 1 个疗程。用药期间如出现食欲减退、恶心、头晕等反应,应停药。本品不能长期应用,否则男性患者可出现女性化,女性患者可出现子宫不规则出血,应引起注意。

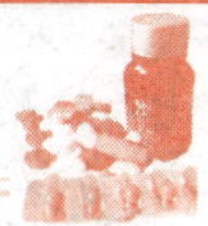

(2)抗生素:选用四环素类药,因为四环素类药对棒状杆菌有明显的抑菌作用,并可降低溶脂酶活性。开始治疗时四环素用量每次250mg,每日4次,1周后改为每次250mg,每日服1次,根据病情可持续2～3个月,为减少对胃肠道刺激,宜在饭后服用。

(3)5%硫黄霜或复方硫黄洗剂:本品可局部涂抹,但对已形成脓肿者,应及时就医切开排脓。

(4)氢氯噻嗪(双氢克尿塞):对于月经前期发生痤疮,应用本品疗效显著。于经前或月经期口服氢氯噻嗪每次12.5～25mg,每日2次,连用5～7日。请遵医嘱。

(5)消炎

①过氧化苯酰剂或水醇凝胶剂适量,外涂患处。本方能有效地减少皮肤的粉刺棒状杆菌,并对黑头粉刺有溶解效果,可用于治疗丘疹性或脓疮性痤疮及中等严重的痤疮。

②液体酚或25%～50%的三氯醋酸:适量外涂病变处,涂抹后立即用70%乙醇洗去。本方用于治疗痤疮愈合所留下的瘢痕。

③盐酸林可霉素注射液600mg,丙二醇3ml,蒸馏水27ml,95%乙醇30ml,混合均匀后涂于患处。

④四环素片或四环素胶囊:每次2片,每日3次,口服。

⑤常用0.05%～0.1%的维A酸(维甲酸)乳膏涂患处。

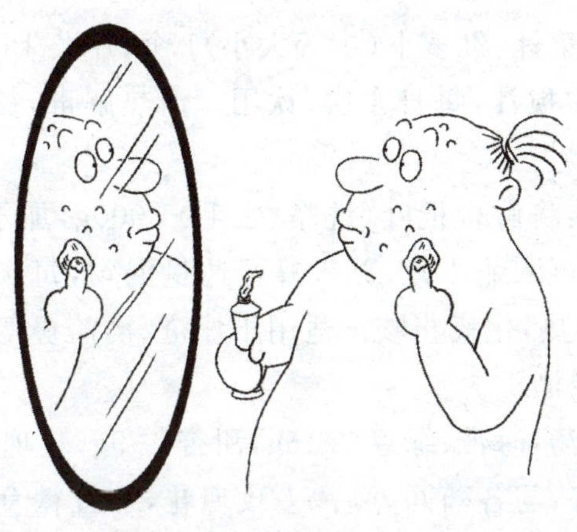

3. 痤疮宜选的中成药

(1)三黄片:每次4片,每日2次,口服,10日为1个疗程,可连续服用3个疗程,以便巩固疗效。为加强疗效可外涂颠倒散。

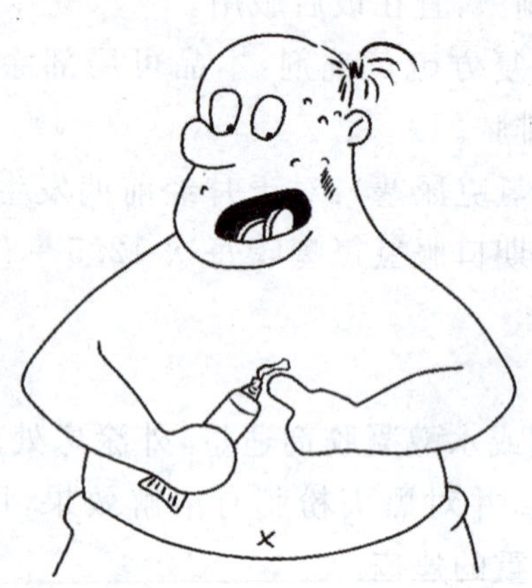

(2)丹参酮片:每次4片,每日3次,口服。本品适用于较重的痤疮,效果较好且无不良反应,是一种较为理想的痤疮治疗药物。

4. 药膳与食疗

(1)雪梨芹菜汁:芹菜100g,西红柿1个,雪梨150g,柠檬半个。洗净后同放入果汁机中搅汁,每日1次,饮用。功效清热,润肤。适用于痤疮的辅助治疗。

(2)红萝卜芹菜汁:红萝卜(中等大小)1个,芹菜150g,洋葱1个。洗净后放入搅汁机中搅汁,每日1次,饮用。清热解毒,祛火。可辅助防治痤疮。

(3)枇杷叶膏:将鲜枇杷叶(洗净、去毛)1 000g,加水8 000ml,煎煮3小时后过滤去渣,再浓缩成膏,兑入蜂蜜适量混匀,每次服10～15g,每日2次。功效清解肺热,化痰止咳。适用于痤疮、酒渣鼻等。服药期间忌食辛辣刺激性食物及酒类。

(4)海带绿豆汤:海带、绿豆各15g,甜杏仁9g,玫瑰花6g,红糖适量。将玫瑰花用布包好,与各药同煮后,去玫瑰花,加红糖食用,每日1剂,连用30日。适用于防治痤疮。

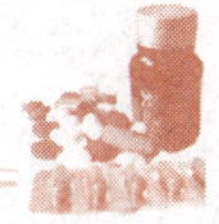

5. 注意事项

(1)治疗痤疮时,应内服药与外用药相结合,这样常可提高疗效。

(2)平日少食或忌食辛辣、油腻食品,戒酒,多食蔬菜和水果。忌用手挤压痤疮,经常用温水清洗患处,以保持局部皮肤清洁卫生,以免留下难以消除的瘢痕。

(3)不用手抠或挤压粉刺,不要使用油脂类化妆品和糖皮质激素。

(4)禁用溴碘类药物。

(5)克服急躁情绪,保持心情舒畅。

(6)在应用己烯雌酚治疗时,应在医生指导下使用,用量及用药时间应遵医嘱。在应用本品治疗后应注意观察病情,如出现文中所述的不良反应时,要停药就医。

(7)对出现聚合性痤疮和暴发性痤疮的患者,应去医院就诊。

(四)皮肤瘙痒症

皮肤瘙痒症是指无原发皮疹,但有瘙痒的一种皮肤病。皮肤瘙痒症属于神经精神性皮肤病,是一种皮肤神经官能症疾病。

1. 症状 皮肤瘙痒症分为泛发性瘙痒症和局限性瘙痒症两种。

(1)泛发性皮肤瘙痒症患者最初皮肤瘙痒仅局限于一处,进而逐渐扩展至身体大部或全身。皮肤瘙痒常为阵发性,尤以夜间为重,由于不断搔抓,出现抓痕、血痂、色素沉着及苔藓样病变等继发损害。

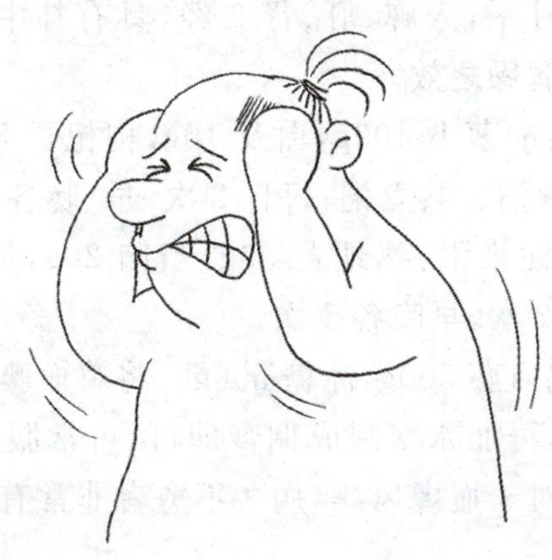

(2)局限性皮肤瘙痒症发生于身体的某一部位,常见的有肛门瘙痒症、阴囊瘙痒症、会阴瘙痒症、头部瘙痒症等。

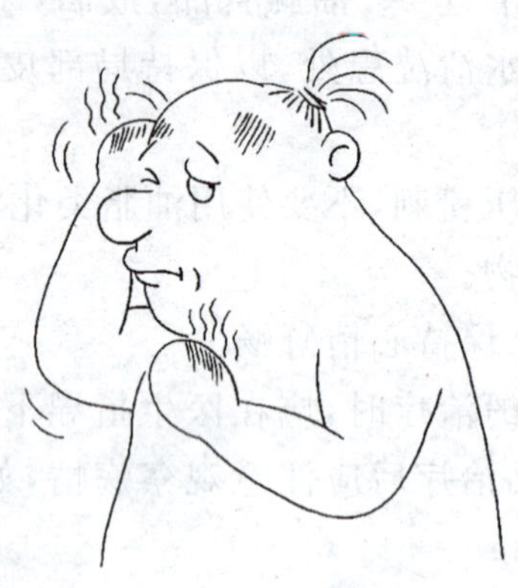

2. 依症用药

(1)氯雷他定片,每次1片,每日1次,温开水冲服。

(2)可用1%的薄荷脑软膏或维生素E软膏润肤。

3. 皮肤瘙痒症宜选的中成药

肤痒冲剂:每次9~18g,每日3次,口服。

4. 药膳与食疗

(1)泥鳅煲大枣:泥鳅30~50g,大枣20g,食盐、味精各少许。加水置大火上煮沸,再用小火煮25分钟,加入食盐、味精即可服用,每日1剂,连服10剂。泥鳅性味甘平,入脾、肝、肾3经,具有补中益气,强精补血功效,与大枣共奏养血润燥之效。

(2)八宝肉皮粥:胡萝卜100g,白及10g,枸杞子20g,海参20g,肉皮100g,粳米100g,共煮粥。共煮粥,每日2次,早\晚各1次。

(3)熟地黄当归粳米粥:熟地黄30g,当归20g,粳米40g,陈皮末少许。共煮粥,每日服2次,早晚各1次。

(4)鸡血藤膏:鸡血藤500g,冰糖500g。将鸡血藤水煎3~4次,过滤取汁,微火浓缩药汁,再加冰糖制成稠膏即可,可常服。鸡血藤能养血活血,冰糖润燥。此膏对于血虚风燥,病久不愈者非常有效。

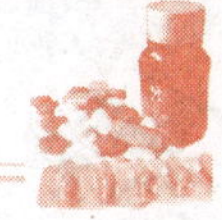

5. 注意事项

(1)作息时间规律,早睡早起,适当锻炼。

(2)及时增减衣服,避免冷热刺激。

(3)全身性瘙痒患者应注意减少洗澡次数,洗澡时不要用太热的水烫洗,不要过度搓洗皮肤,不用碱性肥皂。

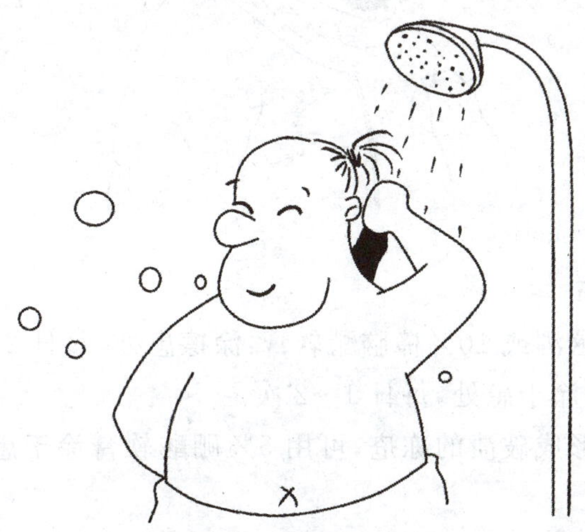

(4)内衣以棉织品为宜,应宽松舒适,减少摩擦。

(5)精神放松,避免恼怒忧虑,树立信心。

(6)戒烟酒、浓茶、咖啡及一切辛辣刺激食物,饮食中适度补充脂肪。

(7)若经自我治疗效果不好,有病情加重趋势,应及时到医院就医。

(五)冻　疮

冻疮是冬天最为常见的一种皮肤病。它是由于长时间的寒冷气候使外露的皮肤下的小动脉发生痉挛收缩,产生血液淤滞,导致局部血液循环障碍,使氧和营养供应不足而发生的组织损伤。

1. 症状　冬季在野外工作者发生率高,患习惯性冻伤者,在秋末就可发生冻疮。手、足、耳郭、鼻尖、面颊等处经常暴露的末梢部位,是冻疮多发部位。病处最初为麻木感,皮肤苍白,之后出现红肿、发痒和灼痛,可出现局限性蚕豆大小的紫红色硬结或肿块,边缘鲜红,中央青紫,严重者可有水疱和溃疡，久治不愈。

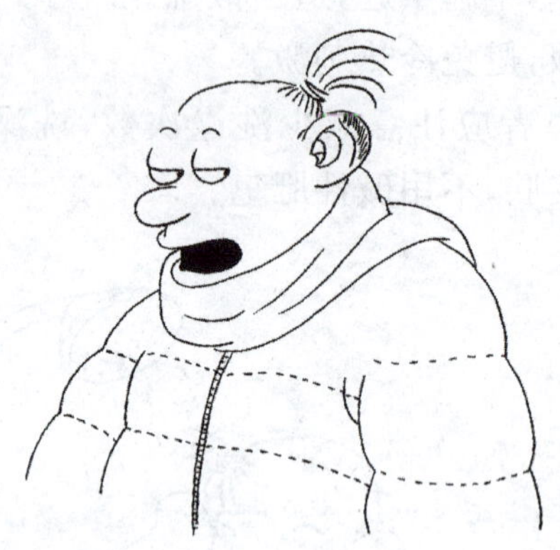

2. 依症用药

(1)10％樟脑酒或10％樟脑酯软膏：涂擦患处，每日2～3次。

(2)一搽灵：涂于患处，每日1～2次。

(3)对于已形成破溃的冻疮，可用5％硼酸软膏涂于患处，每日1～2次。

(4)冻疮膏：每日1～2次，涂于患处。

(5)维生素E：每次100mg，每日1次，温开水送服。于每年冻疮未发生前开始服用，至寒冷季节结束后停用。

3. 冻疮宜选的中成药 红花油局部涂抹搓热。主要用于治疗冻疮皮肤红肿未溃者。

4. 药膳与食疗

(1)当归羊肉羹：当归25g，黄芪25g，党参25g，羊肉500g。当归、黄芪、党参装入纱布袋内，与羊肉一起放入锅内，加葱、姜、料酒、食盐、清水适量，用大火煮沸，改用小火煨至羊肉软烂，味精调味，吃肉喝汤，每日2次。补气养血。

(2)桂姜粥：桂枝10g，干姜3g，糯米50g。先把桂枝、干姜加水煎煮，用其汁液与糯米煮粥，早晚分次食用。温阳散寒，通经活络。

(3)附姜煨狗肉：熟附片6g，生姜(煨熟切片)150g，狗肉(切块)150g。先以蒜头及花生油炝锅，放入狗肉微炒，待皮色转黄，再加水适量，以大

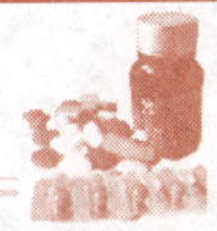

火煮开后，放入熟附片及煨姜，改用小火煨至狗肉熟烂，加食盐、味精调味即可。佐餐食用。温经散寒通络。

(4)归参炖母鸡：母鸡1只(约1 250g)，当归15g，党参15g，葱、姜、料酒、食盐各适量。把当归、党参、葱、姜、料酒、食盐放入洗净的鸡腹内，入锅加水，小火煨炖至肉熟烂，吃肉喝汤，分餐食用。益气补血。

5. 注意事项

(1)对于冻疮除酌情选用以上中西药治疗外，平日还应注意身体锻炼，增强体质，促进血液循环，提高机体的抗寒能力。

(2)寒冷季节在室外作业，或室内温度过低时，应按时踏脚及擦手、耳、鼻等身体暴露部位，以促进这些末梢部位的血液循环，防止发生冻疮。

(3)在寒区外出时，应注意防寒保暖，戴耳套、手套，鞋袜不宜穿得过紧，并注意经常洗换，保持干燥。

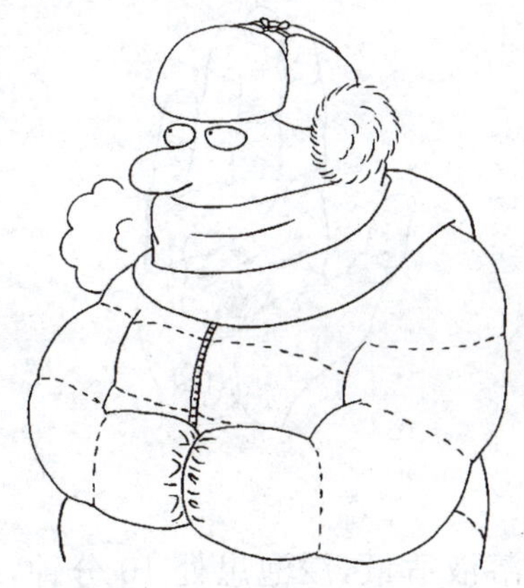

(4)注意多进高蛋白质和高热能饮食，饭、菜、汤要做到“三热”，以提高机体抗寒能力。

(5)从夏季开始逐步养成冷水洗脸、洗足、擦身、洗澡的习惯，以提高耐寒能力。

(6)受冻部位不宜立即烘烤及用热水浸泡。

(7)每年发病者，可冬病夏治。

(8)冻伤严重的可导致肢体坏死，当发现肢体局部颜色暗紫时，应及时去医院就诊。

(六)手足癣

手癣、足癣是皮肤真菌(又称霉菌)在指趾间或掌侧缘皮肤感染的一种疾病。手癣中医称“鹅掌风”,足癣俗称“脚气”“香港脚”。其中足癣发病率远高于手癣。致病真菌有多种毛癣菌、表皮癣菌及白色念珠菌。脚的掌跖部特殊的解剖学部位使其对皮肤癣菌更易感染,癣病有高度的遗传易感性,尤其是红色毛癣菌所致的角化增生型手足癣及甲癣。此外,遗传因素和环境条件同样重要。

1. 症状 感染的病菌不同,症状也有不同,如水疱型癣症多见于足底或手掌;糜烂型癣症多见于足指间;角化过度型癣症,俗称“脚垫”,多见于手掌和足掌,表现为皮肤粗糙,角化明显,冬季可干燥开裂而引起疼痛。

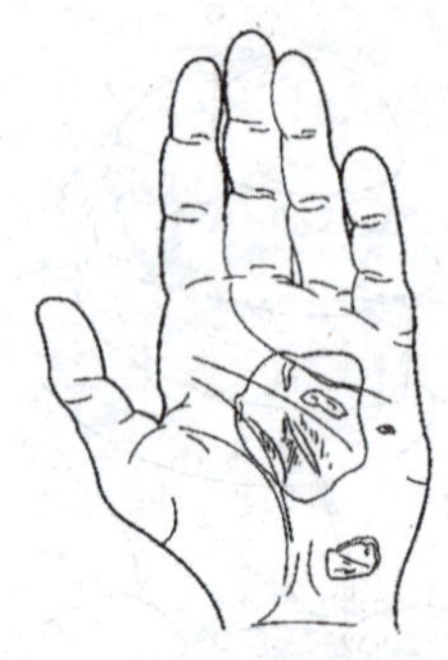

2. 依症用药

(1)20%的冰醋酸溶液适量,浸泡患处10分钟,每日2次。

(2)无渗出者用3%克霉唑霜外涂,每日3次。

(3)常用咪唑类药物有1%联苯苄唑、2%咪康唑、1%～3%克霉唑、2%酮康唑、1%益康唑、2%舍他康唑等;丙烯胺类药物有1%萘替芬、1%特比萘芬或1%布替萘芬制剂;其他有2.5%阿莫罗芬、1%环吡酮胺、2%利拉萘酯等,根本不用临床类型选用不同剂型,每日外用1～2次,疗程为4～6周。

(4)对于角化型手足癣可加用角质剥脱药,如尿素、水杨酸或乳酸制

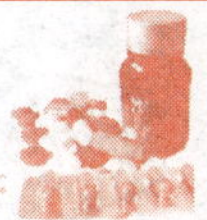

剂。

(5)对于角化型手足癣或严重趾间型足癣者、外用药物依从性差者，在无禁忌证情况下，可以口服抗真菌药物治疗。伊曲康唑每次 200mg，每日 2 次，疗程 1 周；儿童 5mg/kg。氟康唑每次 150～200mg，每周 1 次，连续 4～6 周。

3. 手足癣宜选的中成药 手足洗后晾干，用藿香正气水涂擦患处，每日 2 次。

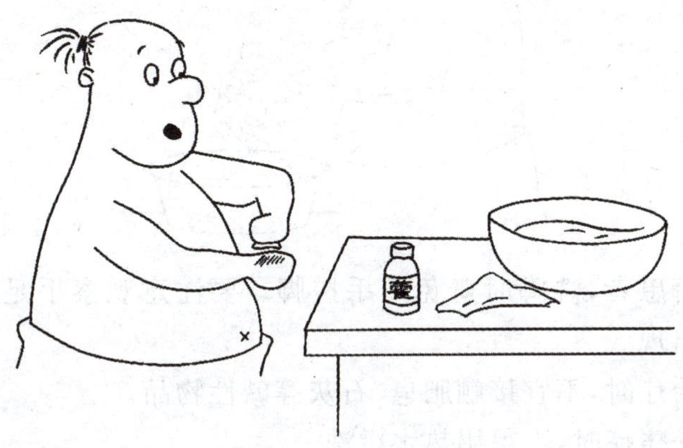

4. 药膳与食疗

(1)多吃些富含 B 族维生素的食物：如大豆、花生、黑米、牛肝、鸡肝、小麦胚芽、鸡蛋、奶酪、全麦制品、糙米、绿豆、芝麻、紫菜、无花果、乳品、蛋、鸡肉、瘦肉、鱼、蘑菇、菠菜、西红柿、胡萝卜、小白菜、香蕉、葡萄、梨、核桃等。

(2)海带绿豆汤：绿豆 30g，海带 30g，鱼腥草 15g，白糖适量。加水共煮熟，吃海带、绿豆，喝汤，每日 1 剂，连用 5～7 剂。

(3)桑葚百合汤：桑葚 30g，百合 30g，大枣 10 枚，青果 9g。每日 1 剂，水煎分 2 次服食，连用 10～15 剂。

5. 注意事项

(1)有手足癣家族史者，应注意密切观察手足皮肤是否有瘙痒、脱屑、水疱或糜烂。

(2)环境温暖、潮湿，或穿不透气的鞋袜，要注意观察手足皮肤是否有湿疹出现。

(3)注意个人卫生，不穿公用拖鞋，不使用公用洗脚盆及毛巾等，个人用品经常洗涤消毒，经常更换袜子，公共物品应做好消毒。

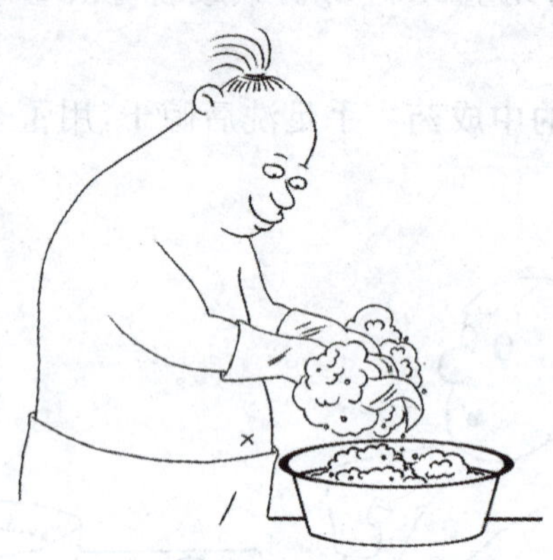

(4)足癣患者，洗脚时避免用手搓脚。要注意观察手足皮肤是否有瘙痒、水疱出现。

(5)在治疗时，不宜接触肥皂、石灰等碱性物品。

(6)患处瘙痒时，不得用热水烫洗。

(7)避免外用糖皮质类激素软膏。

(8)有过敏者应先控制过敏反应。

(9)有感染者，应先控制感染。当发现患处糜烂、肿胀、疼痛、肤色改变时，要及时就医，切勿在家治疗。

(七)蚊虫叮咬

蚊虫叮咬以春、夏、秋季多见，由于昆虫种类的不同和机体反应性的差异，可引起叮咬处不同的皮肤反应。

1. 症状 皮肤损害以丘疹、风团或瘀点为多见，也可出现丘疱疹或水疱。好发于暴露部位和腰围。皮肤损害中央常可见有刺吮点，散在分布或数个成群。常因搔抓引起继发感染或局部淋巴结肿大，自觉奇痒。

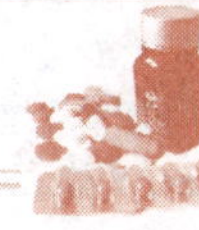

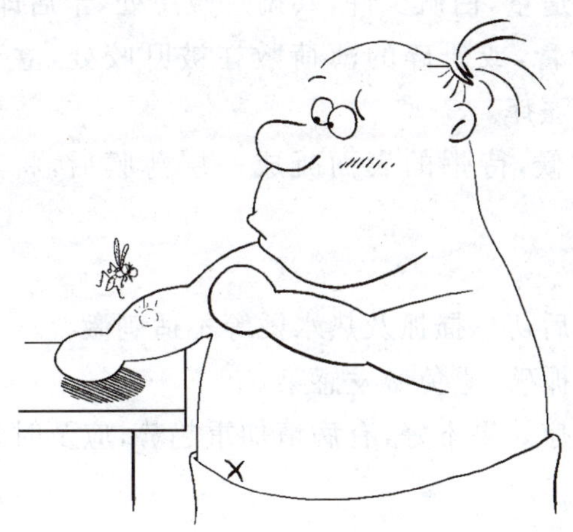

2. 依症用药

(1)外涂风油精于虫咬处。

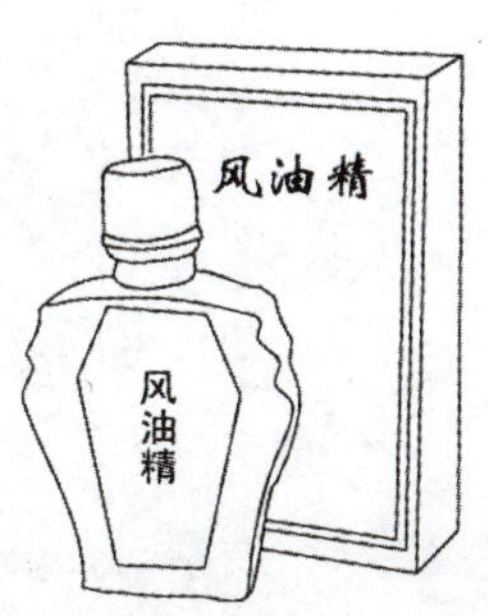

(2)擦樟脑酯或2%氯霉素或炉甘石洗剂。

(3)氯雷他定颗粒,每次1袋,每日1次,冲服。

(4)取1～2片阿司匹林,研成细末,用清水调成糊状,涂抹于患处,可减轻或清除瘙痒。

3. 蚊虫叮咬宜选的中成药 取适量六神丸,研成细末,滴入几滴清水,搅拌均匀使之成为糊状,均匀地涂抹于患处表面,早晚各1次。

4. 治疗蚊虫叮咬的偏方

(1)将鲜青菜捣烂外敷,每日2次。

(2)用西瓜皮反复擦拭蚊虫叮咬处,即可止痒。

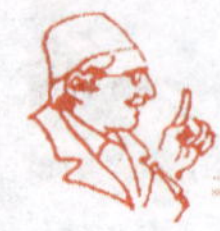

(3)鲜马齿苋适量,白矾少许,共捣烂敷患处,干后即换新药。

(4)取少许牙膏,或研碎的薄荷敷在被叮咬处,立刻会感到清凉舒服,可减轻或消除瘙痒。

(5)喝粥的时候,待粥的表面凝成一层薄膜后,将其涂在蚊虫叮咬处,也可止痒。

5. 注意事项

(1)蚊虫叮咬后切忌搔抓及热水烫等不适刺激。

(2)水疱不要抓破,避免激发感染。

(3)若自我治疗效果不好,有病情加重趋势,应及时到医院就医。